胎儿心脏大血管畸形图谱

Atlas of Fetal Cardiovascular Malformations

主　审　高云华　肖颖彬

主　编　夏红梅

副主编　李泞珊　任　冰　蒋　演

人民卫生出版社

图书在版编目（CIP）数据

胎儿心脏大血管畸形图谱 / 夏红梅主编. — 北京：
人民卫生出版社，2020

ISBN 978-7-117-29709-7

Ⅰ.①胎… Ⅱ.①夏… Ⅲ.①胎儿疾病 – 心血管畸形
– 病理解剖学 – 图谱 Ⅳ.①R714.530.2-64

中国版本图书馆 CIP 数据核字（2020）第 023461 号

| 人卫智网 | www.ipmph.com | 医学教育、学术、考试、健康，购书智慧智能综合服务平台 |
| 人卫官网 | www.pmph.com | 人卫官方资讯发布平台 |

胎儿心脏大血管畸形图谱

主　　编：夏红梅
出版发行：人民卫生出版社（中继线 010-59780011）
地　　址：北京市朝阳区潘家园南里 19 号
邮　　编：100021
E - mail：pmph @ pmph.com
购书热线：010-59787592　010-59787584　010-65264830
印　　刷：人卫印务（北京）有限公司
经　　销：新华书店
开　　本：787×1092　1/16　印张：23
字　　数：560 千字
版　　次：2020 年 4 月第 1 版　2020 年 4 月第 1 版第 1 次印刷
标准书号：ISBN 978-7-117-29709-7
定　　价：178.00 元

打击盗版举报电话：010-59787491　E-mail：WQ @ pmph.com
质量问题联系电话：010-59787234　E-mail：zhiliang @ pmph.com

编者 ——————————
（按姓氏汉语拼音排序）

包　敏　　首都儿科研究所附属儿童医院
陈正琼　　陆军军医大学第二附属医院
龚思铭　　陆军军医大学第二附属医院
郝晓燕　　首都医科大学附属北京安贞医院
黄　月　　陆军军医大学第二附属医院
江　勇　　中国医学科学院阜外医院
蒋　演　　重庆康华众联心血管病医院
黎新艳　　广西壮族自治区妇幼保健院
李　春　　陆军军医大学第二附属医院
李　陶　　陆军特色医学中心
李　真　　陆军军医大学第二附属医院
李汀珊　　陆军军医大学第二附属医院
李七俞　　陆军军医大学基础医学院
李小松　　重庆医科大学附属第一医院
李晓瑜　　陆军军医大学第二附属医院
廖依依　　陆军军医大学第二附属医院
刘　涛　　重庆市红十字会医院
刘　学　　重庆医科大学附属永川医院
刘　政　　陆军军医大学第二附属医院
饶荣生　　陆军军医大学第二附属医院
任　冰　　中国人民解放军总医院京北医疗区
荣亚妮　　陆军军医大学第二附属医院
谭立文　　陆军军医大学基础医学院
田　猛　　中国人民解放军联勤保障部队第九○二医院
吴　强　　重庆三峡中心医院
夏红梅　　陆军军医大学第二附属医院
徐亚丽　　陆军军医大学第二附属医院
颜　萍　　陆军军医大学第二附属医院
郑春华　　首都儿科研究所附属儿童医院
卓忠雄　　陆军军医大学第二附属医院
左　浩　　陆军军医大学第二附属医院

主编助理 ——————————

蒋　欢　　陆军军医大学第二附属医院
唐　琪　　重庆康华众联心血管病医院
赖晓玥　　陆军军医大学第二附属医院
邓　曦　　陆军军医大学第二附属医院

主编简介

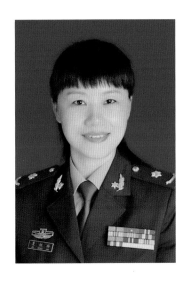

夏红梅，主任医师、教授、博士生导师，陆军军医大学第二附属医院超声科副主任，美国梅奥诊所心血管中心超声心动图实验室博士后。中国超声医学工程学会超声心动图专业委员会常务委员、第一届生殖健康与优生优育超声专业委员会委员；中华医学会超声医学分会委员；中国医师协会超声医师分会第一届、第二届超声心动图专业委员会委员；中国妇幼保健协会第一届胎儿心脏病防治专业委员会委员；全军超声医学专业委员会第一届青年委员会委员；重庆超声医学工程学会常务理事；重庆市医学会超声医学专业委员会心脏和大血管学组组长；重庆超声医学工程学会产前超声专委会副主任委员；《临床超声医学杂志》编辑部副主任。

擅长胎儿心脏病的超声诊断、心血管疾病围术期超声诊断。主持国家自然科学基金 2 项，重庆市重点研发项目 1 项，第三军医大学研究项目 6 项。获得军队医疗成果二等奖、三等奖各 1 项，重庆市科学技术进步奖二等奖 1 项，国家发明专利 5 项，第三军医大学临床新技术奖 2 项，第三军医大学教学成果奖 2 项。以第一 / 通信作者发表论文 51 篇，累计 SCI 论文影响因子 44.187。

序

《胎儿心脏大血管畸形图谱》是夏红梅教授团队多年辛勤工作的结晶，经过十余年的努力，夏教授和她的团队历尽艰辛，收集了这些宝贵的资料，并在我院建设了胎儿心脏畸形多学科会诊平台，对疑难的病例进行讨论，为焦急的父母们解惑释难，尽可能挽救生命。

在捧读这本书的初稿时，还深感心脏的奇妙、胎儿心脏畸形的复杂和奇特。相信学习这本书会对相关学科的工作者、研究者有新启迪和受益。也希望夏教授团队继续努力，使这本书将来更加完善和丰富，为胎儿心脏病的发展做出更大的贡献！

2019 年 12 月

前言

　　胎儿心脏大血管解剖是胎儿超声心动图发展的基础。胎儿超声心动图的抽象性、复杂性可以通过病理解剖学实现具体化、形象化。但是，由于胎儿心脏小、畸形种类丰富、复杂程度高，至今其病理解剖学发展极为有限。

　　近年来，胎儿心脏超声诊断技术的进步，以及人们医学科学意识的提高，使得我们可以对一些胎儿心脏复杂畸形进行深入研究。对于超声科医师而言，真实的心脏解剖学可以带给我们一个完整的心脏立体概念，在检诊过程中能够快速地、准确地识别微小的、复杂的病理改变，进而作出诊断。为此，本书对复杂心脏畸形的各个节段、各个连接序列及合并畸形进行了详细的拍摄，部分病例绘制了示意图，以便读者对该病例的病理解剖有一个完整的立体认识。

　　本书特色之一是以完整病例详解的形式展示胎儿复杂心脏大血管畸形的病理解剖特征。收集的大多数病例均为少见疑难病例，其中1例极少见疑难病例（病例9）在美国费城儿童医院胎儿心脏超声中心田志云教授和阜外华中心血管病医院刘琳副教授的帮助下，经美国费城儿童医院著名病理学家Weinberg教授远程会诊而确诊，对心脏畸形诊断与命名更加准确规范，在此表示衷心感谢！本书特色之二是心脏大血管病理解剖图像精美，结构界限清晰，辨识度高，有利于读者认读。

　　衷心感谢重庆市社会事业与民生保障科技创新专项重点研发项目《胎儿先天性心脏病早期超声筛查网络及产前诊断数据库建设》（cstc2017shms-zdyfX0017）、陆军军医大学第二附属医院军事临床医学创新技术项目《基于多学科联合的胎儿复杂性先天性心脏病产前诊断与预后评估》（2018JSLC0032）、第三军医大学（现更名为陆军军医大学）第二附属医院临床科研重点项目《胎儿先天性心脏病筛查网络建设及风险因素相关性研究》（2015YLC10）对本书的支持。

在本书的制作过程中我们先后得到了陆军军医大学数字医学研究所谭立文高级研究员、陆军军医大学第二附属医院心血管外科肖颖彬教授、超声科高云华教授的指导、支持和帮助；在胎儿心脏病遗传学检测方面得到了首都医科大学附属北京安贞医院超声科何怡华教授及其团队的大力支持和帮助；在伦理论证和授权方面得到陆军军医大学第二附属医院领导和专家们的大力支持，在此表示衷心感谢！

我还要由衷地感谢我的团队！硕士研究生任冰于 2011年完成了全球首例胎儿人体结构数据集采集与心脏大血管三维重建，绘制了本书的病理解剖示意图；硕士研究生蒋演在标本处理方面付出了艰辛的努力；博士研究生李泞珊在书稿编写及修订方面昼夜加班、任劳任怨……总之，这是一个团队共同努力的结晶，他们为编写本书以及推动胎儿心脏超声工作作出了无私奉献！

我怀着崇敬和感恩的心，特别要感谢每一位捐献标本的家属，感谢他们对人类健康的崇高奉献！感谢他们在帮助揭示心脏大血管复杂畸形的真相，以及探索心脏大血管疾病诊断和治疗技术方面作出的巨大努力！

不足之处在于，由于病例标本获取的不确定性，胎儿心脏大血管畸形图谱种类还不够全面；部分外院送检病例缺乏产前心脏超声影像资料；而且，由于时间跨度比较大，检测内容不一致，只有近年少部分病例进行了遗传学检测。

本书出版之际，恳切希望广大读者在阅读过程中不吝赐教，欢迎发送邮件至邮箱 renweifuer@pmph.com，或扫描封底二维码，关注"人卫妇产科学"，对我们的工作予以批评指正，以期再版修订时进一步完善，更好地为大家服务。

夏红梅

2020 年 3 月

《胎儿心脏大血管畸形图谱》配套增值内容步骤的使用说明

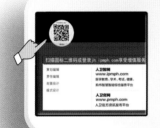

1. 打开激活网址

扫描封底圆形二维码或打开
激活平台（jh.ipmph.com)

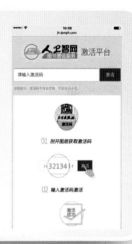

2. 激活增值服务

刮开封底激活码
激活图书增值服务

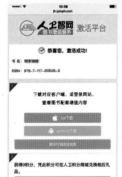

3. 下载客户端或登录网站

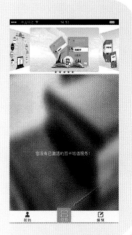

4. 扫码浏览资源

登录客户端
扫描书内二维码浏览资源

目录

第六章
完全型大动脉转位

第七章
主动脉 - 肺动脉间隔缺损

第八章
单心室

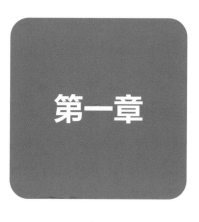

第一章

内脏异位综合征

一、概述

内脏异位综合征（heterotaxy syndrome）是一组累及心脏及心外多个器官的复杂畸形。由于侧分化异常，导致胸、腹部脏器沿身体左右轴排列异常，不包括内脏的镜像反位。病理学家根据心房、心耳的形态特点，将内脏异位综合征分为右房异构（right atrial isomerism）和左房异构（left atrial isomerism）。其中，左、右侧心房都表现为右心房形态者称为右房异构，而都呈左心房形态者称为左房异构。内脏异位综合征占小儿先天性心脏病的 2.2% ~ 4.2%，是先天性心脏病中最严重的疾病之一。产前左房异构较右房异构多见，而产后右房异构更多见，原因在于左房异构者常合并严重缓慢型心律失常，胎儿易发生宫内死亡。从胚胎发生的分子和细胞学机制来看，脏器异构是由胚胎早期左、右侧轴发生模式中的关键形态错误表达所致。人类遗传学揭示了一些导致左、右侧轴发生异常及产生异构综合征的基因，包括 *ZIC3*、*NODAL*、*CFC1*、*ACVR2B*、*LEFTY2*、*CITED2* 和 *GDF1* 等。

二、病理解剖学

内脏异位综合征的畸形累及心脏和心外多个器官，根据左、右侧轴趋向的不同，左房异构和右房异构具有各自不同的病理解剖学特征，但众多心内外畸形可以交叉存在。此外，内脏异位综合征的胸、腹部脏器异构并不一定同时发生，如左房异构也可以无多脾征象。

1. 左房异构　与"双侧"左侧结构有关，伴右侧结构的发育不良或缺如。最常见的伴发畸形之一是肝段下腔静脉缺如，发生率占 80% ~ 90%，奇静脉将腹部静脉血引流入上腔静脉。左房异构胎儿无形态学右心房和窦房结，这往往会导致缓慢型心律失常，以完全性房室传导阻滞多见，占所有病例的 40% ~ 70%。超过约 30% 的完全性房室传导阻滞合并复杂心脏畸形的胎儿会发生心力衰竭和水肿，导致胎儿宫内死亡。因此，左房异构的典型病理特征是完全性房室传导阻滞合并肝段下腔静脉离断并奇静脉连接。此外，左房异构者双肺均为两叶，为左肺形态学特征；双侧心耳表现为解剖学左心耳形态，呈"勾指型"，基底部细窄，无界嵴，心房前庭光滑。其他异常包括多脾以及消化系统脏器异常（图 1-1A）。

2. 右房异构　与"双侧"右侧结构有关，伴左侧结构的发育不良或缺如。胃可在左侧或右侧，约 74% 的右房异构者无脾。双侧心耳表现为解剖学右心耳形态，呈三角形，基底部宽大，有明显界嵴，心房前庭具有丰富的梳状肌（图 1-1B）。几乎所有的右房异构者均合并心内畸形，其中高达 80% ~ 90% 的病例伴有非均衡型房室隔缺损，其他常见畸形包括右位心、肺静脉异位引流、单心室、大动脉转位、肺动脉狭窄或闭锁。合并完全型肺静脉异位引流者提示预后不良。约 60% 的右房异构者合并永存左上腔静脉，左上腔静脉可以直接引流入左侧的心房。约 25% 的右房异构者合并膈疝。

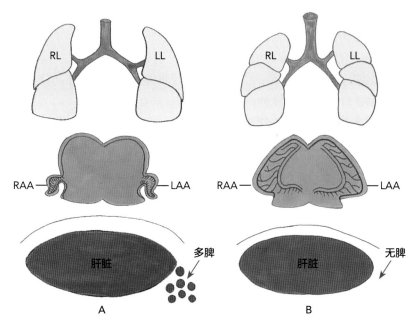

图 1-1　内脏异位综合征患者脏器的典型排列示意图

A. 左房异构。双肺均为两叶，为形态学左肺特征；双侧心耳表现为解剖左心耳形态，呈"勾指型"；中位肝；多脾。B. 右房异构。双肺均为三叶，为形态学右肺特征；双侧心耳表现为解剖右心耳形态，呈三角形，基底部宽大；中位肝；无脾

RL：右肺；LL：左肺；RAA：右心耳；LAA：左心耳

三、血流动力学改变

内脏异位综合征可能合并多个心内及心外畸形，因此血流动力学呈现出复杂性和多样性的特点。复杂的心内畸形可致严重的血流动力学改变。心房异构合并单心室或完全性房室隔缺损等均会增加心室腔的容量负荷，导致心室扩大、心室壁增厚；合并左、右心室流出道梗阻会导致阻力负荷增加，进一步使心室扩大、心室壁增厚；合并主动脉或肺动脉闭锁，则为动脉导管依赖型心脏畸形，若胎儿期动脉导管闭锁，易导致胎儿宫内死亡。

左房异构合并肝段下腔静脉离断时，肾水平以上的下腔静脉与奇静脉或半奇静脉连接，穿膈肌引流入上腔静脉，导致奇静脉或半奇静脉扩张。

右房异构常合并完全型肺静脉异位引流，当有梗阻时，出现肺静脉增宽等表现，易导致阻塞性肺血管病，出生后会出现严重缺氧。

四、胎儿超声心动图特征

（一）左房异构

1. 上腹部横切面　80%～90% 患者伴肝段下腔静脉离断，奇静脉或半奇静脉增宽，与腹主动脉平行走行，呈"双血管征"，两者血流方向相反。奇静脉或半奇静脉向上引流

入上腔静脉或左上腔静脉，肝静脉直接连接右心房。肝脏两叶对称，左位或中位肝，胃位置不定，多脾或多分叶，胆囊偶见缺如。

2. 四腔心切面　心脏呈左位心或中位心，偶见右位心，心轴常左偏。双侧心耳呈左心耳形态（"勾指型"，基底部细窄，但超声影像较难鉴别）。可合并部分型肺静脉异位连接。50%～60% 患者合并左上腔静脉。双心室性房 - 室连接多见。

3. 左、右心室流出道切面，心室大动脉多连接一致，可有大动脉梗阻。

4. 常合并缓慢型心律失常，出现完全性房室传导阻滞时，可有心脏扩大、心室壁肥厚、胎儿水肿。

（二）右房异构

1. 上腹部横切面　显示水平肝，门静脉分支对称呈 "T" 形征，常常伴无脾，胃位置不固定、以位于右侧多见。下腔静脉、腹主动脉呈前后排列，位于脊柱同侧。心下型肺静脉异位引流时，可见扩张的下垂直静脉汇入门静脉或肝静脉。

2. 四腔心切面　右位心多见，心轴右偏。共同心房多见，双侧心耳呈右心耳形态（三角形，基底部宽大，但超声影像较难鉴别）。肺静脉连接异常，以完全型肺静脉异位引流多见，应注意探查异位引流处有无梗阻。单心室性房 - 室连接多见；双心室性房 - 室连接多为非均衡型完全型房室隔缺损，共同房室瓣多见反流。

3. 左、右心室流出道切面　心室 - 大动脉连接多不一致，如大动脉转位、右心室双出口等。大动脉常有梗阻，以肺动脉闭锁或狭窄更多见。大血管闭锁时，可见动脉导管血流反向，但动脉导管可缺如或闭锁。

4. 三血管及三血管气管切面　根据心室大动脉连接关系及两大动脉发育情况呈多种表现。约 60% 者合并左上腔静脉。可合并右位主动脉弓，形成血管环。

五、典型病例详解

（一）病例 1，左房异构综合征

1. 一般资料　孕妇 30 岁，23^{+6} 周，单胎，外院产前系统超声报告提示单脐动脉、永久性右脐静脉；复杂性先天性心脏病：右位心，室间隔缺损，右位主动脉弓伴血管环形成，下腔静脉离断并奇静脉连接，肝静脉直接汇入右心房。

2. 病理解剖与超声影像　外院胎儿心脏超声报告提示胎儿复杂性先天性心脏病（无超声图像资料）：右位心、单心房、大动脉转位、室间隔缺损、右位主动脉弓伴 U 型血管环形成，下腔静脉离断伴奇静脉扩张、汇入上腔静脉。病理解剖学检测结果确诊为左房异构综合征。病理解剖特征表现为单脐动脉，永久性右脐静脉。中位肝，胆囊位于左侧。多脾。左右肺均为 2 叶（左肺形态）。右位心，心尖向右；左房异构，共同心房；孤立性左上腔静脉汇入心房左侧；肝段下腔静脉离断、奇静脉汇入左上腔静脉；肝静脉直接汇入心房左侧，左上及左下肺静脉汇入心房左侧，右上及右下肺静脉汇入心房右侧；完全型房室隔缺损（非均衡型）；共同房室瓣瓣叶裂；心室 - 大动脉连接正常；右位主动脉弓，左位动脉导管，血管环形成（图 1-2～1-11）。

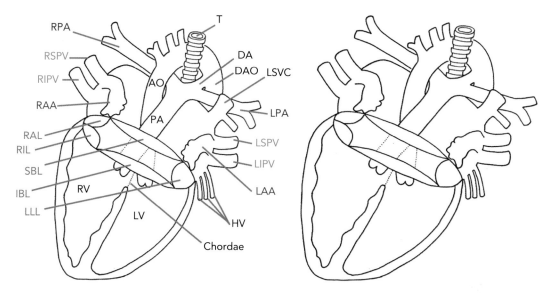

图 1-2　左房异构综合征及合并心脏大血管畸形解剖示意图

右位心；左房异构；共同心房；孤立性左上腔静脉并奇静脉连接；肝静脉汇入心房左下侧；左侧两支肺静脉汇入心房左上侧，右侧两支肺静脉汇入心房右侧；完全型房室隔缺损；右位主动脉弓、左位动脉导管、血管环形成

SBL：前桥瓣；IBL：后桥瓣；RAL：右前瓣；RIL：右后瓣；LLL：左侧瓣；RSPV：右上肺静脉；RIPV：右下肺静脉；LSPV：左上肺静脉；LIPV：左下肺静脉；LPA：左肺动脉；RPA：右肺动脉；HV：肝静脉；RV：右心室；LV：左心室；LSVC：左上腔静脉；AO：主动脉；PA：肺动脉；DA：动脉导管；DAO：降主动脉；T：气管；Chordae：腱索

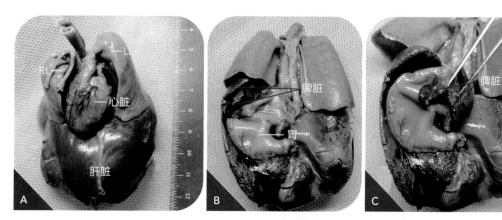

图 1-3　左房异构综合征内脏排列关系病理解剖标本

A.内脏前面观：中位肝，右位心，心尖向右；B.内脏后面观：胃位于左侧，胆囊位于左侧，多脾；C.内脏后面观：多脾

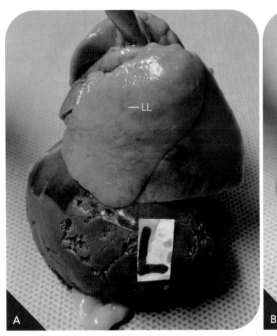
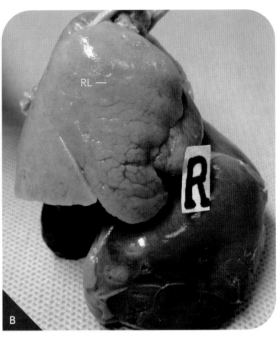

图 1-4　左房异构综合征双肺病理解剖标本

A. 左肺为 2 叶；B. 右肺为两叶（左肺形态）

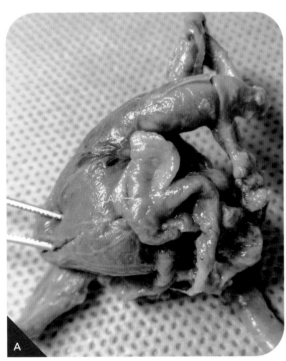
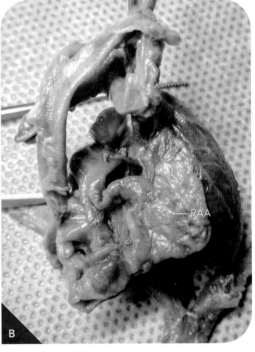

图 1-5　左房异构综合征左右心耳病理解剖标本

A. 显示左心耳呈鸡翅状；B. 显示右心耳呈鸡翅状

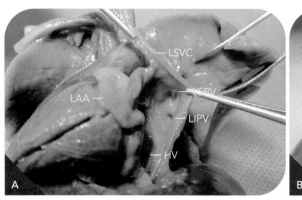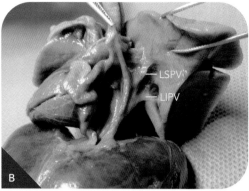

图 1-6 左房异构综合征静脉回流病理解剖标本

A. 孤立性左上腔静脉汇入心房左侧；肝静脉直接汇入心房左侧，左上及左下肺静脉汇入心房左侧。B. 左上及左下肺静脉汇入心房左侧

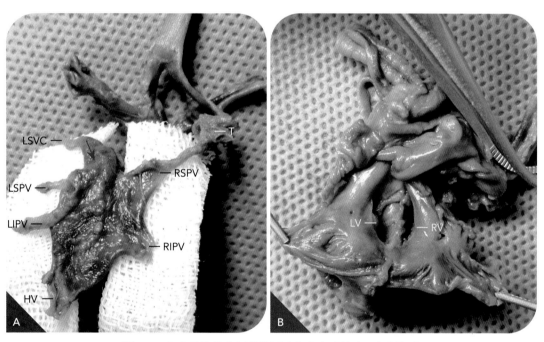

图 1-7 左房异构综合征静脉回流与房室连接病理解剖标本

A. 孤立性左上腔静脉汇入心房左上侧（红色箭头）；肝静脉直接汇入心房左下侧（绿色箭头），左上及左下肺静脉汇入心房左侧，右上及右下肺静脉汇入心房右侧。B. 心房为共同心房，房室连接为完全性房室隔缺损

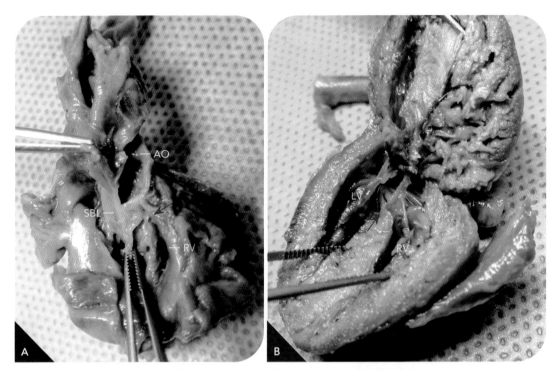

图1-8　左房异构综合征合并非均衡型完全型房室隔缺损病理解剖标本

A.从主动脉后侧纵行剪开主动脉壁，显示主动脉起源于左心室，前桥瓣紧邻主动脉，大部分位于左心室，为左心室优势型，前桥瓣与右前瓣交界处位于室间隔上（红色箭头）；B.冠状位切开心脏，显示非均衡型房室隔缺损（左心室优势型，右心室心肌肥厚、发育不良），前桥瓣与右前瓣交界处腱索附着于室间隔（红色箭头）

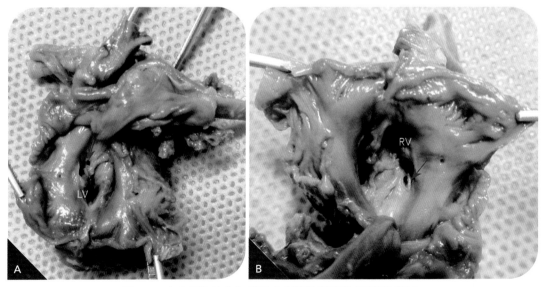

图1-9　左房异构综合征共同房室瓣并瓣叶裂病理解剖标本

A.前桥瓣可见裂口（红色箭头）；B.右后瓣瓣叶可见裂口（红色箭头）

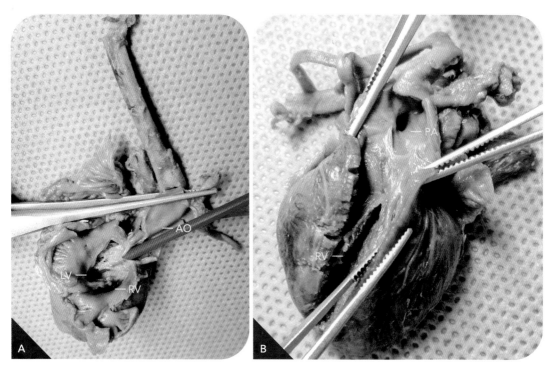

图 1-10 左房异构综合征心室 - 大动脉连接病理解剖标本

A. 红色探条显示主动脉起源于左心室；B. 纵行切开右心室前壁及肺动脉，显示肺动脉起源于右心室，肺动脉瓣发育正常

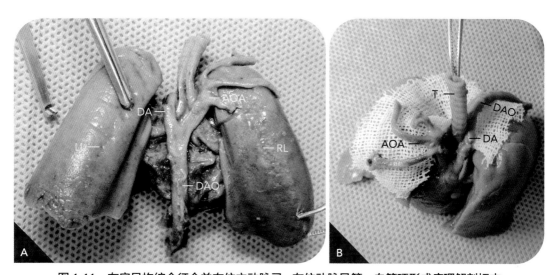

图 1-11 左房异构综合征合并右位主动脉弓 - 左位动脉导管，血管环形成病理解剖标本

A. 背面观，显示右位主动脉弓、左位动脉导管及血管环形成，气管位于血管环中间；B. 正面观，显示右位主动脉弓、左位动脉导管及血管环形成，气管位于血管环中间

3. 遗传学检测 未检测到与疾病相关的意义明确的致病性拷贝数变异及致病基因突变。

4. 病例分析总结 病例 1 为左房异构综合征的典型病例。产前超声需要注意下腔静脉、奇静脉的走行与连接关系，观察房 - 室连接关系，评估房室瓣的形态和功能以及双心室的大小和功能。该病例以完全型房室隔缺损为主要的心内畸形，产前超声虽然明确诊断了肝段下腔静脉离断并奇静脉连接的特征性表现，但误诊为室间隔缺损，分析原因可能在于医师对此类疾病的病理解剖改变认识不足。完全型房室隔缺损的病理特征除房室隔缺损以外，还包括房室瓣的发育异常。此病例只有一个共同房室瓣环，而且存在房室瓣瓣叶裂畸形。此外，其他合并畸形如右位主动脉弓伴左位动脉导管、血管环形成的产前超声与病理结果一致，而孤立性左上腔静脉汇入心房左侧经病理解剖确诊。该病例出生后难以进行双心室矫治，预后差。

（二）病例 2，右房异构综合征

1. 一般资料 孕妇 28 岁，26 周，单胎，外院产前系统超声提示胎儿复杂性先天性心脏病。

2. 病理解剖与超声影像 胎儿超声心动图提示单心室，单流入道，大动脉异位，肺动脉狭窄，完全型肺静脉异位引流（心下型），动脉导管缺如。病理解剖学检测结果确诊为右房异构综合征。病理解剖学特征为双肺三叶（右肺形态）；中位肝，肝脏增大；胆囊位于左侧；无脾；胃位于左侧；左位心，心尖指向左侧；右房异构，双心耳为右心耳形态，共同心房；完全型肺静脉异位引流（心下型，四支肺静脉汇成总干以后进入垂直静脉，下行经胃小弯及第一肝门进入门静脉）；单心室（单入口、双出口、形态学右室型）；大动脉异位，主动脉位于肺动脉的正前方；肺动脉瓣及瓣下狭窄，肺动脉主干及分支发育差；动脉导管缺如（图 1-12 ~ 1-22）。

3. 遗传学检测 未检测到与疾病相关的意义明确的致病性拷贝数变异及致病基因突变。

4. 病例分析总结 右房异构综合征多合并复杂的心内及心外畸形。此病例的心脏大血管畸形累及了心脏三个节段及连接序列，心脏节段异常包括单心房、单心室、肺动脉瓣及瓣下狭窄；连接序列异常包括肺静脉与心房连接异常（心下型完全型肺静脉异位引流）、房 - 室连接异常（单心室性房 - 室连接）、心室 - 大动脉连接异常（大动脉异位）。其心外畸形也具有典型的右房异构综合征特征，包括双肺呈三叶形态、中位肝、无脾。产前超声对心耳、肺叶的形态特征难以鉴别，因此，没有直接诊断右房异构综合征。但是，对其他心内外畸形进行了明确的诊断，为临床医师评估其预后提供了较为详细的诊断信息。该病例产后只能进行姑息性手术治疗，预后差。

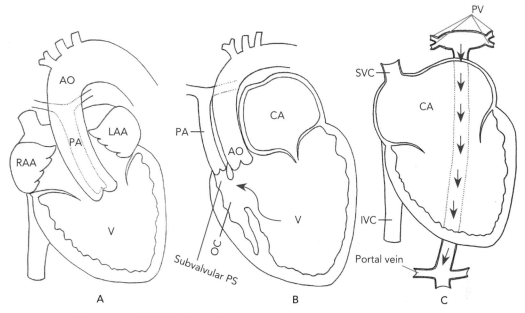

图 1-12　右房异构综合征合并大动脉异位及肺静脉异位引流病理解剖示意图

A. 前面观，主动脉从心底部发出，主动脉粗大，主动脉弓及分支正常；肺动脉位于升主动脉正后方；双侧心耳均为形态学右心耳结构。B. 右后侧面观，肺动脉起源于流出腔，肺动脉瓣下狭窄；主动脉起源于主心室腔。C. 四支肺静脉汇成总干以后进入垂直静脉，向下走行，汇入门静脉（红色箭头）

PA：肺动脉；PV：肺静脉；CA：共同心房；V：主心室；SVC：上腔静脉；IVC：下腔静脉；Portal vein：门静脉；Subvalvular PS：肺动脉瓣下狭窄；OC：流出腔

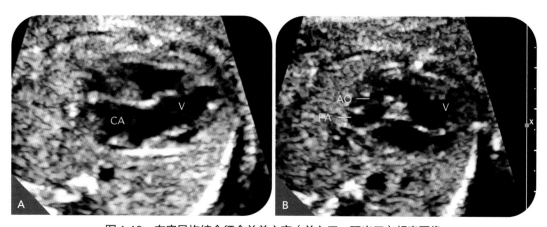

图 1-13　右房异构综合征合并单心室（单入口、双出口）超声图像

A. 横四腔心显示共同心房（CA）及单心室性房室连接（附视频）；B. 流出道切面显示两大动脉自单心室（V）同侧发出，呈并列走行（视频 1-1）；

视频1-1

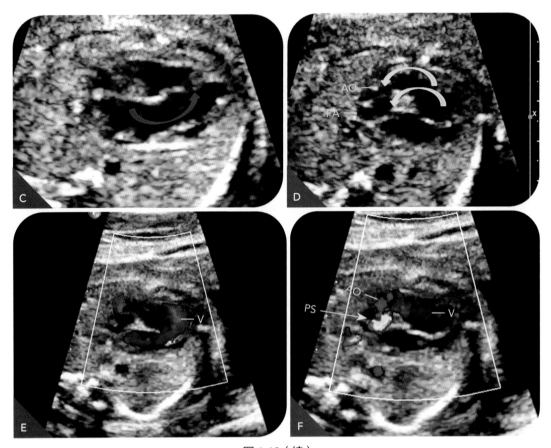

图 1-13（续）

C. 红色弯箭头显示单入口血流动力学特征；D. 黄色弯箭头显示双出口血流动力学特征；E. 彩色多普勒超声显示单入口血流动力学特征（附视频）；F. 彩色多普勒超声显示双出口血流动力学特征，肺动脉内花色血流信号提示肺动脉瓣狭窄（PS，黄色箭头，视频 1-2）

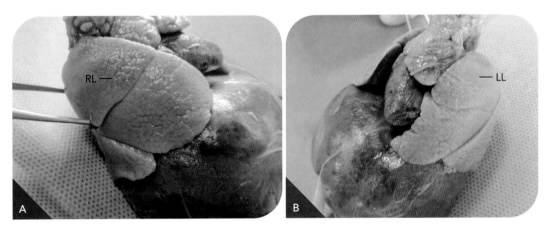

图 1-14　右房异构综合征双肺病理解剖标本

A. 右肺三叶；B. 左肺三叶，呈右肺形态学特征

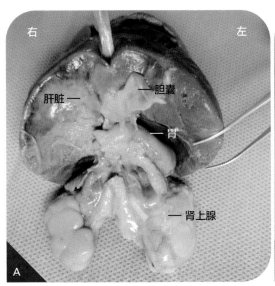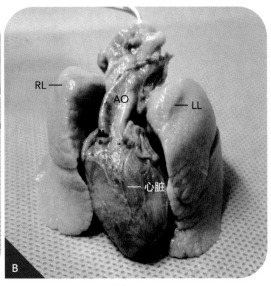

图 1-15　右房异构综合征内脏排列关系病理解剖标本

A. 腹侧面观，中位肝，肝脏增大；胆囊位于左侧；胃位于左侧，腹腔无脾。B. 左位心，心尖向左

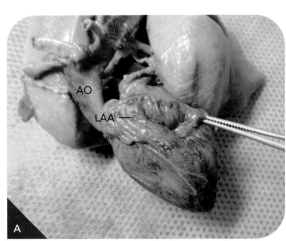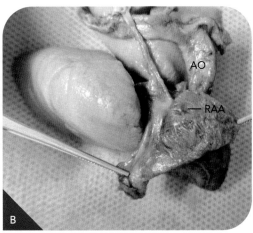

图 1-16　右房异构综合征左右心耳病理解剖标本

A. 显示左心耳，基底部宽大，呈右心耳形态特征；B. 显示右心耳

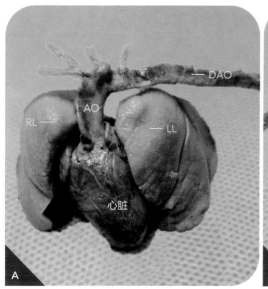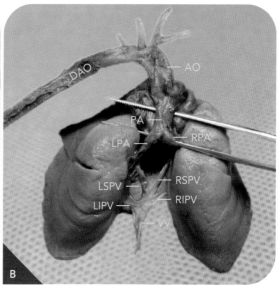

图 1-17　右房异构综合征合并两大动脉起源异常及肺静脉异位引流病理解剖标本

A. 前面观，主动脉（AO）从心底部发出，主动脉粗大，主动脉弓及分支正常；前面观未见肺动脉结构。

B. 背面观，肺动脉（PA）从主动脉正后方发出，可见肺动脉主干及左右肺动脉分支（LPA、RPA）。四支肺静脉（LSPV、RSPV、LIPV、RIPV）汇成总干以后进入垂直静脉（VV），向下走行

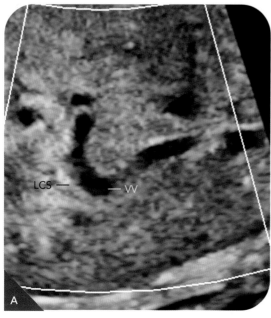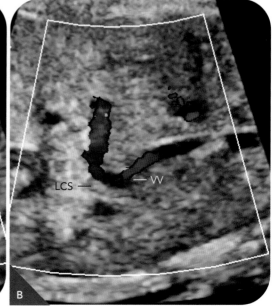

图 1-18　右房异构综合征合并完全型肺静脉异位引流（心下型）胎儿心脏超声图像

A. 二维超声追踪探查见垂直静脉向下走行，经胃小弯（LCS）呈鱼钩样（胃小弯形态）在第一肝门部入肝；B. 彩色多普勒超声显示垂直静脉（VV）向下走行，经胃小弯呈鱼钩样在第一肝门部入肝（视频 1-3）；

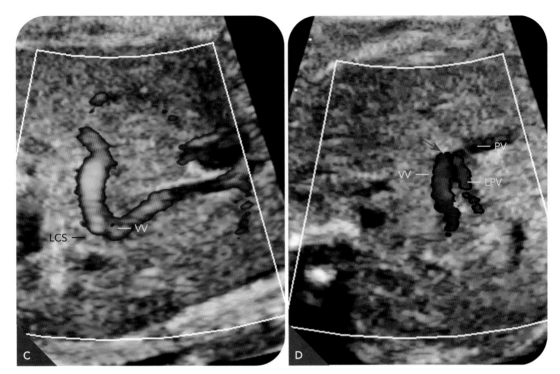

图 1-18（续）

C. 能量多普勒超声进一步证实垂直静脉向下走行，经胃小弯在第一肝门部入肝（视频 1-4）；D. 彩色多普勒超声追踪探查，显示门静脉左支（LPV）与垂直静脉的关系，垂直静脉在门静脉分叉处汇入门静脉（PV，红色箭头，视频 1-5）

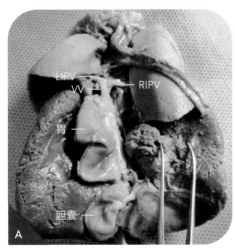
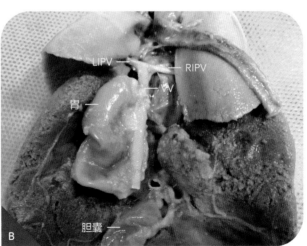

图 1-19　右房异构综合征合并完全型肺静脉异位引流（心下型）病理解剖标本

A. 腹侧面观，四支肺静脉没有汇入心房，而是汇成总干以后进入垂直静脉，向下走行（绿色探条，红色箭头）；B. 追踪探查见垂直静脉（VV）向下走行，经胃小弯及肝门部汇入门静脉（红色箭头）

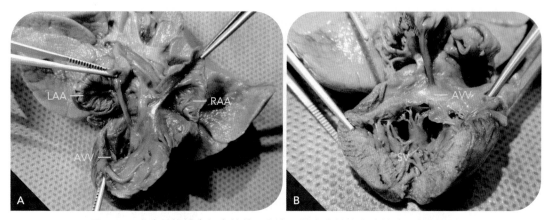

图 1-20 右房异构综合征合并共同心房及单心室性房室连接病理解剖标本

A. 心房内未见明确的房间隔结构，为共同心房；仅见一个心室流入道，一组房室瓣。B. 纵行切开心室，显示共同房室瓣（AVV）及单心室腔（SV），可见部分腱索直接与心室壁相连，单心室形态学为右心室型

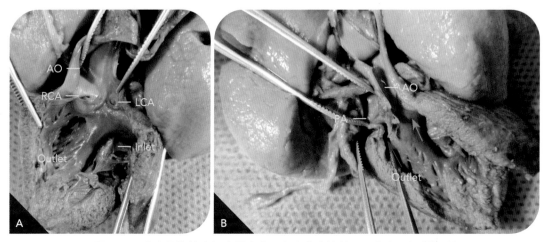

图 1-21 右房异构综合征合并心室 - 大动脉连接关系异常病理解剖标本

A. 纵行剪开主动脉及其流出道与心室壁，显示心室流入道（inlet）及流出道（outlet），主动脉起源于主心室腔，主动脉根部可见左右冠状动脉开口（RCA：右冠状动脉；LCA：左冠状动脉），绿色箭头为向主动脉延续的流出道；肺动脉起源于圆锥肌后侧的流出腔，流出腔内未见房室瓣瓣叶与腱索结构，红色箭头为向肺动脉延续的流出道，肺动脉瓣下狭窄。B. 纵行剪开肺动脉及肺动脉瓣下流出道，显示肺动脉位于主动脉后方，肺动脉瓣下流出道及瓣口明显狭窄

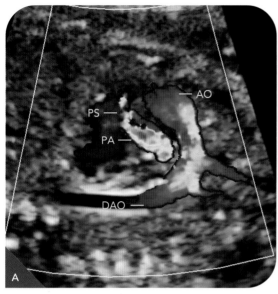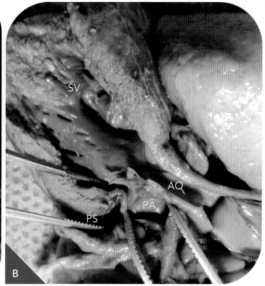

图 1-22　右房异构综合征合并大动脉异位、两大动脉走行关系胎儿心脏超声图像与病理解剖标本对照

A. 主动脉与肺动脉呈前后并列走行，肺动脉位于主动脉后方，肺动脉瓣下及瓣口狭窄、血流信号呈现为花色湍流信号（视频 1-6）；B. 心室 - 大动脉关系病理解剖标本与超声图像对照（PS：肺动脉狭窄；SV：单心室）

（三）病例 3，右房异构综合征

1. 一般资料　孕妇 26 岁，24⁺³ 周，单胎，胎儿产前系统超声提示永久性右脐静脉，双肾集合系统分离，胃泡测值偏小，羊水量偏多，复杂性先天性心脏病。

2. 病理解剖与超声影像　胎儿超声心动图提示右位心，单心室，单流入道，大动脉异位，肺动脉闭锁，肺动脉 - 动脉导管血流依赖，完全型肺静脉异位引流（心下型）。病理解剖学检测结果确诊为右房异构综合征。病理解剖学特征为双肺三叶（右肺形态）；中位肝，肝脏增大，胆囊位于左侧；无脾；胃位于左侧，胃发育不良；右位心，心尖指向右侧。右房异构，双心耳为右心耳形态，巨大的 ASD，原发隔仅见残端，原发隔上另见筛孔样缺损；双上腔静脉，完全型肺静脉异位引流（心下型，四支肺静脉分别汇入垂直静脉，下行经第一肝门进入门静脉）；单心室（单入口、形态学左心室型）；大动脉异位，主动脉位于肺动脉的左前方；肺动脉闭锁（Ⅰ型），肺动脉主干及分支可见但发育差；右位主动脉弓，右位动脉导管（图 1-23 ～ 1-35）。

3. 遗传学检测　未检测到与疾病相关的意义明确的致病性拷贝数变异及致病基因突变。

4. 病例分析总结　本病例最特殊之处在于引产前 2 天胎儿心脏超声检查发现动脉导管是开放的，肺动脉闭锁，肺动脉 - 动脉导管血流依赖征象明显。但 2 天以后引产，病理解剖时发现动脉导管已经闭锁，虽然无法确定动脉导管闭合的具体时间及诱因，但动脉导管闭锁明显增加了此胎儿宫内死亡的风险。本病例的其他心内外畸形具有右房异构综合征的特征，但心耳及肺的形态产前超声没有鉴别，因此没有直接诊断右房异构综合征，而单心室、完全型肺静脉异位引流（心下型）、肺动脉闭锁等严重畸形的明确诊断足以帮助临床医师对本病例不良预后的判断。

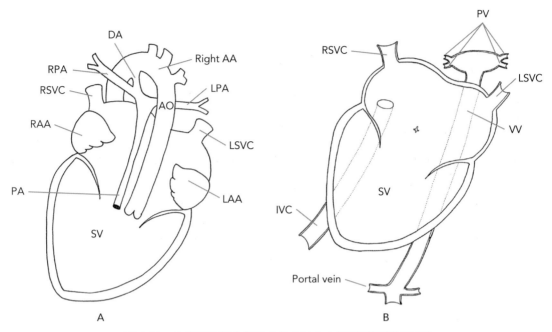

图 1-23　右房异构综合征及合并心脏大血管畸形解剖示意图

A. 右位心；右房异构；单心室（单入口）；大动脉异位；肺动脉闭锁（Ⅰ型）；右位主动脉弓；右位动脉导管。B. 巨大 ASD；双上腔静脉；完全型肺静脉异位引流（心下型）

PV：肺静脉；SV：单心室；RSVC：右上腔静脉；LSVC：左上腔静脉；Right AA：右位主动脉弓；Portal vein：门静脉

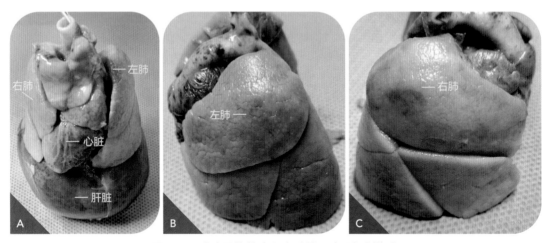

图 1-24　右房异构综合征内脏关系病理解剖标本

A. 前面观，中位肝，肝脏增大；右位心，心尖向右；B. 左肺三叶（呈右肺形态特征）；C. 右肺三叶

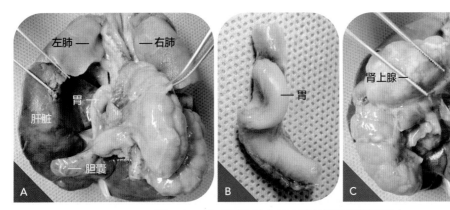

图 1-25 右房异构综合征内脏关系病理解剖标本

A. 腹侧面观，胆囊位于左侧；左侧腹腔无脾；胃位于腹腔左侧，胃明显发育不良。B. 胃明显发育不良。
C. 腹腔无脾

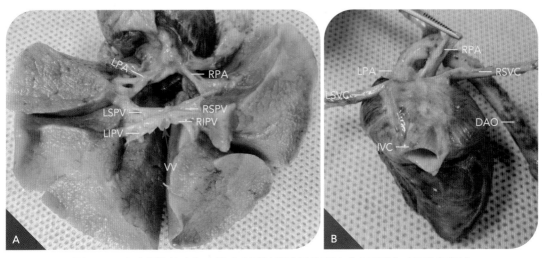

图 1-26 右房异构综合征合并完全型肺静脉异位引流（心下型）病理解剖标本

A. 后面观，四支肺静脉（LSPV、RSPV、LIPV、RIPV）没有汇入心房，而是分别汇入垂直静脉（VV，红色箭头）；B. 心脏后面观，心房未见肺静脉汇入，可见双上腔静脉（LSVC、RSVC），左右肺动脉（LPA、RPA）分支可见

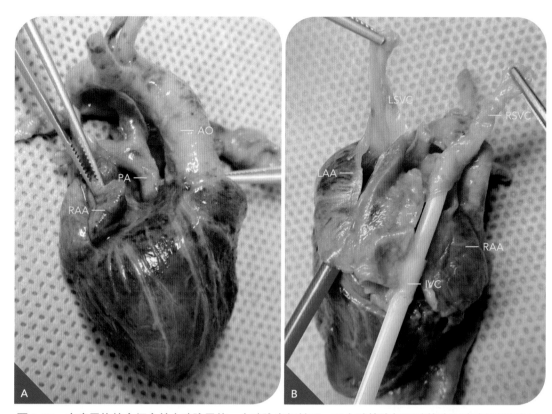

图 1-27　右房异构综合征合并大动脉异位、大动脉走行关系、双上腔静脉与下腔静脉汇流病理解剖标本

A. 去肺叶前面观，掀开右心耳（RAA）左缘，显示两大动脉并列走行，主动脉（AO）位于肺动脉（PA）左前方，主动脉弓呈右位走行，肺动脉明显发育不良；B. 心底部后面观，纵行剪开左上腔静脉）（LSVC），显示左上腔静脉汇入左心房（红色探条末端），右上腔静脉（RSVC）及下腔静脉（IVC）汇入右心房（黄色探条）

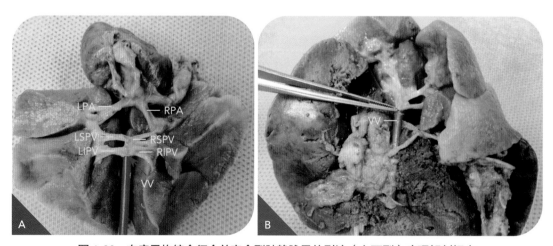

图 1-28　右房异构综合征合并完全型肺静脉异位引流（心下型）病理解剖标本

A. 后面观，四支肺静脉（LSPV、RSPV、LIPV、RIPV）分别汇入垂直静脉（VV，红色箭头）以后向下走行；B. 追踪探查见垂直静脉向下走行，经肝门部汇入门静脉（红色箭头）

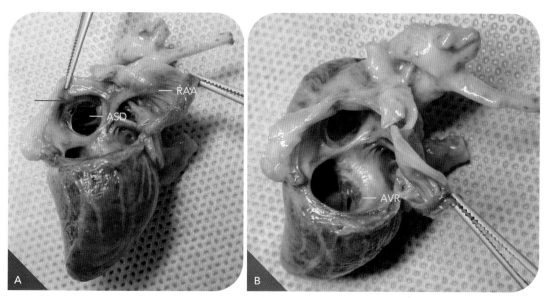

图 1-29　右房异构综合征合并房间隔缺损及单心室性房室连接病理解剖标本

A. 剪开右房壁，显示巨大的房间隔缺损（ASD），房间隔仅可见小残端（红色箭头），小残端上另可见筛孔样缺损；B. 显示房室连接为单入口型，即单流入道、单组房室瓣（AVR：共同房室瓣环）

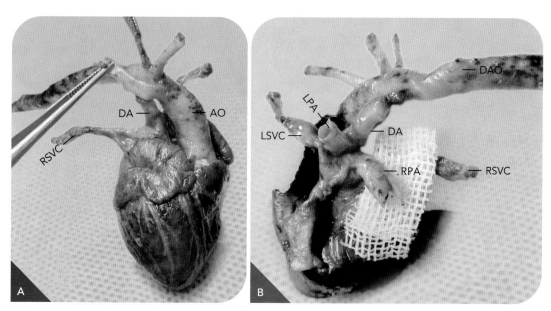

图 1-30　右房异构综合征合并右位主动脉弓病理解剖标本

A. 前面观，显示右位主动脉弓，右位动脉导管；主动脉粗大。B. 后面观，显示右位主动脉弓，动脉导管以及左右肺动脉分支

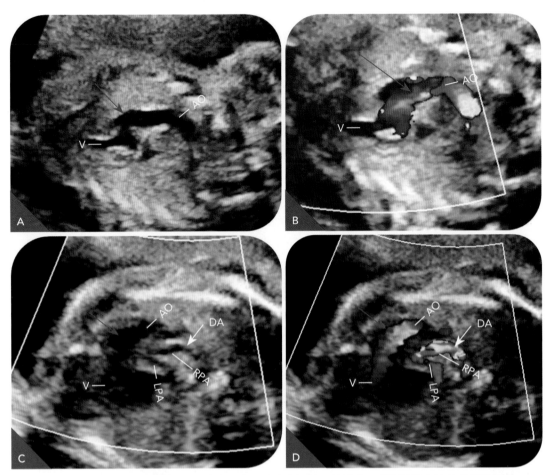

图 1-31　右房异构综合征合并大动脉异位、肺动脉闭锁、肺动脉 - 动脉导管血流依赖超声图像

A. 心底流出道超声图像显示主动脉发自主心室前方的流出腔（红色箭头，视频 1-7）；B. 彩色多普勒超声显示主动脉发自主心室前方的流出腔（红色箭头，视频 1-8）；C. 在主动脉后方可见左右肺动脉，肺动脉主干未显示（视频 1-9）；D. 彩色多普勒超声显示动脉导管供应肺动脉分支血流（视频 1-10）

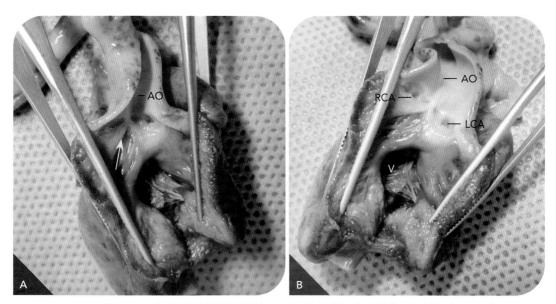

图 1-32　右房异构综合征合并单心室、流入道与流出道病理解剖标本

A. 显示心室流入道（红色箭头），房室瓣腱索与两组粗大的乳头肌相连，心室壁光滑，单心室为形态学左心室型。主动脉发自流出腔（黄色箭头）；B. 显示心室左侧的前乳头肌（红色箭头），主动脉发自心室左侧的流出腔，主动脉瓣与房室瓣之间的纤维连接消失；可见左右冠状动脉开口（RCA：右冠状动脉；LCA：左冠状动脉）

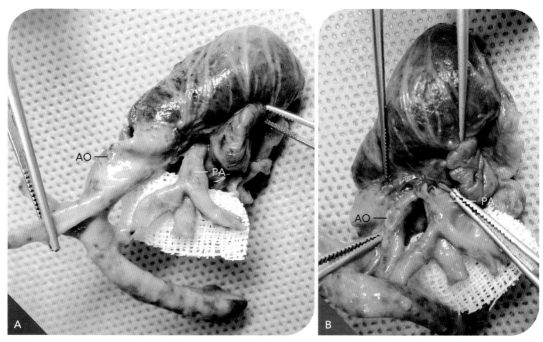

图 1-33　右房异构综合征合并肺动脉闭锁（Ⅰ型）病理解剖标本

A. 显示两大动脉关系，主动脉位于左前，肺动脉位于右后，肺动脉主干发育不良；B. 逆行剪开右肺动脉至肺动脉根部，显示肺动脉瓣闭锁，可见肺动脉窦部（红色箭头）

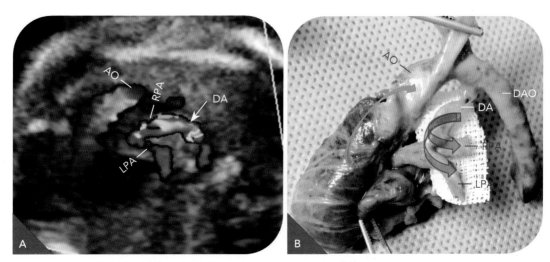

图 1-34　右房异构综合征合并肺动脉 - 动脉导管血流依赖超声图像与病理解剖标本

A. 本病例在 25^{+6} 周时彩色多普勒超声显示动脉导管供应肺动脉分支血流。B. 26^{+2} 周病理解剖标本及血流动力学示意图。红色弯箭头代表动脉导管血流供应左右肺动脉。绿色弯箭头代表心室腔血流供应主动脉

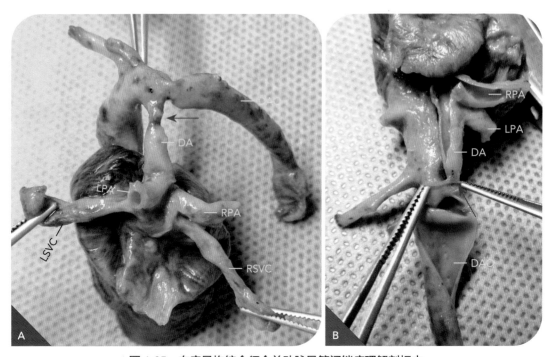

图 1-35　右房异构综合征合并动脉导管闭锁病理解剖标本

A. 26^{+2} 周解剖标本显示动脉导管接近主动脉弓处局部细窄，管腔内似可见血凝块淤积（红色箭头）；B. 剪开动脉导管肺动脉侧，以及逆行剪开降主动脉，发现动脉导管近降主动脉处局部闭锁（红色箭头）

（四）病例 4，右房异构综合征

1. 一般资料　孕妇 25 岁，25^{+2} 周，单胎，胎儿产前系统超声提示部分内脏反位、复杂性先天性心脏病，单纯性腭裂。胎儿母亲患有妊娠期糖尿病。

2. 病理解剖 病理解剖学检测结果确诊为右房异构综合征。病理解剖学特征为双肺三叶（右肺形态）；中位肝，肝脏增大；胆囊位于左侧；无脾；胃位于右侧；中位心，心尖指向左侧。右房异构，双心耳为右心耳形态，共同心房；上下腔静脉汇入心房左侧，肺静脉汇入心房右侧；单心室（形态学右室型），单入口、单出口；肺动脉闭锁（Ⅱ型），肺动脉左右分支经动脉导管与主动脉相连，发育尚好（图 1-36 ~ 1-40）。

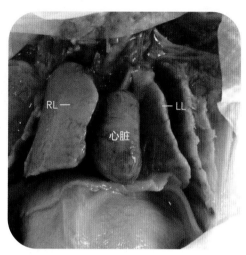

图 1-36 右房异构综合征内脏关系病理解剖标本前面观
中位肝，肝脏增大；中位心，心尖向左

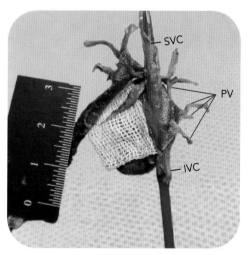

图 1-37 右房异构综合征静脉回流病理解剖标本背面观
上下腔静脉汇入心房左侧，肺静脉汇入心房右侧

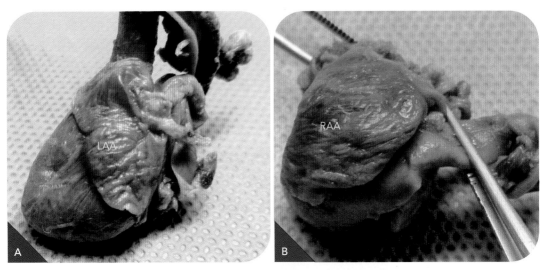

图 1-38　右房异构综合征左右心耳病理解剖标本

A. 左心耳失去正常的弯指状形态，呈现为右心耳形态；B. 右心耳

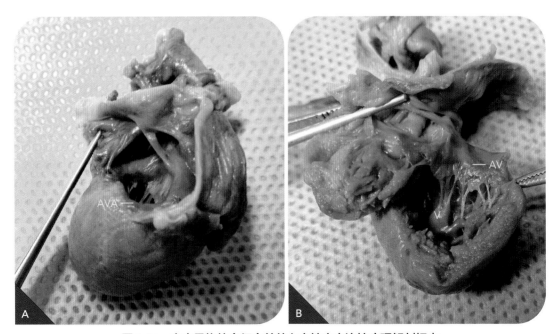

图 1-39　右房异构综合征合并单心室性房室连接病理解剖标本

A. 沿左侧房室沟后方剪开，显示共同房室瓣环（AVA）；B. 沿心室侧后方纵行剪开，显示共同房室瓣（AV）瓣环、瓣叶、腱索及心室腔，部分腱索直接与心室壁相连

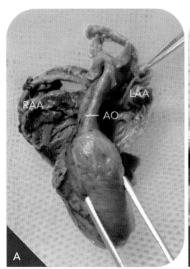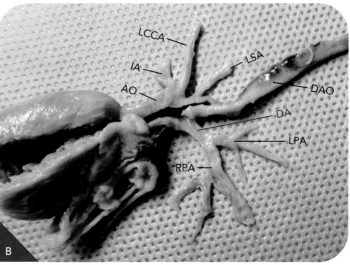

图 1-40　右房异构综合征合并肺动脉闭锁（Ⅱ型）病理解剖标本

A. 主动脉从心底部发出，与主动脉弓相延续；心底部未见肺动脉发出；B. 主动脉弓内侧见动脉导管，左右肺动脉通过动脉导管与主动脉相通，左右肺动脉均可见三个分支，分别供应左右肺的三个分叶

3. 遗传学检测

（1）未检测到与疾病相关的意义明确的致病性拷贝数变异。

（2）检测到疾病相关基因突变，疑似致病基因变异位点如下：

基因	NM 号	基因亚区	核酸改变	氨基酸改变	功能改变	杂合/纯合（先证者）	变异类型
KMT2D	NM_003482	Exon31	c.6595delT	p.Y2199fs*64	移码变异	杂合	疑似致病

（3）检测结果说明：单基因变异：*KMT2D* 第 31 外显子发生 c.6595delT:p.Y2199fs*64 杂合缺失移码突变，导致 Exon 31 第 2199 位之后氨基酸序列改变，从而影响蛋白结构及功能，为有害突变。测序结果父母不携带该变异，提示该变异为新发变异。该变异在对照人群数据库未见收录（Exac、1KGP、ESP6500），提示该变异不是常见良性变异。*KMT2D* 是明确的 Kabuki 综合征致病基因，杂合突变可以致病。Kabuki 综合征是常见先天性心脏病综合征之一，31%～55%Kabuki 综合征合并先天性心脏病，其中常见表型有 VSD、ASD、TOF、SV、COA、PDA、TGA、RBBB 等。综上，*KMT2D* 在 Exon 31 的杂合缺失移码突变是本例胎儿的致病突变。

4. 病例分析总结

此病例为右房异构综合征，合并的主要心脏大血管畸形包括共同心房、单心室、肺动脉闭锁。其心外畸形除了典型的右房异构综合征特征，包括双肺呈三叶形态、中位肝、无脾外，还存在单纯性腭裂。遗传学检测结果提示检测到疾病相关基因突变。该病例出生后只能进行姑息性手术治疗，预后差。

六、鉴别诊断

1. 内脏反位 与内脏异位不同，内脏反位是指体内脏器及血管排列方式与正常位置呈镜像关系，即形态学右肺、肝脏大部分、下腔静脉及形态学右心房位于左侧，而形态学左肺、胃、脾、降主动脉及形态学左心房位于右侧。内脏异位是指胸、腹腔内脏器及血管排列方式均为左侧型或右侧型，如右侧异构，双侧心房均为右心房形态，双侧肺均为三叶肺等。

2. 心耳并置 主要表现为一侧心耳形态缺如，于对侧心耳位置见两相邻的心耳形态。

七、预后评估

内脏异位综合征可能合并多种心脏及心外器官畸形，预后主要取决于心脏大血管畸形的严重程度，总体预后差。在临床领域，虽然异构综合征的诊断和外科治疗取得了较大进展，但患者的预后和生存率并不乐观。文献报道，右房异构和左房异构 5 年生存率分别约为 53%、86%，右房异构生存率明显低于左房异构的原因在于其常与更严重的心脏大血管畸形并存，如完全型房室隔缺损、大动脉异位、肺动脉闭锁、完全型肺静脉异位引流等。尤其是右房异构伴有单心室型循环、完全型肺静脉异位引流并肺静脉狭窄患者，肺静脉回流梗阻是死亡的重要危险因素。多数患者难以达到解剖矫治，只能进行单心室修复，围术期死亡率约 27.8%。而左心房异构预后相对较好，因其相关心脏大血管缺陷的严重程度较低。

> **内脏异位综合征超声诊断要点**
>
> ◆ 左房异构的心内畸形相对较轻，需注意判断有无缓慢型心律失常，尤其是三度房室传导阻滞，是预测胎儿死亡的主要因素；心外畸形以多脾多见。
> ◆ 右房异构多合并严重的心内畸形，如右位心、肺静脉异位引流、共同心房、单心室、房室隔缺损、肺动脉闭锁、主动脉缩窄等，需按节段顺序法、多切面观察心脏大血管畸形的情况；心外畸形以无脾、水平肝多见。
> ◆ 心房异构时，上腹部横切面显示下腔静脉与腹主动脉失去正常的右前左后位置关系。其中左房异构者见肝段下腔静脉缺失，位于腹主动脉后方的奇静脉扩张，血管长轴显示二者呈平行的"双管征"，血流方向相反。右房异构者见下腔静脉与腹主动脉位于脊柱同侧，呈前后位置关系。

参 考 文 献

1. Shiraishi I, Ichikawa H. Human Heterotaxy Syndrome – From Molecular Genetics to Clinical Features, Management, and Prognosis. Circulation Journal, 2012,76(9):2066-2075.

2. （美）阿尔弗莱德·阿布汗默德，（德）拉宾·查欧里. 胎儿超声心动图实用指南：正常和异常心脏.

第 3 版 . 刘琳 , 主译 . 北京 : 北京科学技术出版社 ,2017.

3. Van der Linde D, Konings EE, Slager MA, et al. Birth prevalence of congenital heart disease worldwide: A systematic review and meta-analysis. J Am Coll Cardiol, 2011, 58(21): 2241-2247.

4. Zhu L, Belmont JW, Ware SM. Genetics of human heterotaxias. Eur J Hum Genet, 2006,14(1): 17-25.

5. Escobar-Diaz MC, Friedman K, Salem Y, et al. Perinatal and Infant Outcomes of Prenatal Diagnosis of Heterotaxy Syndrome (Asplenia and Polysplenia). Am J Cardiol, 2014,114(4): 612-617.

6. Gilljam T, McCrindle BW, Smallhorn JF, et al. Outcomes of left atrial isomerism over a 28-year period at a single institution. J Am Coll Cardiol, 2000, 36(3):908-916.

7. Pepes S, Zidere V, Allan LD. Prenatal diagnosis of left atrial isomerism. Heart, 2009,95(24):1974-1977.

8. McGovern E, Kelleher E, Potts JE. Predictors of poor outcome among children with heterotaxy syndrome: a retrospective review.Open Heart, 2016, 3(2):e000328.

9. Buca DIP, Khalil A, Rizzo G.Outcome of prenatally diagnosed fetal heterotaxy:systematic review and meta-analysis.Ultrasound Obstet Gynecol, 2018,51(3): 323-330.

附：肺静脉异位连接

一、概述

　　正常情况下，胎儿的右上、右下、左上及左下 4 支肺静脉全部汇入左心房后壁。肺静脉异位连接（anomalous pulmonary venous connection，APVC）又称为肺静脉异位引流，是指所有肺静脉或部分肺静脉未直接与左心房连接，而是直接或借道体静脉回流入右心房。APVC 是一种少见的先天性心脏病，约占出生后心脏畸形的 1% ~ 5%。根据异常连接的肺静脉数量，通常将其分为完全型和部分型，完全型肺静脉异位连接（total anomalous pulmonary venous connection，TAPVC）是指所有肺静脉不直接汇入左心房，而与右心房或体静脉系统连接，约占 30% ~ 40%；部分型肺静脉异位连接（partial anomalous pulmonary venous connection，PAPVC）是指 4 支肺静脉中 1 ~ 3 支未与左心房直接连接，而与右心房或体静脉相连，约占 60% ~ 70%。

　　胚胎 3 ~ 4 周时，肺芽从原始前肠发出，并被原始肺静脉丛包绕，此时原始肺静脉丛与内脏静脉丛（即主静脉系统、脐静脉系统、卵黄静脉系统）相连，与心脏无沟通（图 1-41A）。胚胎 4 ~ 5 周时，原始肺静脉丛逐步融合形成共同肺静脉干，并与原始左心房后壁连接。胚胎 5 ~ 6 周时，共同肺静脉干的肺端静脉丛汇合形成左、右两支静脉，随即又各自发育形成 2 支静脉血管，共 4 支肺静脉（图 1-41B）。随后，原始肺静脉丛与内脏静脉丛的连接退化吸收，共同肺静脉干与原始左心房融合形成左心房主体，4 支肺静脉分别直接与左心房连接（图 1-41C）。关于共同肺静脉干的起源尚未形成一致的观点，当共同肺静脉干发育不全、退化或者闭锁时，原始肺静脉丛与内脏静脉丛的连接残留，可发育为 TAPVC 和 PAPVC。主要分为 4 种情况：①肺静脉与左前主静脉连接残留，通过垂直静脉、冠状静脉窦引流至右心房；②肺静脉与右前主静脉连接残留，通过右上腔静脉引流至右心房；③肺静脉与右上主静脉连接残留，通过奇静脉引流至右心房；④肺静脉与脐卵黄静脉系统连接残留，通过一条较长的血管，穿过食管裂孔连接至门静脉、静脉导管、下腔静脉及其他属支并引流至右心房。文献报道肺静脉异位连接常见于内脏异位综合征，尤其常见于右房异构综合征。

由于检查者的经验、仪器条件及声窗原因等多种因素，产前超声检查准确诊断肺静脉异位连接存在一定难度及挑战性。TAPVC 胎儿，出生后很容易在新生儿期出现肺动脉高压、右心衰竭等症状，尤其当合并肺静脉回流梗阻时，患儿将出现肺水肿和心衰等难以控制的并发症，准确的产前诊断可以使出生后的 APVC 患儿得到及时的救治，大大提高其存活率。

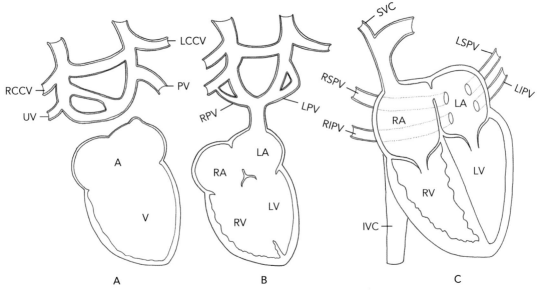

图 1-41　肺静脉发育示意图

A. 原始肺静脉丛与内脏静脉丛相连，与心脏无沟通。B. 胚胎 4～5 周时，原始肺静脉丛逐步融合形成共同肺静脉干，并与原始左心房后壁连接；胚胎 5～6 周时，肺端静脉丛汇合形成左、右两支静脉，随即又各自发育形成 2 支静脉血管，共 4 支肺静脉。C. 原始肺静脉丛与内脏静脉丛的连接退化吸收，共同肺静脉干与原始左心房融合形成左心房主体，4 支肺静脉分别直接与左心房连接

RCCV：右主静脉；LCCV：左主静脉；UV：脐静脉；PV：原始肺静脉丛；A：心房；V：心室；RPV：右肺静脉；LPV：左肺静脉

二、病理解剖学

1. 完全型肺静脉异位连接（TAPVC）　目前最常用的 Darling 分类方法按照肺静脉异位引流途径将完全型肺静脉异位连接分为以下四种类型（图 1-42）。TAPVC 患者大多数伴有腔静脉型房间隔缺损，约 30%～40% 患者合并有其他心血管畸形，如单心房、单心室，大血管转位、主动脉缩窄等复杂畸形。

（1）心上型：约占完全型肺静脉异位引流的 40%～60%，根据其引流的途径分为两个亚型：①连接垂直静脉（图 1-42A）：共同肺静脉干与垂直静脉连接后进入左无名静脉，然后经右上腔静脉进入右房，此型多见；②连接上腔静脉：共同肺静脉干从右侧肺门前方上升，与近心段上腔静脉直接连接，血流入右心房。另有少部分系共同肺静脉干与奇静脉连接后进入右上腔静脉，血流进入右心房。

（2）心内型：约占完全型肺静脉异位连接的 25%～35%，根据回流途径不同分为两个亚型：①连接冠状静脉窦（图 1-42B）：共同肺静脉干经冠状静脉窦入右心房，约占本型患者的 2/3；②连接右心房（图 1-42C）：共同肺静脉干直接开口于右心房后下部，或左、右四支肺静脉分别开口于右心房，约占本型患者的 1/3。

（3）心下型：约占完全型肺静脉异位引流的 10%～20%，两侧肺静脉汇合的共同肺静脉干连接到异常下行的垂直静脉，该静脉与食管伴行穿过膈肌食管裂孔进入腹腔，该静脉经腹主动脉和下腔静脉前方汇入门静脉或肝静脉，或经其他静脉与下腔静脉相通，最后回流到右心房。心下型最常见的连接部位是门静脉（图 1-42D），其次是静脉导管，再次是下腔静脉、肝左静脉和胃十二指肠静脉。

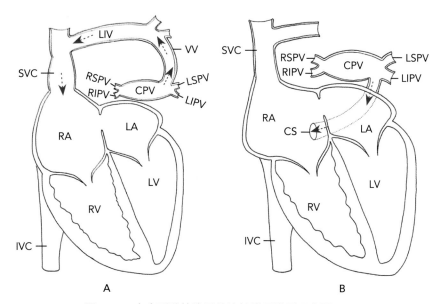

图 1-42 完全型肺静脉异位连接常见类型示意图

A.心上型：共同肺静脉干通过垂直静脉引流至左无名静脉，进入右上腔静脉（红色虚线箭头）；B.心内型：共同肺静脉干引流至冠状静脉窦，进入右房（红色虚线箭头）；

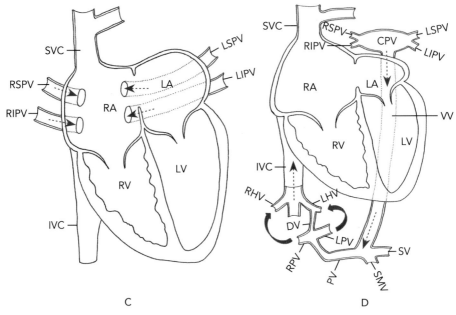

图 1-42（续）

C. 心内型：左右肺静脉分别进入右心房（红色虚线箭头）；D. 心下型：共同肺静脉干引流至门静脉，并通过静脉导管或肝静脉窦与下腔静脉交通（红色虚线箭头）

CPV：共同肺静脉干；LIV：左无名静脉；CS：冠状静脉窦；RHV：右肝静脉；LHV：左肝静脉；DV：静脉导管；SV：脾静脉；RPV：门静脉右支；LPV：门静脉左支；PV：门静脉；SMV：肠系膜上静脉

　　（4）混合型：约占完全型肺静脉异位引流的 5%～10%，肺静脉各支分别同时存在上述两种类型以上的肺静脉异位连接方式。

　　2. 部分型肺静脉异位连接（PAPVC）　根据 Brody 分型，部分型肺静脉异位连接分为以下 5 型：① A 型：右肺静脉流入右上腔静脉，最后进入右心房；② B 型：右肺静脉直接流入右心房；③ C 型：左肺静脉通过垂直静脉流经左头臂静脉和右上腔静脉，最后进入右心房；④ D 型：左肺静脉通过冠状静脉窦进入右心房；⑤ E 型（混合型）：存在上述 2 种或者 2 种以上异位连接类型。

　　部分型肺静脉异位连接常合并存在房间隔缺损或其他畸形，也有少数不伴有其他任何畸形的孤立性单支肺静脉异位连接。

三、血流动力学改变

　　在正常妊娠的早期及中期，由于胎儿尚未建立呼吸，双肺未膨胀，肺循环的血流量只占右心系统排血量的 7%～10%，通过肺静脉引入左心房，其他 90% 的血流量是通过开放的动脉导管进入体循环。同时，由于胎儿的血氧交换是通过母体的胎盘而不是肺组织，因此即使胎儿期存在完全型肺静脉异位回流入右心房，通常也不会引起明显的胎儿血流动力学异常，在妊娠早中期左、右心系统比值通常正常。妊娠晚期由于肺的发育，左、右心室进入肺组织的血流量逐渐增加，在右心系统中所占的排血量也逐渐增多，存在 TAPVC 的胎儿，20%～25%的左右心室（混合）排血量进入肺组织，随着肺循环血流量逐渐增加，可占到右心系统排血量的40%～50%，因此孕晚期胎儿可以表现为右心比例增加。在完全型肺静脉异位连接的胎儿，异位引流通道如垂直静脉、上腔静脉、冠状静脉窦等可出现代偿性增宽。另外在心上型及心下型肺静脉异位连接中可出现肺静脉梗阻，常见原因可能是肺静脉异位连接部自身狭窄或回流通道受外部组织挤压，导致肺静脉梗阻部位血流速度明显增加。

四、超声检查方法及正常肺静脉超声表现

（一）检查方法

观察肺静脉的理想切面是四腔心切面。重点观察左心房顶部有无肺静脉汇入口及其数目，以及左心房壁上肺静脉开口情况，左心房后方是否存在共同肺静脉干，冠状静脉窦有无扩张。在双腔静脉切面观察上、下腔静脉是否扩张，下腔静脉扩张以腔静脉宽度≥主动脉的宽度为标准，当出现下腔静脉扩张者应追踪观察门静脉。左心房后方的肺静脉管腔，易被误认为肺静脉与左心房相连，需要用彩色多普勒超声确认肺静脉是否与左心房连接。为更好地显示肺静脉，应适当降低彩色多普勒标尺，若疑为完全型肺静脉异位连接应采用二维和彩色多普勒血流成像判断其走行路径，有无梗阻及梗阻的部位。在声窗条件较好的情况下，高质量的二维超声及彩色多普勒血流成像联合应用，多数情况下可以满足临床诊断的需要，是目前产前诊断APVC的重要方法。目前发展的二维灰阶血流成像（B-flow imaging）和高分辨率血流成像（high definition flow imaging，HD-Flow）及三维血流成像技术也逐渐用于肺静脉异位连接的诊断。该技术与CDFI相比，对肺内微小血管的敏感度更高，而且能够有效地抑制彩色血流外溢，因此可以很好地显示肺静脉汇入左心房的情况。

（二）正常肺静脉超声表现

四腔切面是显示肺静脉与左心房连接的最佳切面，正常情况下二维超声一般均能显示左、右肺静脉在左心房的开口，以裂隙样的开口连接左心房。一般认为典型的四腔心切面，左下肺静脉与右下肺静脉位于降主动脉两侧（图1-43）。在四腔心切面4支肺静脉难以在同一切面显示，需要在CDFI模式下调整声束方向往左右肺侧方向偏斜，可以分别观察到4支肺静脉（图1-44）。左心房后壁紧邻降主动脉，降主动脉与左心房之间无其他异常血管，两者之间若出现异常管状回声，则高度怀疑APVC的可能。彩色多普勒血流显像（CDFI）能明显提高左、右肺静脉及其分支的显示。正常肺静脉的脉冲多普勒频谱图在心动周期呈连续性血流信号，流速一般在50cm/s左右。Laux等认为正常肺静脉流速＜50cm/s，当＞100cm/s时则认为存在肺静脉血流梗阻。

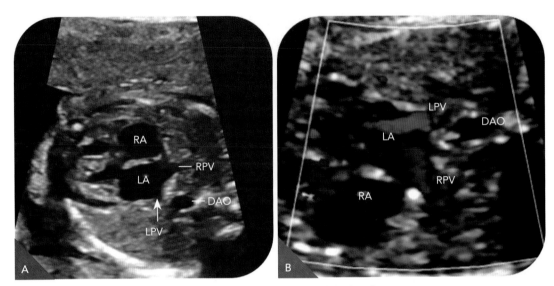

图 1-43　四腔切面显示肺静脉超声图像

A. 胎儿横四腔切面二维超声显示肺静脉与左心房连接，以裂隙样的开口连接左心房。B. 四腔心切面彩色多普勒超声显示左下肺静脉与右下肺静脉位于降主动脉两侧

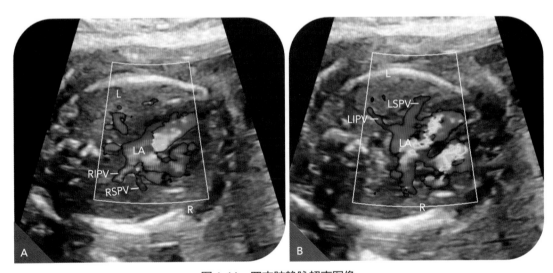

图 1-44　四支肺静脉超声图像

A. 四腔心切面彩色多普勒超声显示右侧两支肺静脉；B. 四腔心切面彩色多普勒超声显示左侧两支肺静脉（L：左侧；R：右侧）

五、肺静脉异位连接超声表现及分型诊断

（一）TAPVC 共同超声特征

在不同方位的四腔心切面，左心房顶部均显示光滑完整，未显示肺静脉角，形态呈椭圆形。左心房后壁与降主动脉间距离增大，多数在左心房后方与降主动脉之间可见一异常

的腔隙（即共同肺静脉腔），共同肺静脉的走行路径决定了肺静脉异位连接的分型。可显示左、右侧上升（心上型）或下降（心下型）的垂直静脉。妊娠早中期左、右心系统比值多正常，但妊娠晚期由于肺部的发育，肺血流量增加，肺静脉异位通过不同的路径最终引流入右心房，因此右心房增大，右心室比例增大，房间隔向左心房膨出，左心房与左心室比例变小，肺动脉比例可稍增宽。由于 TAPVC 几乎均伴有腔静脉型房间隔缺损，因此房间隔处继发隔在心房侧无房间隔显示。此外在心上型和心下型肺静脉异位连接，可出现肺静脉血流梗阻。胎儿期肺静脉血流梗阻常出现于以下部位：垂直静脉入体静脉（如无名静脉、上腔静脉、肝静脉等）开口处；心上型垂直静脉通过左肺动脉与左支气管之间；心下型垂直静脉通过膈肌处。

（二）各型 TAPVC 超声表现

1. 心上型 TAPVC　心上型如引流入左无名静脉，导致左无名静脉、上腔静脉扩张。垂直静脉在三血管气管切面表现为肺动脉左侧出现一血管断面，此血管需要与永存左上腔静脉鉴别，垂直静脉为远离心脏的血流，而永存左上腔静脉回流入心脏。

典型病例超声表现：孕 27 周，胎儿四腔切面在降主动脉与左心房之间见肺动脉共干（图 1-45A），左心房、左心室偏小。左心房壁完整，其后方左、右肺静脉血管融合，貌似"皇冠征"，左心房无血管连接（图 1-45B）。

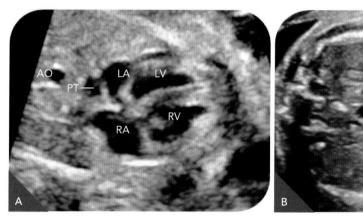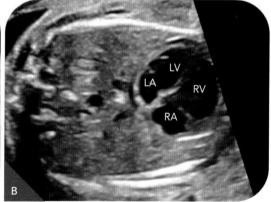

图 1-45　完全型肺静脉异位连接（心上型）超声图像

A. 左心房后方见肺静脉共干（PT）；B. 两支血管融合，貌似"皇冠征"（红色箭头），左心房顶部无血管连接

左心房与降主动脉间距明显增大，继发隔房顶部无房间隔残缘，提示合并有腔静脉型房缺（图 1-46A），CDFI 右心房血流紧贴左心房壁进入左心房（继发孔型房缺特征）（图 1-46B）。非典型左心室流出道切面，上腔静脉增宽，提示肺静脉异位引流为心上型可能性大（图 1-47A）。心底切面可见主动脉短轴外围左无名静脉与上腔静脉增宽，形成扩大的静脉环二维超声表现（图 1-47B）。

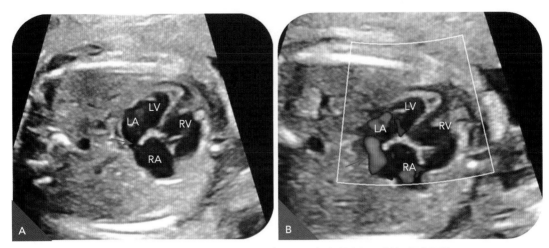

图 1-46　完全型肺静脉异位连接（心上型）合并房间隔缺损超声图像

A. 心尖四腔心切面心房顶部继发隔未显示房间隔残缘（红色箭头）；B. 彩色多普勒超声可见右房血流紧贴心房壁进入左心房（红色箭头）

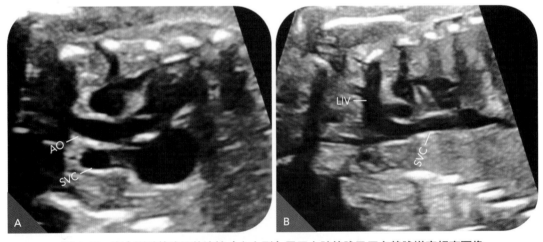

图 1-47　完全型肺静脉异位连接（心上型）显示上腔静脉及无名静脉增宽超声图像

A. 非典型左心室流出道切面显示上腔静脉增宽，提示肺静脉异位引流为心上型可能性大；B. 心底切面可见左无名静脉与上腔静脉增宽，形成扩大的静脉环二维超声表现

　　CDFI 追踪到共同肺静脉异位引流路径：共同肺静脉 - 垂直静脉 - 左头臂静脉 - 右上腔静脉（图 1-48A）。动态图可观察到肺静脉共干入垂直静脉处 CDFI 血流加速，彩色明亮，测量该处血流速度明显增快，达 154cm/s（图 1-48B），通过上述超声表现，可以明确诊断：完全型肺静脉异位连接（心上型），肺静脉血流入垂直静脉处梗阻，继发孔型房间隔缺损。三血管切面显示上腔静脉增宽，与升主动脉内径相当，肺动脉左侧见花色的上行垂直静脉（图 1-49）。

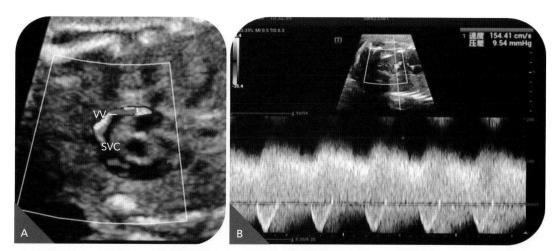

图 1-48　显示主动脉弓外围环形静脉连接结构，共同肺静脉 - 垂直静脉 - 左无名静脉 - 右上腔静脉超声图像

A. 显示主动脉弓外围环形静脉连接结构，即共同肺静脉 - 垂直静脉 - 左头臂静脉 - 右上腔静脉；B. 肺静脉干入垂直静脉处频谱图，峰值血流速度明显增快，提示肺静脉入口梗阻

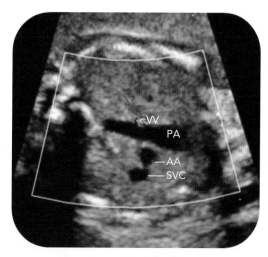

图 1-49　三血管切面超声图像

三血管切面显示上腔静脉增宽，与升主动脉内径相当，肺动脉左侧见花色的上行垂直静脉

2. **心内型 TAPVC**　心内型 TAPVC 的共同静脉干可以直接汇入右心房，或者通过冠状静脉窦汇入右心房，或 4 支肺静脉分别直接汇入右心房。心内型 TAPVC 如引流入冠状静脉窦，引起冠状静脉窦扩张。典型病例超声表现如下：

（1）肺静脉异位连接右心房：妊娠 30 周胎儿，四腔心切面继发隔未显示，左心房小，降主动脉与左心房壁之间有异常血管（图 1-50A）。CDFI 显示房间隔右向左分流束紧邻心房顶部，并可见少量左向右分流，提示存在继发孔型房间隔缺损，降主动脉与心房分流束之间也可见到异常血管（异位肺静脉）（图 1-50B）。通过调整声束方向，可见 4 支肺静脉直接与右心房连接（图 1-51），三血管气管切面，未发现异常。符合心内型完全型肺静脉异位引流合并房间隔缺损超声表现。

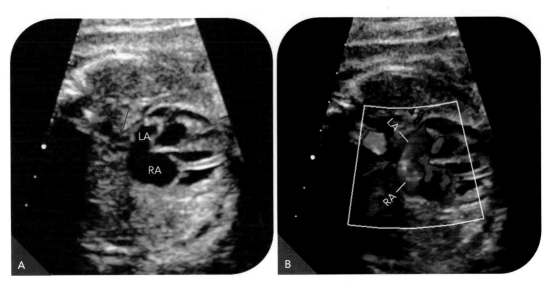

图 1-50　四腔心切面超声图像

A.四腔心切面于心房顶部未发现继发隔，降主动脉前方异常血管（红色箭头）；B.降主动脉与心房壁之间可见异位肺静脉（红色箭头），并显示房间隔右向左分流束紧贴心房顶部

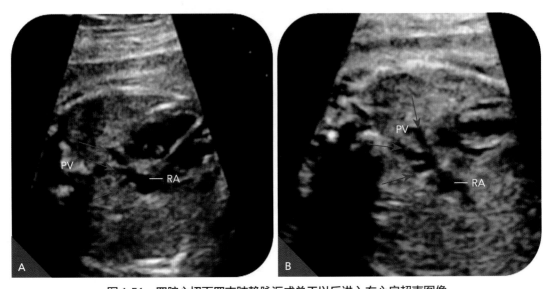

图 1-51　四腔心切面四支肺静脉汇成总干以后进入右心房超声图像

A.左房壁未见肺静脉汇入口，四支肺静脉直接与右心房连接（红色箭头）；B.四支肺静脉汇成总干以后进入右心房（红色箭头）。

　　（2）肺静脉异位连接冠状静脉窦：妊娠26周的胎儿，心底四腔心切面显示房间隔下部回声似乎中断，经调整声束在非标准四腔心切面明确该增宽结构为扩张的冠状静脉窦（图1-52A）、房间隔原发隔存在，排除原发孔房间隔缺损（图1-52B）。三血管气管切面正常，肺动脉左侧未见永存左上腔静脉（图1-53A）。采用CDFI动态观察发现左右肺静脉汇成总干以后进入冠状静脉窦（红色血流信号，图1-53B），同时也观察到右心房血流经卵圆孔过隔进入左心房（蓝色血流信号，图 1-53B）。因此胎儿超声心动图诊断为：完全型肺静脉异位连接（心内型）。

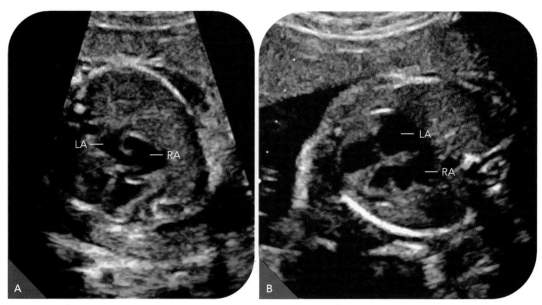

图 1-52　四腔心切面超声图像

A. 非标准四腔心切面显示近心内膜垫处冠状静脉窦增宽（红色箭头）；B. 标准四腔心切面显示房间隔原发隔正常

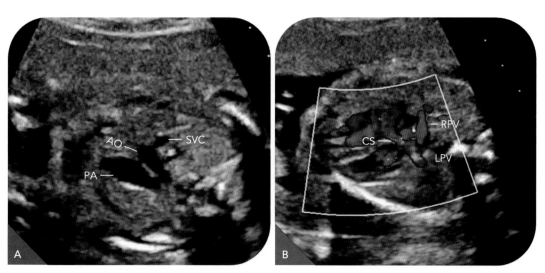

图 1-53　完全型肺静脉异位引流（心内型）超声图像

A. 三血管气管切面正常；B. 左肺静脉、右肺静脉汇合以后经冠状静脉窦直接进入右心房

3. 心下型 TAPVC　复杂心脏畸形合并心下型 TAPVC 的胎儿，4 支肺静脉在单心房后方汇合成总干（图 1-54A），汇合后的血管与异常下行的垂直静脉连接。该静脉与食管伴行穿过膈肌。腹部横切面表现为腹主动脉与下腔静脉之间多了一条血管（图 1-54B），

并且腹主动脉与下腔静脉位于脊柱同侧，提示心房异构。腹部纵切面，观察到增宽的下行垂直静脉（图 1-55A），垂直静脉下行后（蓝色）再上行呈"鱼钩状"入肝（红色）（图 1-55B），红色管道为异位引流管道，最终汇入门静脉，并观察到肝内门静脉增宽

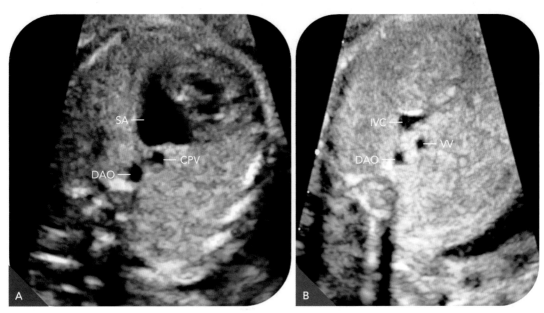

图 1-54　心下型完全型肺静脉异位引流超声图像

A. 显示单心房（SA）后方汇合的肺静脉共干（CPV）；B. 腹部横切面显示 3 支血管，即腹主动脉与下腔静脉之间多了一条血管（为下行的垂直静脉），并且腹主动脉与下腔静脉位于脊柱同侧，提示心房异构

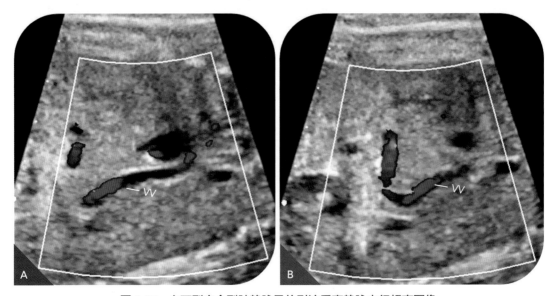

图 1-55　心下型完全型肺静脉异位引流垂直静脉走行超声图像

A. 腹部纵切面显示下行的垂直静脉（VV，蓝色血流信号）；B. 垂直静脉下行后（蓝色血流信号）再上行呈"鱼钩状"入肝（红色血流信号），红色管道为异位引流管道

（图 1-56）。心下型容易发生肺静脉梗阻，当出现梗阻时下行的垂直静脉可能较细，常规二维超声有时不易显示，CDFI 有助于下行的垂直静脉显示及肺静脉梗阻的诊断。肺静脉异位引流到门静脉、肝静脉、下腔静脉时，可以引起相应静脉扩张。

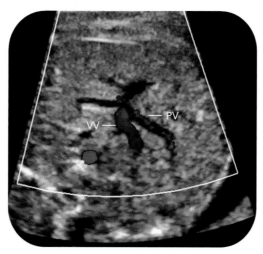

图 1-56　心下型完全型肺静脉异位引流垂直静脉汇入门静脉超声图像

腹部纵切面显示垂直静脉（VV）汇入门静脉，肝内门静脉（PV）增宽

（三）PAPVC 超声表现

PAPVC 在胎儿时期的检出率与其异位引流的静脉数目和复杂程度相关，其超声特征也与其相关。心上型 PAPVC 最常见的类型是右上肺静脉的一支或几支引流入上腔静脉，常合并上腔型的房间隔缺损；超声表现为上腔静脉增宽、房间隔上部回声中断。心上型 PAPVC 少见类型为左肺静脉通过垂直静脉与无名静脉连接，汇入上腔静脉，其超声心动图表现类似 TAPVC 心上型，无名静脉增宽较轻，左心房壁可见由肺静脉汇入。心下型 PAPVC 也可形成垂直静脉，呈"镰刀状"下行进入下腔静脉，称"镰刀综合征"；超声表现为下腔静脉增宽，异常的垂直静脉等。心内型 PAPVC 可见右肺静脉直接汇入右心房，此时超声易漏诊；也可见肺静脉直接汇入冠状静脉窦，超声表现为部分肺静脉汇入口（静脉角）消失、冠状静脉窦增宽。

六、鉴别诊断

1. 心上型肺静脉异位引流的垂直静脉与永存左上腔的鉴别　两者在三血管气管切面均表现为肺动脉左侧多一条血管回声，鉴别要点为彩色多普勒血流显示垂直静脉的血流向上流向胎儿颈侧，而永存左上腔静脉的血流向下回流至心脏；TAPVC 畸形常观察到增宽的左无名静脉，而左上腔静脉常伴左无名静脉缺如；此外永存左上腔静脉合并有冠状静脉窦增宽，并能观察到肺静脉在左心房的开口。

2. 肺静脉异位引流入冠状静脉窦与无顶冠状静脉窦综合征的鉴别　单纯无顶冠状静脉窦综合征，左心房可以观察到肺静脉的开口与连接；而完全型肺静脉异位引流可以观察到肺静脉共干血流直接汇入扩张的冠状静脉窦。

七、预后评估

TAPVC 不合并肺静脉血流梗阻，且伴有足够大的房间隔缺损，则患儿存活时间较长，手术预后较好。合并肺静脉梗阻者及其他严重畸形的胎儿，在出生后婴儿期即出现青紫、呼吸困难等严重症状，早期出现肺动脉高压，约 80% 死于 1 岁内，因此产前 TAPVC 的早期诊断、尽早手术治疗具有重要意义。PAPVC 的预后好于 TAPVC，其预后主要与其异位引流的数目相关，合并肺静脉血流梗阻及其他心内畸形时，预后相对较差。

参 考 文 献

1. Laux D, Fermont L, Bajolle F, et al. Prenatal diagnosis of isolated total anomalous pulmonary venous connection: a series of 10 cases. Ultrasound in Obstetrics & Gynecology, 2013, 41(3):291-297.

2. 任卫东，张玉奇，舒先红. 心血管畸形胚胎学基础与超声诊断. 北京：人民卫生出版社，2015.

3. 张烨，何怡华，孙琳，等. 常规胎儿超声心动图结合时间空间相关成像技术产前诊断完全性肺静脉异位引流. 中华超声影像学杂志，2015, 24(2):118-122.

4. 陈琳，周柳英，金梅，等. 胎儿完全性肺静脉异位引流的产前超声诊断价值. 中国超声医学杂志，2016, 32(1):54-56.

5. 王新霞，栗河舟，张玉奇，等. 超声心动图诊断胎儿孤立性完全性肺静脉异位引流. 中国医学影像技术，2016, 32(4):578-581.

6. 孙雪，张颖，王彧，等. 产前超声检查胎儿肺静脉异位引流的研究进展. 中国医学影像学杂志，2017, 25(5):388-390.

7. 苏业璞，周其文. 实用心脏外科解剖图解. 北京：人民卫生出版社，2014.

第二章

左心发育不良综合征

一、概述

左心发育不良综合征（hypoplastic left heart syndrome，HLHS）是一组复杂的心脏大血管畸形，其典型的共同特征为左侧心脏大血管系统发育甚小但仍保留各自的基本结构；另一个共同特征就是均表现为肺动脉粗大、右心室扩张。左心发育不良的谱系范围包括不同程度的左心室发育不良合并二尖瓣、主动脉瓣以及主动脉的发育异常，严重者如仅存的左心室残腔合并主动脉瓣闭锁和二尖瓣闭锁，轻者如相对发育不良的左心室合并主动脉发育不良。本病由 Lev 等于 1952 年首次报道，由 Noonan-Nadas 等于 1958 年命名。据报道，左心发育不良综合征发病率占先天性心脏病的 1.4%～3.8%，70% 为男性，是一种出生后死亡率极高的先天性心脏病，约 80% 的新生儿于出生后 3 个月内死亡，分期手术后 5 年生存率约为 60%～70%。左心发育不良综合征胎儿多存在基因异常，可有家族史。Allan 等报道 HLHS 合并染色体单倍体异常的发生率约为 4%～5%，其中最常见的染色体异常为 X（Turner'syndrome）、18 三体综合征、13 三体综合征。Phillip 等报道 HLHS 与 11q24 末端缺失引起的 Jacobsen 综合征（心脏异常、三角头畸形、血小板减少症）有关。也有 10%～25% 的 HLHS 患儿合并心外畸形与单基因遗传病有关，如 Noon 综合征、Holt-Oram 综合征、Smith-Lemli-Opitz 综合征。

二、病理解剖学

左心发育不良综合征胎儿通常心脏位置、心脏节段与连接序列关系正常。但左心系统明显发育不良，包括左心耳及左心房狭小、二尖瓣发育不良（二尖瓣环、瓣膜、乳头肌细小、乳头肌数目及附着位置异常、腱索短小或缺如、瓣口狭小或闭锁）、左心室严重发育不良（左心室腔狭小甚至仅为一裂隙）或呈球形扩大伴有明显的心内膜弹力纤维增生、主动脉瓣发育不良（主动脉瓣叶短小、多为三叶瓣、有严重狭窄或瓣缘融合形成盲端）、升主动脉及主动脉弓发育不良、偶有主动脉弓离断；右心系统扩大，包括右心房、三尖瓣环、右心室、肺动脉扩大以及动脉导管粗大；心尖由右心室构成（图 2-1）。

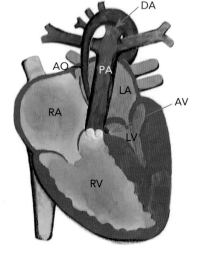

图 2-1　左心发育不良综合征示意图
典型特征表现为不同程度的左心室发育不良、二尖瓣闭锁或发育不良、主动脉瓣（AV）闭锁或发育不良、升主动脉及主动脉弓发育不良

三、血流动力学改变

由于左心梗阻，二尖瓣口以及主动脉前向血流受阻，导致：

1. 左心房压力增大，胎儿时期卵圆孔出现左向右异常分流，肺静脉扩张，甚至出现肺静脉明显的反向血流（图 2-2）。

2. 主动脉成为低压腔，肺动脉血流部分经动脉导管逆向进入主动脉弓以及升主动脉，维持胎儿头颈部以及冠状动脉循环，部分经动脉导管直接进入降主动脉维持体循环，部分进入左右肺动脉（图 2-3）。因此，左心发育不良综合征胎儿的左心室无功能，泵血均由右心室负担，而右心负荷过重，易导致心力衰竭。

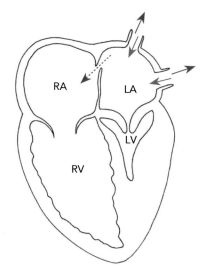

图 2-2　左心发育不良综合征肺静脉及房间隔通道血流动力学示意图

由于二尖瓣口前向血流受阻，导致左心房压力增大，胎儿时期房间隔通道出现异常的左向右分流（红色虚线箭头）；肺静脉扩张，甚至出现肺静脉的反向血流（红色实线箭头）

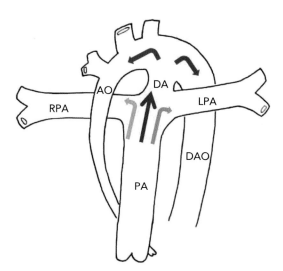

图 2-3　左心发育不良综合征肺动脉血流动力学示意图

肺动脉血流一部分进入左、右肺动脉（蓝色箭头），一部分经动脉导管直接进入降主动脉维持体循环（红色箭头），一部分经动脉导管逆向进入主动脉弓以及升主动脉，维持胎儿头颈部以及冠状动脉循环（紫色箭头）。

四、胎儿超声心动图特征

（一）四腔心切面

显示左心房较小，右心增大，右心室占据心尖。极小的左心室腔与扩大的右心室腔形成鲜明对比，对于重度发育不良的左心室容易被忽视而误认为是单心室，需仔细观察。可见二尖瓣环窄小；孕早期超声观察二尖瓣瓣叶可无典型增厚征象，但腱索短小或缺如、瓣叶短小直接与乳头肌相连；二尖瓣开放幅度减小或完全闭锁。彩色多普勒血流显像表现为心房水平可见左向右的分流，二尖瓣口舒张期充盈血流信号细窄或消失。

（二）左心室流出道切面

显示左心室流出道与主动脉瓣瓣环狭小、主动脉瓣狭小或闭锁、升主动脉细窄。

（三）主动脉弓长轴切面

清晰显示升主动脉、主动脉弓及降主动脉。该切面也可观察到上、下腔静脉，有助于诊断肺静脉异位引流。左心发育不良综合征合并肺静脉异位引流的发生率约 6%，可合并任何类型的肺静脉异位引流。

（四）主动脉弓双心房切面

该切面是探查房间隔发育的重要切面，观察心房水平的交通。通常由于左心房压力升高，卵圆孔瓣贴近继发隔，出现细窄的左向右分流。超声心动图需要判断卵圆孔的大小及分流速度。多数左心发育不良综合征胎儿房间隔发育异常（限制性房间隔或完整性房间隔）。

（五）动脉导管弓切面

观察到粗大的动脉导管，彩色多普勒于此可探及与动脉导管血流相反的主动脉横弓的细窄的反向血流信号。

五、典型病例详解

（一）病例 5，左心室、二尖瓣、左心室流出道、主动脉瓣、升主动脉及主动脉弓整个左心系统严重发育不良；房间隔通道受限

1. 一般资料 孕妇 24 岁，单胎，孕 17^{+5} 周，无特殊病史，无创基因检查无异常，系统超声未发现心外畸形。

2. 病理解剖与超声影像特征（图 2-4～2-10，视频 2-1）

3. 遗传学检测

（1）未检测到与疾病相关的意义明确的致病性拷贝数变异。

（2）检测到疾病相关基因突变，疑似致病基因变异位点如表 2-1。

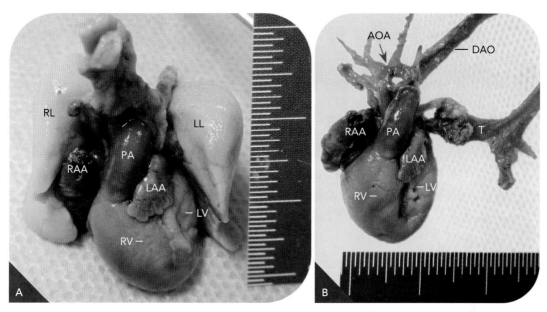

图 2-4 左心发育不良综合征，心脏前面观病理解剖标本

A. 带肺叶心脏前面观，显示左心耳较小，右心耳扩大，心尖由右心室构成。B. 去肺叶心脏前面观，显示左心室发育不良，左心室壁塌陷；右心室增大；主动脉弓细窄（红色箭头），肺动脉及动脉导管粗大

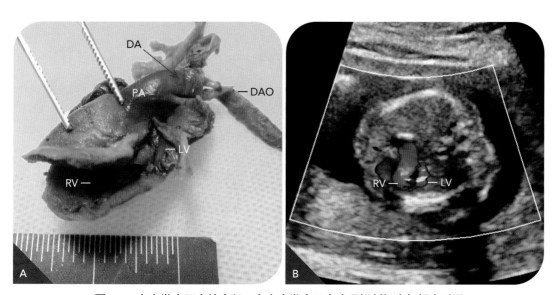

图 2-5 左心发育不良综合征，左心室发育不良病理解剖标本与超声对照

A. 冠状位切开右心室和左心室，显示左心室明显发育不良，室壁无增厚改变；右心室明显扩大；肺动脉及动脉导管粗大（红色箭头）。B. 胎儿心尖四腔心切面彩色多普勒超声显示左心室流入道血流束细窄、左心室血流充盈束短小，右心室流入道血流宽大、右心室血流充盈直达心尖部

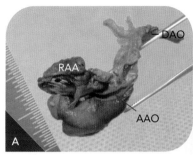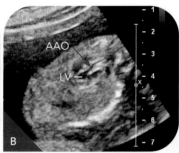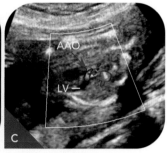

图 2-6　左心发育不良综合征，主动脉发育不良病理解剖标本与超声对照

A. 病理标本显示主动脉起源及走行正常，但左心室流出道及主动脉全程明显发育不良（红色箭头），无局部内膜增厚改变。B. 胎儿心脏超声左心室流出道切面显示主动脉起源于左心室，左心室流出道及升主动脉细窄（红色箭头），提示明显发育不良；左心房、左心室腔可见。C. 胎儿心脏超声左心室流出道切面彩色多普勒超声于升主动脉内可见细窄的前向血流信号（红色箭头，视频 2-1）

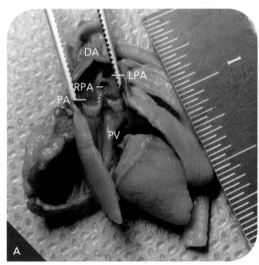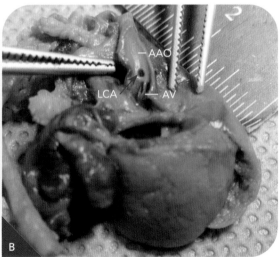

图 2-7　左心发育不良综合征，主动脉瓣发育不良、肺动脉瓣发育正常病理解剖标本对照

A. 将肺动脉纵行剪开，显示肺动脉瓣（PV）发育正常（红色箭头），可见左右肺动脉分支开口。B. 将主动脉纵行剪开，显示主动脉瓣（AV）、主动脉窦；与肺动脉瓣相比较，主动脉瓣瓣叶短小、明显发育不良；左冠状动脉可见（LCA，红色箭头）。

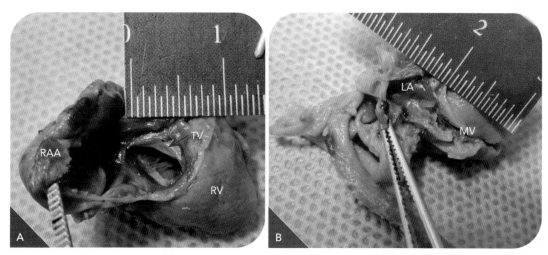

图 2-8　左心发育不良综合征，二尖瓣发育不良、三尖瓣发育正常病理解剖标本对照

A. 沿着右侧房室沟剪开右心房，显示三尖瓣（TV）瓣环扩大，瓣叶发育正常（红色箭头）。B. 沿着左心室流入道纵行剪开，显示二尖瓣（MV）瓣环、瓣叶均明显发育不良。二尖瓣瓣叶短小，可见瓣口开放，无典型的瓣叶增厚及融合改变（红色箭头）

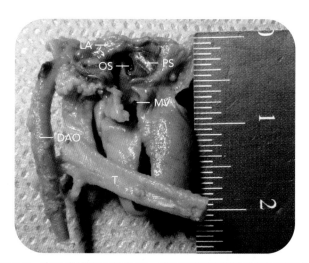

图 2-9　左心发育不良综合征，房间隔通道受限病理解剖标本

剪开左心房壁，显示房间隔通道的左心房面，继发孔（OS）狭小（0.6mm×1.2mm）；进一步显示二尖瓣瓣环及瓣叶明显发育不良

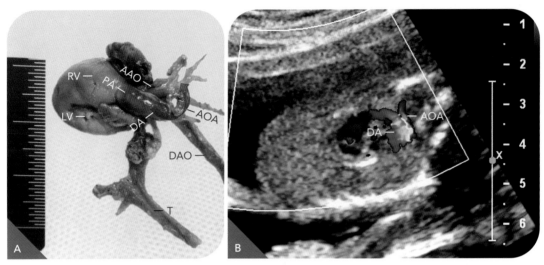

图 2-10　左心发育不良综合征，主动脉横弓发育不良病理解剖标本与超声对照

A. 将主动脉弓剥离后显示主动脉横弓明显发育不良，肺动脉及动脉导管粗大。动脉导管内的血流逆行供应主动脉弓（红色弯箭头）。B. 彩色多普勒超声显示主动脉横弓细窄的与动脉导管血流方向相反的血流信号（视频 2-2），提示升主动脉及主动脉弓前向血流不足

表 2-1　疑似致病基因变异位点

基因	NM 号	基因亚区	核酸改变	氨基酸改变	功能改变	杂合 / 纯合（先证者）	变异类型
NOTCH1	NM_017617	exon25	c.4015-2A>G	-	剪切位点	杂合	可能致病

（3）检测结果说明：单基因变异：本次检测在 *NOTCH1* 基因上检测到杂合变异，变异位于 25 外显子经典剪接位点 -2 位；该变异在对照人群数据库未见收录（Exac、1KGP、ESP6500），提示该变异为不常见良性变异；预测该变异可能导致剪接异常而易被无义介导的 mRNA 降解，或转录翻译出异常产物。综合以上判断，该变异为可能致病变异。本次检测显示胎儿母亲携带相同变异，但无临床表型，提示其为不完全外显可能。*NOTCH1* 基因变异外显不全的相关报道已经在多篇文献中有报道（PMID:25963545）。*NOTCH1* 是 CHD 明确的致病基因之一，尤其是左心室流出道相关异常（PMID:26820064）。

4. 病例分析总结　该病例为典型的左心发育不良综合征，具有遗传学异常证据，其致病基因 *NOTCH1* 来自母亲，母亲无临床表型，提示其为不完全外显可能。产前超声与病理解剖结果证实左心系统结构完整，但明显发育不良。病理解剖能清晰显示发育不良的二尖瓣及主动脉瓣，瓣叶发育短小，但无增厚改变、无闭锁，狭小的左心室具备完整的流入道及流出道，这有别于单心室的心室残腔或流出腔。由于左心室及主动脉发育不良，致升主动脉前向血流供应不足，主动脉弓可探及经动脉导管的逆向血流，属于动脉导管依赖性先天性心脏病。此外，房间隔通道狭小，致胎儿期右向左分流减少，可能进一步加重左心系统发育不良。总之，该病例出生后只能进行单心室矫治，预后差。

（二）病例 6，左心室相对发育不良；二尖瓣与主动脉瓣发育不良；升主动脉及主动脉弓发育不良；房间隔通道受限

1. 一般资料 孕妇 30 岁，单胎，孕 25⁺³ 周，无特殊病史，无创基因检查无异常，系统超声未发现心外畸形。

2. 病理解剖与超声影像特征（图 2-11 ～ 2-16）

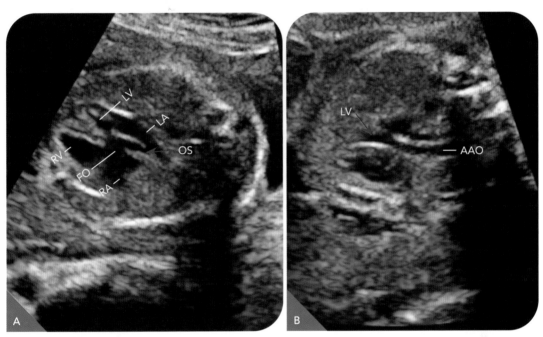

图 2-11 左心发育不良综合征，房间隔通道受限以及升主动脉发育不良超声图像

A. 胎儿心脏超声四腔心切面显示左心明显小于右心，卵圆孔正常，卵圆孔瓣远端与房间隔粘连导致继发孔明显受限（红色箭头，视频 2-3）；二尖瓣环发育不良；左心室腔狭小（发育不良）。B. 左心室流出道切面显示升主动脉明显发育不良

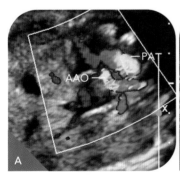 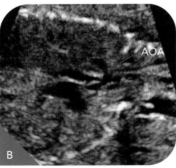 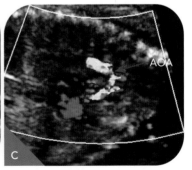

图 2-12 左心发育不良综合征，升主动脉以及主动脉横弓发育不良超声图像

A. 三血管切面显示，升主动脉发育不良；B. 主动脉弓长轴切面显示，主动脉弓发育不良（红色箭头）；C. 彩色多普勒显示主动脉横弓内花色细窄血流束（红色箭头，视频 2-4）

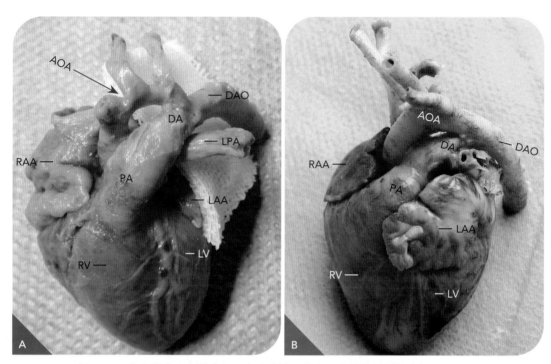

图 2-13　左心发育不良综合征，主动脉横弓发育不良病理解剖标本与正常对照

A. 去肺叶心脏前面观，显示左心室相对发育不良，主动脉横弓细窄（红色箭头），肺动脉与动脉导管粗大；B. 孕 32^{+3} 周正常胎儿心脏对照，主动脉横弓发育正常。

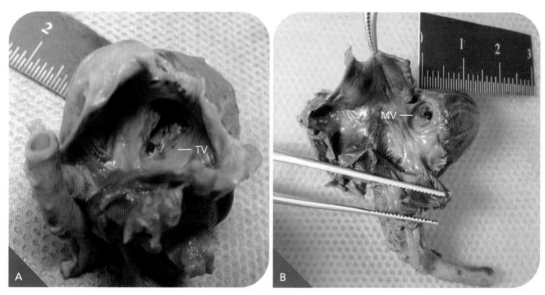

图 2-14　左心发育不良综合征，二尖瓣环发育不良病理解剖标本

A. 剪开右心房壁，显示三尖瓣环及三尖瓣瓣叶发育正常；B. 沿左侧房室沟及左心房壁剪开左心房，与三尖瓣环相比较，二尖瓣环明显发育不良，二尖瓣口狭窄

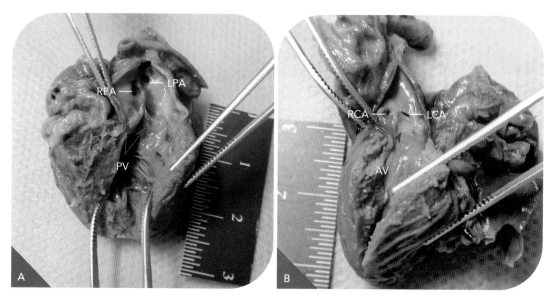

图 2-15　左心发育不良综合征，主动脉瓣发育不良病理解剖标本

A. 沿着肺动脉长轴纵行剪开肺动脉，显示肺动脉瓣发育正常（瓣叶高度 2.5mm）；B. 沿着主动脉长轴纵行剪开主动脉，显示主动脉瓣明显发育不良、瓣叶短小（瓣叶高度 1.0mm）、瓣环狭窄

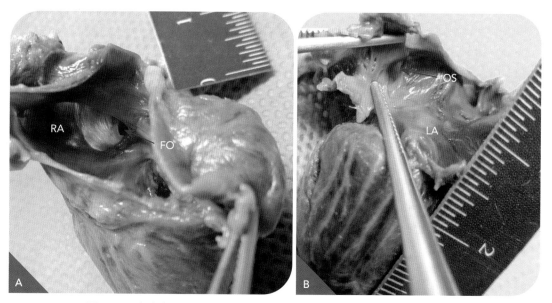

图 2-16　左心发育不良综合征，房间隔通道受限病理解剖标本与正常对照

A. 房间隔通道受限病理解剖标本，从右房面观察房间隔，卵圆孔正常（红色箭头）；B. 房间隔通道受限病理解剖标本，左房面观察房间隔，原发隔遮盖卵圆孔，继发孔细窄（红色箭头）。

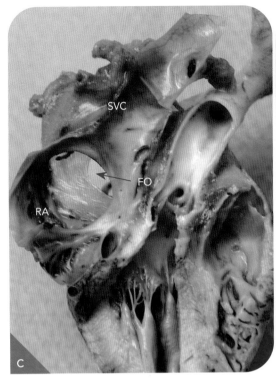
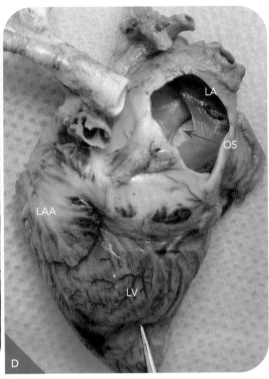

图 2-16（续）

C、D：孕 32^{+3} 周正常胎儿卵圆孔（C）与继发孔（D）对照

3. 遗传学检测 未检测到与胎儿疾病相关的意义明确的致病性拷贝数变异及致病基因突变。

4. 病例分析总结 该病例产前超声显示左心室横径偏细，但上下径无典型左心室发育不良的超声表现（左心室上下径小于右心室上下径的 1/2）。因此，产前超声未直接提示左心发育不良综合征。但产前超声明确诊断了主动脉发育不良，表现为主动脉从瓣环至弓部全程细窄。此外，产前超声还发现房间隔通道血流受限。经病理解剖结果证实，除左心室及主动脉发育不良外，主动脉瓣与二尖瓣亦明显发育不良，因此，该病例符合左心发育不良综合征改变。此类病例在孕中期左心室发育不良程度相对较轻，但随着妊娠增大，左心系统发育不良程度会逐渐加重，结局参照病例 10 与病例 11，出生后只能进行单心室矫治，预后差。

（三）病例 7，左心室发育不良；二尖瓣闭锁；主动脉瓣明显发育不良；升主动脉及主动脉弓发育不良；左上腔静脉汇入冠状静脉窦

1. 一般资料 孕妇 35 岁，单胎，孕 33 周，无特殊病史，无创基因检查无异常，系统超声未发现心外畸形。

2. 病理解剖与超声影像（图 2-17～2-21）

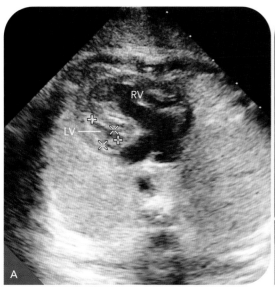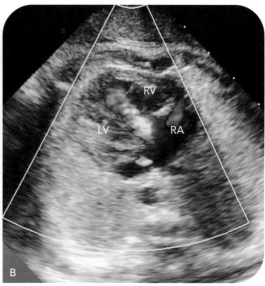

图 2-17　左心发育不良综合征，左心室发育不良、二尖瓣闭锁超声图像

A. 四腔心切面显示二尖瓣闭锁；左心室横径和上下径均显著减小，左心室明显发育不良，左心室心肌增厚、回声增强。B. 彩色多普勒显示二尖瓣口舒张期血流充盈信号消失，三尖瓣口血流充盈信号增强（视频 2-5），房间隔左向右分流

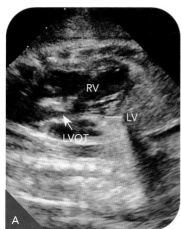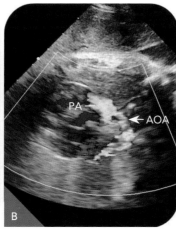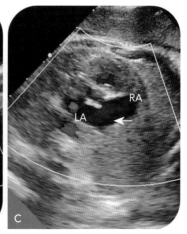

图 2-18　左心发育不良综合征，左心室流出道狭窄、主动脉弓逆向血流以及房间隔平面左向右分流超声图像

A. 五腔心切面显示左心室腔狭小，左心室流出道狭窄（白色箭头），二尖瓣及主动脉瓣瓣叶显示不清；B. 彩色多普勒超声显示主动脉横弓的反向血流信号（白色箭头，视频 2-6）；C. 双心房切面显示房间隔平面异常的左向右分流（白色箭头）

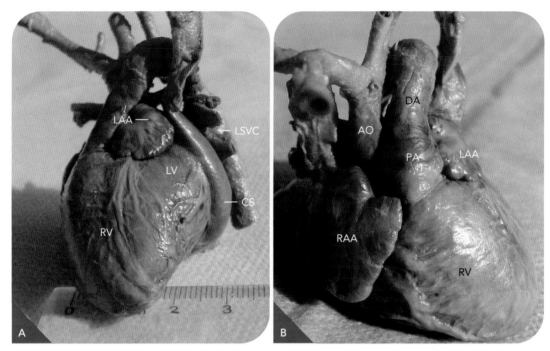

图 2-19　左心发育不良综合征，左心室及升主动脉发育不良、左上腔静脉病理解剖标本

A.心脏前面观显示左心耳及左心室明显发育不良，心尖部由右心室构成，左上腔静脉汇入增粗的冠状静脉窦（CS）；B.侧面观显示右心耳宽大，升主动脉发育不良，肺动脉及动脉导管粗大

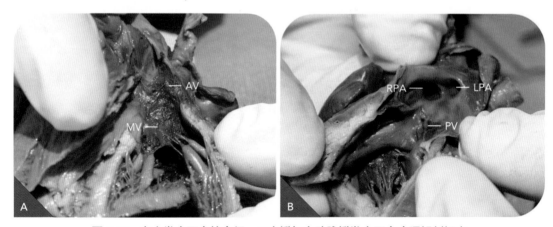

图 2-20　左心发育不良综合征，二尖瓣与主动脉瓣发育不良病理解剖标本

A.沿左心室后壁及左心室流出道纵行剪开左心室，显示二尖瓣瓣叶融合闭锁；主动脉瓣瓣叶短小、明显发育不良；二尖瓣及主动脉瓣区域伴有较多的陈旧性血凝块沉积。B.纵行剪开右心室流出道及肺动脉，显示三尖瓣及肺动脉瓣发育正常

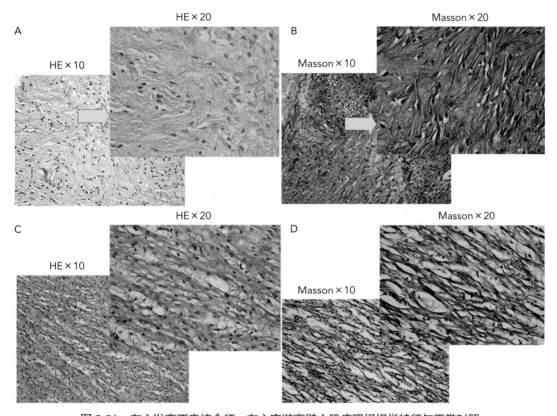

图 2-21　左心发育不良综合征，左心室游离壁心肌病理组织学特征与正常对照

A、B. 胎儿左心室游离壁心肌明显纤维化（A. HE 染色；B. Masson 染色）。C、D. 正常胎儿心脏（非心脏原因引产）对照（C. HE 染色；D. Masson 染色）

3. 病例分析总结　该病例表现为二尖瓣闭锁；左心室明显发育不良，左心室横径和上下径均显著减小，左心室心肌增厚、回声增强，组织病理学检测结果证实左心室心肌明显纤维化。该病例出生后只能行单心室矫治，预后差。此外，胎儿时期房间隔水平出现限制性左向右分流，提示预后差。

（四）病例 8，左心室壁明显增厚；二尖瓣发育不良、瓣口狭窄；主动脉瓣明显发育不良；主动脉弓闭锁（A 型），升主动脉及主动脉弓发育不良；筛孔样房间隔缺损；膜部室间隔缺损；左上腔静脉汇入冠状静脉窦。

1. 一般资料　孕妇 38 岁，单胎，孕 26^{+5} 周，无特殊病史，无创基因检查无异常，系统超声未发现心外畸形。

2. 病理解剖与超声影像（图 2-22 ～ 2-33）

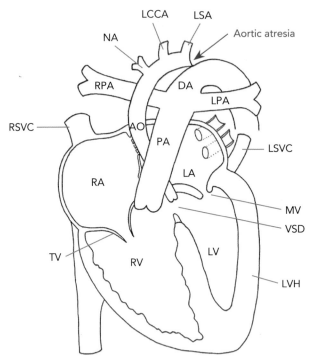

图 2-22　左心发育不良综合征合并主动脉弓闭锁解剖示意图

左心室壁明显增厚（LVH）；二尖瓣瓣叶发育不良、瓣口狭窄；主动脉瓣瓣叶短小、明显发育不良；主动脉弓闭锁（Aortic atresia，A 型，红色箭头），升主动脉及主动脉弓发育不良；筛孔样房间隔缺损；膜部室间隔缺损；左上腔静脉汇入冠状静脉窦。

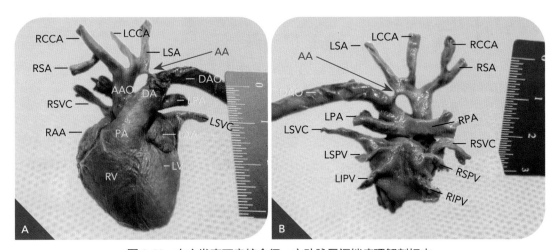

图 2-23　左心发育不良综合征，主动脉弓闭锁病理解剖标本

A. 心脏前面观，心尖由左心室构成，升主动脉及主动脉横弓发育不良、左锁骨下动脉远端主动脉弓闭锁（红色箭头）、肺动脉及动脉导管粗大、双上腔静脉；B. 心脏背面观，肺静脉回流正常、主动脉弓闭锁（红色箭头）、双上腔静脉

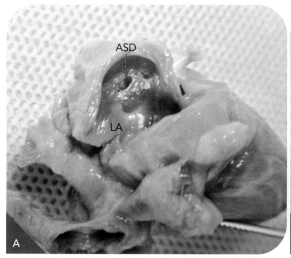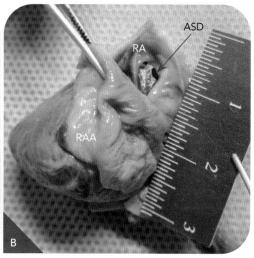

图 2-24　左心发育不良综合征，房间隔缺损病理解剖标本

A. 从左心房面显示卵圆孔瓣遮盖卵圆孔，在其边缘可见筛孔样的房间隔缺损（ASD，红色箭头）；B. 从右心房面显示筛孔样房间隔缺损

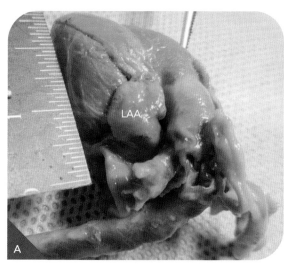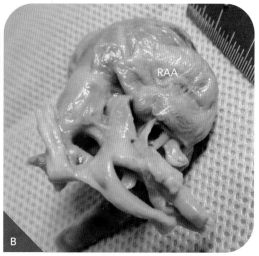

图 2-25　左心发育不良综合征，左右心耳对照病理解剖标本

A. 心脏前面观，显示左心耳发育不良；B. 心脏前面观，显示右心耳增大

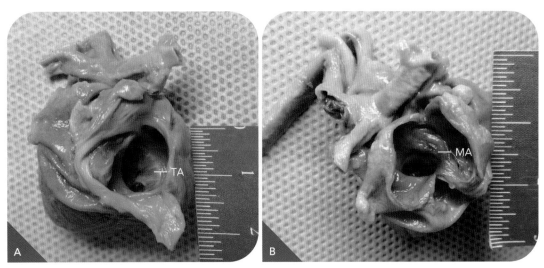

图 2-26　左心发育不良综合征，左右侧房室环对照病理解剖标本

A. 三尖瓣环扩大；B. 与三尖瓣环（TA）相比较，二尖瓣环（MA）相对发育不良，二尖瓣瓣叶无典型的增厚及融合改变，瓣口呈开放状态

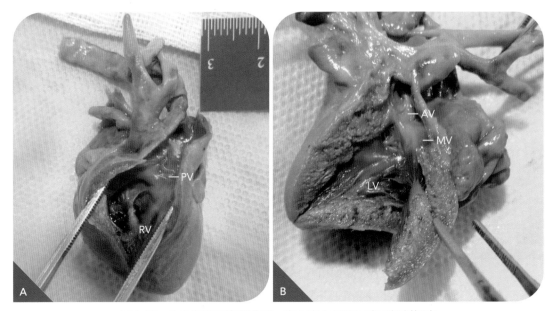

图 2-27　左心发育不良综合征，左心室心肌肥厚病理解剖标本

A. 三尖瓣及肺动脉瓣发育正常；B. 二尖瓣与主动脉瓣发育不良，与右心室心肌相比较，左心室心肌明显肥厚

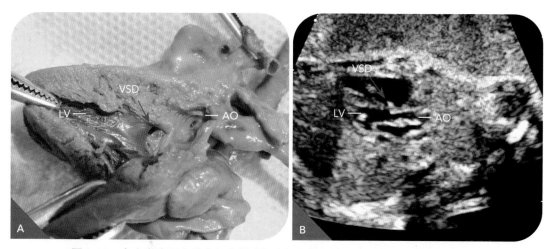

图 2-28　左心发育不良综合征合并膜部室间隔缺损病理解剖标本与超声图像对照

A. 病理标本显示膜部室间隔缺损（VSD，红色箭头）；B. 胎儿心脏超声于左心室长轴切面显示膜部室间隔连续性中断（红色箭头），升主动脉发育不良

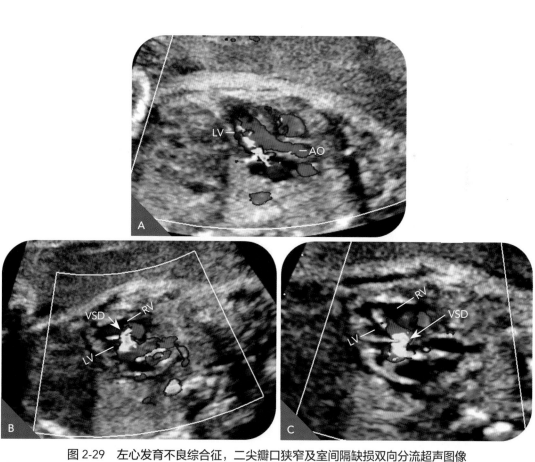

图 2-29　左心发育不良综合征，二尖瓣口狭窄及室间隔缺损双向分流超声图像

A. 左心室流入道及流出道切面，显示二尖瓣口花色血流信号（红色箭头）；B. 双心室切面显示室间隔缺损处左向右的分流信号（白色箭头）；C. 双心室切面显示室间隔缺损处右向左的分流信号（白色箭头，视频 2-7）

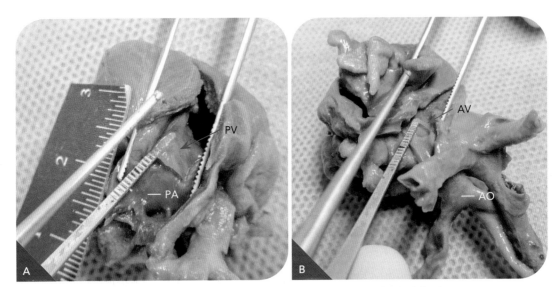

图 2-30 左心发育不良综合征，主动脉瓣发育不良病理解剖标本

A. 显示发育良好的肺动脉瓣（PV）；B. 与肺动脉瓣相比较，主动脉瓣（AV）瓣叶短小、明显发育不良，无典型的增厚及融合改变，瓣口开放

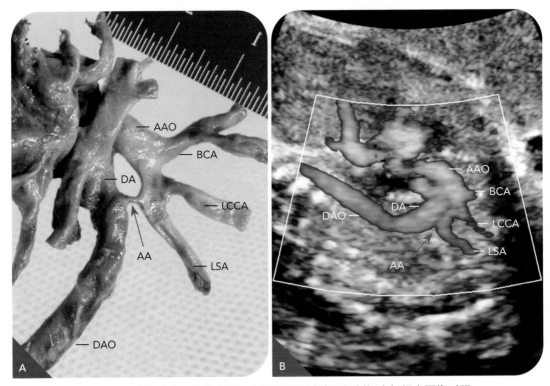

图 2-31 左心发育不良综合征，主动脉弓闭锁病理解剖标本与超声图像对照

A. 病理标本显示主动脉弓自左锁骨下动脉远端闭锁（红色箭头）、主动脉横弓发育不良。
B. 胎儿心脏超声于主动脉弓切面显示降主动脉未与主动脉弓相延续，而通过动脉导管与肺动脉相延续，主动脉弓自左锁骨下动脉远端闭锁（AA，红色箭头，视频 2-8）

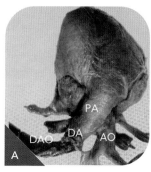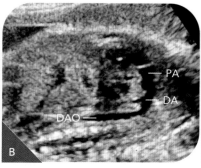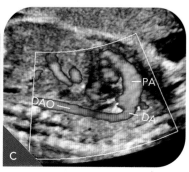

图 2-32　左心发育不良综合征，动脉导管弓病理解剖标本与超声图像对照

A.病理标本显示降主动脉未与主动脉弓相延续，而通过动脉导管与肺动脉相延续，肺动脉及动脉导管粗大；B.胎儿心脏超声于动脉导管弓切面显示降主动脉通过粗大的动脉导管与肺动脉相延续；C.彩色多普勒能量图显示降主动脉通过动脉导管与肺动脉相延续

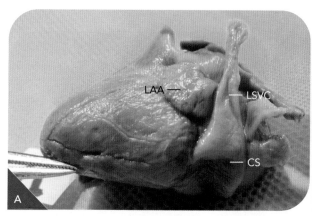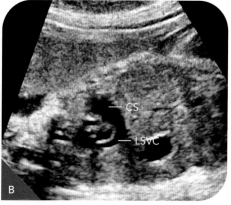

图 2-33　左心发育不良综合征，左上腔静脉汇入冠状静脉窦病理解剖标本与超声图像对照

A.病理标本显示左上腔静脉汇入冠状静脉窦（CS），冠状静脉窦粗大；B.胎儿心脏超声于冠状静脉窦长轴切面显示左上腔静脉汇入冠状静脉窦（视频 2-9），冠状静脉窦扩张

3. 遗传学检测　未检测到与胎儿疾病相关的意义明确的致病性拷贝数变异及致病基因突变。

4. 病例分析总结　本病例病理解剖结果证实左心室形态相对较好，但室壁明显肥厚，分析原因可能与合并室间隔缺损及主动脉弓闭锁有关。心室平面的分流促进了左心室的发育，但由于主动脉弓闭锁，心脏后负荷增加导致左心室心肌肥厚。病理解剖还证实了主动脉瓣及二尖瓣瓣叶发育不良，因此，该病例整个左心系统发育不良，符合左心发育不良综合征的诊断，预后差。值得提出的是，主动脉弓缩窄或离断可以单独存在，也可以是左心发育不良综合征或其他心脏病变的合并畸形。

（五）病例 9，二尖瓣闭锁、左心房及左心室发育不良、升主动脉发育不良、主动脉弓缩窄；右心室双出口；Gerbode Defect（瓣上型）

1. 一般资料　孕妇 35 岁，G2P1，单胎，孕 23^{+5} 周，无特殊病史，外院系统超声提示胎儿复杂性先天性心脏病，小脑发育不良。无创基因检测未见异常，唐氏筛查无异常。

2. 病理解剖与超声影像 超声检查结果提示胎儿心脏位置正常，为左位心。心尖由左心室构成，指向左侧。静脉 - 心房连接关系正常，但肺静脉扩张，肺静脉血流频谱异常（图 2-34，视频 2-10）；心房节段发现左心房发育不良，房间隔通道受限，卵圆孔见双向细窄分流（图 2-34、2-35）。房室序列连接关系正常，但左侧房室瓣闭锁（图 2-36，视频2-11），而且，出现巨大的左心室 - 右心房通道（图 2-37，视频 2-12）。心室节段发现左心室室壁回声增强、动度明显降低（图 2-38）。心室 - 大动脉连接异常，表现为两大动脉均从右心室发出（图 2-39A，视频 2-13），走行关系正常，主动脉位于肺动脉右后侧，升主动脉发育不良、主动脉弓缩窄（图 2-39B，视频 2-14）。动脉导管舒张期血流消失（图 2-40）。

超声诊断提示胎儿复杂性先天性心脏病：二尖瓣闭锁、左心房及左心室发育不良、升主动脉发育不良、主动脉弓缩窄；右心室双出口；左心室 - 右心房通道；房间隔通道受限；肺静脉血流异常；左心室心内膜回声增强、室壁动度降低，提示收缩功能降低；动脉导管舒张期血流消失，提示体循环血流量不足。

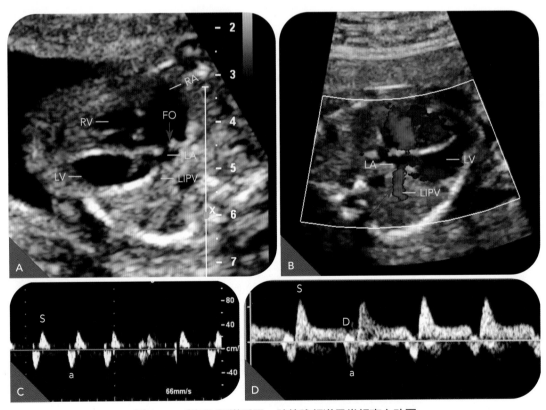

图 2-34 房间隔通道受限、肺静脉频谱异常超声心动图

A. 胎儿心脏超声四腔心切面显示左房发育差，房间隔通道受限（红色箭头）；B. 肺静脉血流信号往返（红色箭头，视频 2-10）；C. 肺静脉频谱显示 S 波降低、D 波消失、a 波加深；D. 正常肺静脉频谱对照

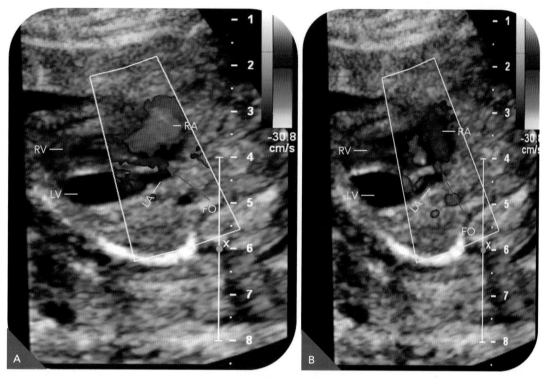

图 2-35　房间隔通道受限超声图像

A. 胎儿心脏超声四腔心切面显示左房发育不良，卵圆孔处细窄的左向右分流（红色箭头）；B. 胎儿心脏超声四腔心切面显示左房发育不良，卵圆孔处细窄的右向左分流（红色箭头）

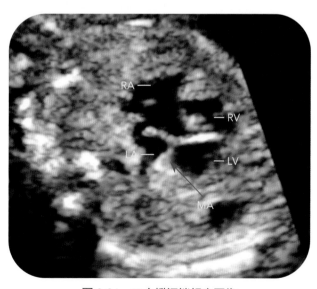

图 2-36　二尖瓣闭锁超声图像

胎儿心脏超声四腔心切面显示左房发育不良，二尖瓣呈隔膜样闭锁，无启闭运动（MA，红色箭头，视频 2-11）

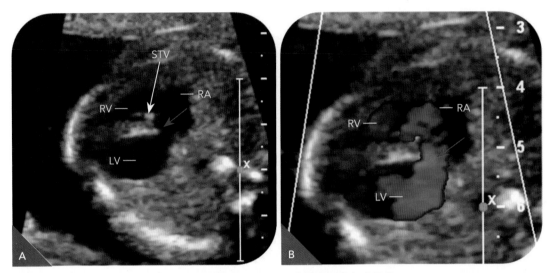

图 2-37　Gerbode Defect（瓣上型）超声图像

视频2-12

A. 胎儿心脏超声二维图像显示 Gerbode Defect（瓣上型），即三尖瓣隔瓣瓣（STV）上型左心室 - 右房通道（红色箭头，视频 2-12）；B. 彩色多普勒超声显示左心室与右房之间的血流往返（红色箭头，视频 2-12）

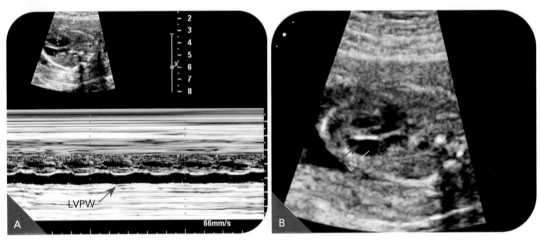

图 2-38　左心室壁动度明显降低，回声增强超声图像

A. 胎儿心脏 M 型超声图像显示左心室后壁（LVPW）动度接近消失（红色箭头），提示室壁收缩功能消失；B. 胎儿心脏超声四腔心切面图像显示左心室壁心内膜回声增强（红色箭头）

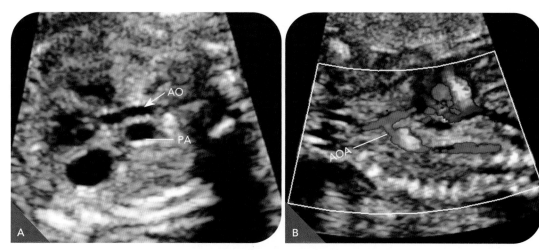

图 2-39 升主动脉及主动脉弓发育不良超声图像

A. 胎儿心脏超声显示与肺动脉相比较，升主动脉发育不良（白色箭头，视频 2-13）；B. 主动脉弓切面彩色多普勒超声显示主动脉横弓（AOA）明显发育不良（视频 2-14）

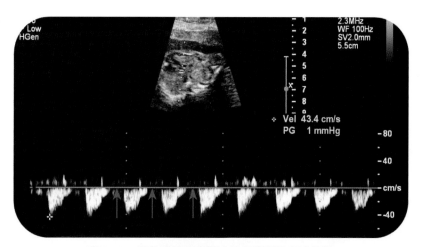

图 2-40 动脉导管舒张期血流频谱消失超声图像

胎儿心脏超声显示动脉导管舒张期血流频谱消失（红色箭头）

病理解剖学检测：心脏位置正常，心尖部由左心室构成，指向左侧；肺静脉汇入左心房，肺静脉扩张并血管壁增厚，左心房发育不良并左心房壁增厚；房间隔通道受限；二尖瓣闭锁；左心室发育不良；升主动脉发育不良，主动脉弓缩窄。上下腔静脉汇入右心房，右心房扩大，三尖瓣发育正常。Gerbode Defect（瓣上型）。右心室双出口，主动脉位于肺动脉的右后方，肺动脉瓣下肌性圆锥，主动脉瓣 - 三尖瓣纤维连接区可见。左冠状动脉发育不良，右冠状动脉发育正常；动脉导管发育不良（图 2-41 ~ 2-54）。

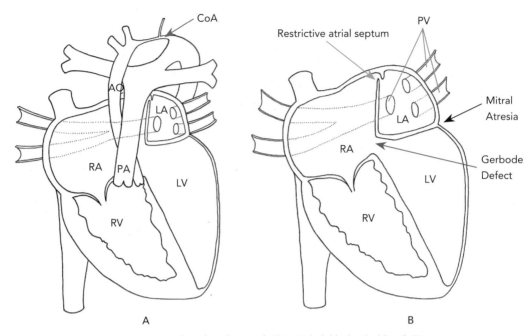

图 2-41　右心室双出口及合并心脏大血管畸形解剖示意图

A. 右心室双出口；左心房发育不良；二尖瓣闭锁；升主动脉发育不良，主动脉弓缩窄（CoA，红色箭头）；左心室发育不良。B. Gerbode Defect（瓣上型，红色箭头）；限制性房间隔（绿色箭头）；二尖瓣闭锁（黑色箭头）；左心房发育不良；左心室发育不良（Gerbode Defect：左心室右心房通道；PV：肺静脉）

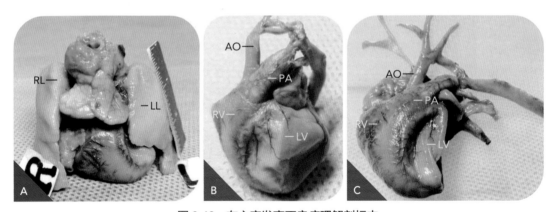

图 2-42　左心室发育不良病理解剖标本

A. 带肺叶前面观，心尖由右心室构成，左肺叶压迫左心室，致使左心室壁塌陷；B. 两大动脉均起源于右心室，主动脉位于肺动脉右后方，升主动脉及主动脉弓发育不良，肺动脉粗大，左心室壁薄；C. 左心室壁塌陷，两大动脉均起源于右心室，主动脉位于肺动脉右后方

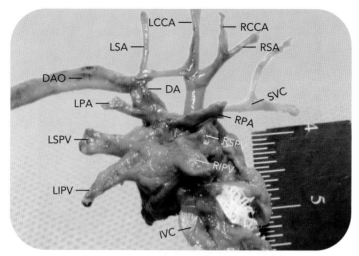

图 2-43　背面观，肺静脉管壁增厚、扩张病理解剖标本

肺静脉扩张、主动脉横弓缩窄（左颈总动脉远端）

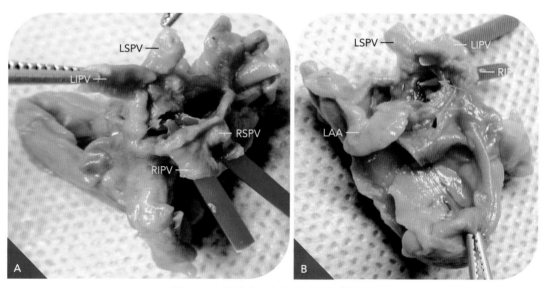

图 2-44　肺静脉汇入左房病理解剖标本

A. 右上肺静脉及右下肺静脉（红色探条）汇成总干以后从左房右下角汇入（蓝色箭头）；B. 剪开左心房壁，显示右肺静脉汇入口（蓝色箭头）、左上肺静脉及左下肺静脉分别经左心房右上角汇入

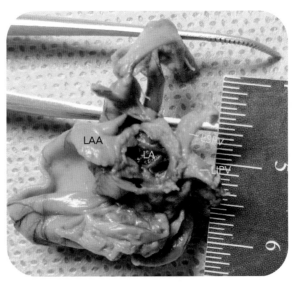

图 2-45　左房发育不良病理解剖标本

剪开左心房壁，显示左心房腔狭小，与左心耳相通，肺静脉管壁及左心房壁明显增厚，未见左心房 - 二尖瓣 - 左心室连接关系，左心房底部呈盲端，提示二尖瓣闭锁

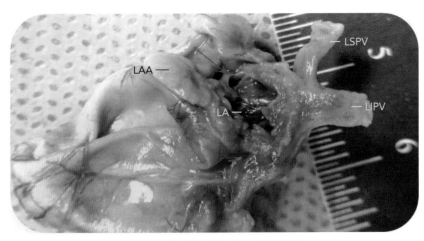

图 2-46　房间隔通道受限病理解剖标本

从左心房侧观看房间隔通道细窄（红色箭头），左心房发育差，肺静脉扩张，左心房壁与肺静脉壁均明显增厚

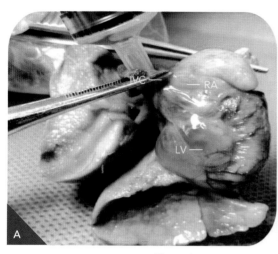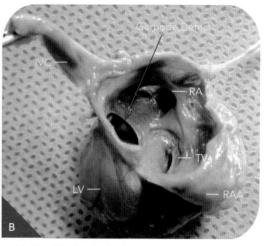

图 2-47 Gerbode Defect（瓣上型）病理标本

A. 下腔静脉注水试验，注水后右心房与左心室同时充盈，证实左心室与右心房相通。B. 剪开右心房壁，从右心房面看，Gerbode Defect（红色箭头）位于三尖瓣隔瓣左后上方，与左心室相通

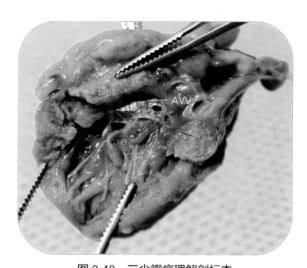

图 2-48 三尖瓣病理解剖标本

纵行剪开右心室，显示三尖瓣部分腱索直接与右心室壁相连（红色箭头）

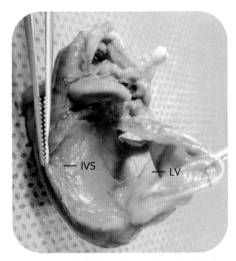

图 2-49　左心室及室间隔病理解剖标本

肌部室间隔（IVS）完整，未见膜部室间隔发育。左心室游离壁心肌菲薄、明显发育不良；左心室内未见二尖瓣结构征象

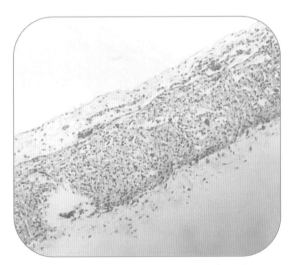

图 2-50　胎儿左心室前壁心肌组织病理学切片

左心室前壁心肌组织病理学检测发现心肌细胞排列紊乱，但心内膜、心肌中层及心外膜可见，可排除 Uhl's 病（Uhl's 病特征性表现为右心室心肌缺失，只有心外膜与心内膜结构）

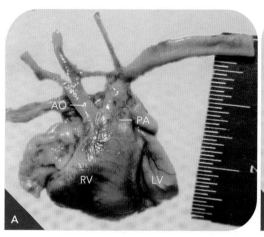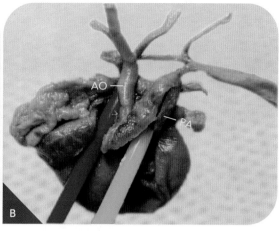

图 2-51　两大动脉起源与走行关系病理解剖标本

A. 前面观见两大动脉均起源于右心室，位置关系正常，升主动脉发育不良，主动脉横弓发育极差；B. 剪开两大动脉后证实均起源于右心室，主动脉位于肺动脉的右后方

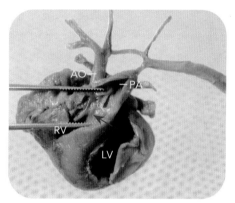

图 2-52　肺动脉瓣下肌性圆锥病理解剖标本

纵行剪开肺动脉，显示肺动脉瓣下肌性圆锥（红色箭头）

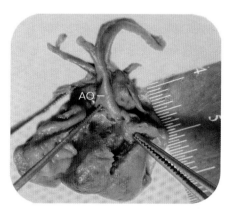

图 2-53　主动脉瓣与三尖瓣纤维连接病理解剖标本

纵行剪开主动脉，显示主动脉瓣 - 三尖瓣纤维连接（红色箭头）

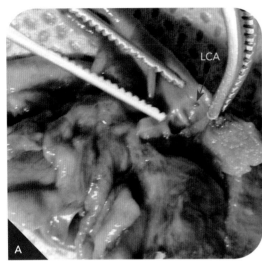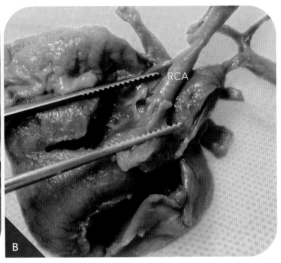

图 2-54　左右冠状动脉开口病理解剖标本

A. 左冠状动脉（LCA）起源于主动脉左侧半月瓣上方，开口细小、明显发育不良；B. 右冠状动脉（RCA）源于主动脉右侧半月瓣内上方，发育正常

3. 遗传学检测　X 染色体（chrX:1-2700000）（Xp22.33）短臂末端 2.7Mb 拷贝数缺失，缺失区间包含 *SHOX* 基因。

4. 病例分析总结　无论从病理解剖学还是从遗传学来看，这均是 1 例极其罕见且极复杂的病例。

病理解剖经 Paul M. Weinberg 教授（The Cardiac Center at The Children's Hospital of Philadelphia）会诊确诊。心脏大血管结构异常表型为二尖瓣闭锁、左心房及左心室发育不良、升主动脉发育不良、主动脉弓缩窄、左冠状动脉发育不良；右心室双出口；左心室 - 右心房通道（Gerbode Defect，瓣上型）。继发性改变有左心房高压导致的肺静脉血流往返、房间隔左向右分流。该病例从形态学上进行预后评估，出生后预后极差。

分析左心室壁变薄的可能因素：左冠状动脉发育不良；左心室 - 右心房通道大量分流致左心室高容量负荷；左心室无流入道及流出道；左心室心肌发育不良。

遗传学检测到与胎儿疾病相关的致病性拷贝数变异——*SHOX* 基因缺失。*SHOX* 基因缺失及致病突变可导致 Leri-Weill 综合征（OMIM:127300）；该综合征以身材矮小为基本特征。Decipher 数据库及 ISCA 数据库收录有数个与该胎儿缺失大小及区间相似的患者，涉及表型包括：身材矮小，智力低下；传导性听力障碍，身材矮小。有文献报道 1 例 Xp 远端缺失合并 Xq 远端重复的患者，其表型复杂包括先天性心脏病、身材矮小、面貌异常等（PMID:27751420）。因此，该病例从遗传学进行预后评估也是极差的。

（六）病例 10，左心室发育不良；二尖瓣狭窄；升主动脉发育不良；卵圆孔左向右分流；肺静脉扩张

1. 一般资料　孕妇 34 岁，单胎，无特殊病史，无创基因检查无异常，系统超声未发现心外畸形。

2. 超声影像及妊娠结局　孕 25^{+3} 周，胎儿超声心动图检查提示左心发育不良综合征。

超声心动图特征表现为肺静脉扩张、卵圆孔左向右分流；二尖瓣狭窄；左心室发育不良，升主动脉管壁增厚（图 2-55，视频 2-15），合并双上腔静脉。孕 30^{+6} 周，胎儿超声心动图检查结果显示除上述征象外，更加明确诊断升主动脉发育不良，而且，出现了主动脉弓舒张期反向血流（图 2-56、2-57）。孕 34^{+5} 周，胎儿超声心动图检查仍提示左心发育不良综合征。左心室、二尖瓣、升主动脉发育不良进一步加重（图 2-58）。孕 35 周行剖宫产，新生儿超声心动图确诊为左心发育不良综合征。出生后第 12 天死亡。

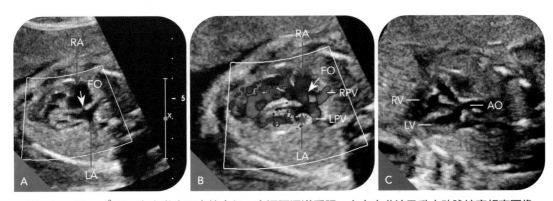

图 2-55　孕 25^{+3} 周，左心发育不良综合征，房间隔通道受限、左向右分流及升主动脉缩窄超声图像

A.胎儿心脏超声于横四腔心切面显示卵圆孔细窄（白色箭头）、二尖瓣发育不良、左心室发育差，心尖部由右心室构成，冠状静脉窦增宽；B.彩色多普勒超声显示房间隔平面左向右分流（白色箭头）、肺静脉扩张（视频 2-15）；C.显示升主动脉起始部缩窄

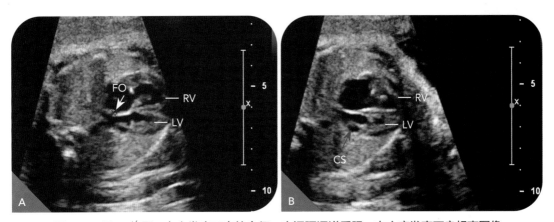

图 2-56　孕 30^{+6} 周，左心发育不良综合征，房间隔通道受限、左心室发育不良超声图像

A.四腔心切面显示卵圆孔细窄（白色箭头）；B.四腔心切面显示左心室发育差、二尖瓣发育不良、冠状静脉窦（CS）扩张（红色箭头）

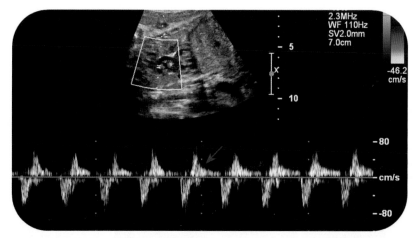

图 2-57　孕 30⁺⁶ 周，左心发育不良综合征，主动脉弓舒张期反向血流频谱超声图像

频谱多普勒于主动脉弓处测得舒张期反向血流频谱（红色箭头）

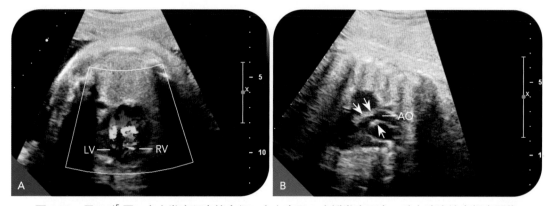

图 2-58　孕 34⁺⁵ 周，左心发育不良综合征，左心室及二尖瓣发育不良、升主动脉缩窄超声图像

A. 心底四腔心切面显示左心室发育不良，二尖瓣口血流充盈差，右心室扩大；B. 左心室流出道切面显示升主动脉管壁增厚、管腔缩窄加重（白色箭头）

3. 病例分析总结　本病例产前超声四腔心切面提供了丰富的诊断信息，左心室狭小及二尖瓣舒张期血流充盈细窄直接提示左心室及二尖瓣发育不良，也最易辨识；房间隔水平限制性左向右分流及肺静脉扩张提示前向血流受阻、左心房压力增高、肺血管阻力较大，表明预后不良。再通过左心室流出道切面观察到升主动脉发育不良，便明确诊断左心发育不良综合征。该病例存在左上腔静脉引流入冠状静脉窦，致冠状静脉窦扩张。扩张的冠状静脉窦压迫左心房也可导致左心系统容量性缩小，表现为左心房、左心室缩小，主动脉偏细，此时需要与左心发育不良综合征鉴别。但左心容量性缩小不会出现房间隔水平的左向右分流及肺静脉扩张表现，若出现此表现，高度提示左心发育不良综合征。

六、鉴别诊断

胎儿左心发育不良综合征要与其他原因导致的胎儿左心系统缩小进行鉴别，包括左心系统器质性畸形及左心系统容量性减少。左心系统器质性畸形最常见的是单纯的主动脉缩窄，鉴别要点在于单纯性主动脉缩窄的病例左心室形态、功能及二尖瓣发育大多正常，但重度主动脉狭窄由于前向阻力的进行性增加，可发展成为左心发育不良综合征，因此需要严密动态观察。左心系统容量性缩小属于良性预后的情况，常见于单纯性卵圆孔血流受限。由于左心房 80% 的血流来自于房间隔右向左的分流，因此卵圆孔血流受限直接导致左心系统的血容量不足，表现为左心房、左心室缩小，主动脉全程偏细，但心尖部仍由左心室构成，二尖瓣发育正常。对于孕中期或更早发现的卵圆孔血流受限需要精确评估，并密切观察心脏的结构及功能改变，若出现心功能下降或卵圆孔处左向右分流，提示预后不良。

七、预后评估

胎儿左心发育不良综合征预后极差，80% 左右的新生儿于出生后 3 个月内死亡。我们在 6 例 HLHS 胎儿出生后的随访中发现，1 例（病例 11）在出生后短时间内表现为逐渐加重的双心室肥厚，室间隔厚度在 3 个月内从 6mm 增加到 12mm，同时还存在严重的主动脉窦管连接部、升主动脉和主动脉峡部缩窄（图 2-59）；伴随着双心室肥厚程度的增加，彩色多普勒示主动脉缩窄部的血流速度下降（图 2-60，峰值速度从 3.8m/s 下降至 1.92m/s）；于出生后第 135 天死亡。在随访期内，另 3 例患儿存活时间分别为 18 天（自然死亡）、89 天（CT 血管造影后 1 周）、126 天（CT 血管造影后 1 天），2 例患儿失访。

目前对于左心发育不良综合征新生儿的治疗方案包括外科分期重建、心脏移植、镶嵌治疗等手术，都只是姑息治疗。HLHS 手术时机的选择，国际上普遍认为新生儿期尽快进行一期 Norwood 手术，建立右心室的功能单心室，维持体、肺循环平衡，但一期手术难度大，死亡率高达 28% ~ 37%；3 ~ 6 个月行二期半 Fontan 或双向 Glenn 术，即连接上腔静脉与肺动脉；18 ~ 48 个月行三期 Fontan 术式，即连接下腔静脉与肺动脉。三期手术虽能延长患儿生命，但远期预后差。因此，HLHS 仍是现今为止所治疗的死亡率最高的先天性心脏病之一，且仅 2/3 的 HLHS 患儿能存活到完成三期手术。为了在胎儿期促进左心系统发育，改变出生后的自然进程及治疗预后，国外已开展了多项宫内介入手术的临床研究，包括房间隔水平的房间隔造口术、房间隔激光打孔以及支架植入等。一项来自国际胎儿心脏介入注册机构（International Fetal Cardiac Intervention Registry，IFCIR）长达 15 年的多中心研究报道显示，房间隔水平的宫内介入手术成功率为 77%，但术后并未改变新生儿的存活率，这可能是由于胎儿时期二尖瓣与房间隔通道受阻，肺静脉高压对肺血管与肺发育造成不可逆性损伤，且持续性存在有关。此外，左心系统梗阻导致的血流剪切力和动力学异常导致左心室发育不良，随后发生的心脏重塑可能还受遗传因素的影响，包括固有的心肌生长信号通路的改变。在妊娠晚期，心室肌细胞可能失去有丝分裂的能力，不能再增殖，重塑作用仅仅是心肌细胞肥大。这可能均是影响胎儿心脏干预治疗效果的因素。

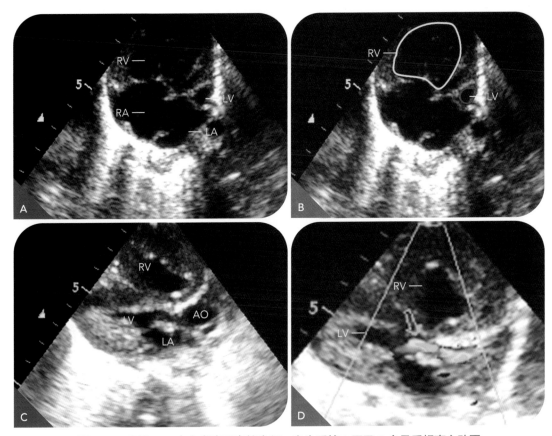

图 2-59　病例 11，左心发育不良综合征，出生后第 1 天及 3 个月后超声心动图

A、B. 出生后第 1 天，心尖四腔心切面显示左心室明显发育不良（红色线圈），右心室增大（黄色线圈），室间隔增厚；C. 出生后 3 个月，左心室长轴切面显示双心室肥厚明显加重，心肌回声增强，同时伴有严重的主动脉窦管连接部缩窄；D. 出生后 3 个月，彩色多普勒显示左心室流出道、主动脉窦管连接部以及升主动脉发育不良（绿色箭头）

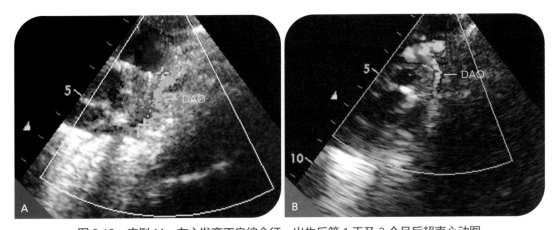

图 2-60　病例 11，左心发育不良综合征，出生后第 1 天及 3 个月后超声心动图

A. 出生后第 1 天，于主动脉弓长轴切面彩色多普勒显示降主动脉缩窄部的花色血流信号；B. 出生后 3 个月，于主动脉弓长轴切面彩色多普勒显示心衰加重，主动脉缩窄部的血流信号减弱，流速降低

左心发育不良综合征超声诊断要点

- 四腔心、左心室流出道、主动脉弓长轴切面显示整个左心系统发育不良。表现为左心室腔狭小、左心室壁肥厚、左心室壁运动减弱或消失；二尖瓣闭锁或狭窄、发育不良，二尖瓣口舒张期血流充盈细窄或缺失；主动脉瓣闭锁或狭窄、瓣叶较难显示；主动脉全程发育不良。三血管及主动脉弓长轴切面显示主动脉横弓血流反向，提示主动脉血流依赖于动脉导管逆向供血。
- 房间隔通道受限、卵圆孔双向或左向右分流，肺静脉扩张并逆向血流频谱，预后不良。

参 考 文 献

1. Lev M. Pathologic anatomy and interrelationship of hypoplasia of the aortic tract complexes. Laboratory Investigation, 1952, 1(1):61-70.

2. Noonan JA, Nadas AS. The hypoplastic left heart syndrome; an analysis of 101 cases. Pediatric Clinics of North America, 1958, 5(4):1029-1056.

3. 朱晓东. 心脏外科解剖学 临床标本剖析. 北京：人民卫生出版社, 2011.

4. Morris CD, Outcalt J, Menashe VD. Hypoplastic left heart syndrome: Natural history in a geographically defined population. Pediatrics, 1990, 85(6):977-983.

5. Phillips HM, Renforth GL, SpallutoC, et al. Narrowing the Critical Region within 11q24–qter for Hypoplastic Left Heart and Identification of a Candidate Gene, JAM3, Expressed during Cardiogenesis. Genomics, 2002, 79(4):475-478.

6. Feinstein JA, Benson DW, Dubin AM, et al. Hypoplastic Left Heart Syndrome: Current Considerations and Expectations. Journal of the American College of Cardiology, 2012, 59(1-supp-S): S1-S42.

7. Mcelhinney DB, Tworetzky W, Lock JE. Current Status of Fetal Cardiac Intervention. Circulation, 2010, 121(10):1256-1263.

8. Rychik J, Szwast A, Natarajan S, et al. Perinatal and early surgical outcome for the fetus with hypoplastic left heart syndrome: a 5-year single institutional experience. Ultrasound in Obstetrics and Gynecology, 2010, 36(4):465-470.

9. Jantzen DW, Moon-Grady AJ, Morris SA, et al. Hypoplastic Left Heart Syndrome with Intact or Restrictive Atrial Septum: A Report from the International Fetal Cardiac Intervention Registry. Circulation, 2017, 136(14):1346-1349.

10. Yan J, Yali X, Jinliang T, et al. Assessment of Structural and Functional Abnormalities of the Myocardium and the Ascending Aorta in Fetus with Hypoplastic Left Heart Syndrome. BioMed Research International, 2016, 2016:1-9.

11. 夏红梅, 蒋演, 唐琪, 等. 胎儿左心发育不良综合征超声影像学与病理学特征研究. 中华超声影像学杂志, 2016, 9(25):762-766.

12. 接连利, 许燕. 胎儿心脏畸形解剖与超声对比诊断. 北京：人民卫生出版社, 2016.

13. Hickey EJ, Caldarone A, Mccrindle BW. Left ventricular hypoplasia: a spectrum of disease involving the left

ventricular outflow tract, aortic valve, and aorta. Journal of the American College of Cardiology, 2012, 59(1): S43-S54.

14. 刘琳, 何怡华, 李治安, 等. 胎儿左心系统发育偏小的病因和预后分析. 中华超声影像学杂志, 2014, 23(1):79-81.

15. Gupta U, Abdulla RI, Bokowski J. Benign Outcome of Pulmonary Hypertension in Neonates with a Restrictive Patent Foramen Ovale Versus Result for Neonates with an Unrestrictive Patent Foramen Ovale. Pediatric Cardiology, 2011, 32(7):972-976.

16. 满婷婷, 何怡华, 孙琳, 等. 左心发育不良综合征的鉴别诊断与预后分析. 中国超声医学杂志, 2015, 31(8):708-711.

17. Anderson BR, Ciarleglio AJ, Salavitabar A, et al. Earlier stage 1 palliation is associated with better clinical outcomes and lower costs for neonates with hypoplastic left heart syndrome. The Journal of Thoracic and Cardiovascular Surgery, 2015, 149(1):205-210.

18. Freud LR, Mcelhinney DB, Marshall AC, et al. Fetal Aortic Valvuloplasty for Evolving Hypoplastic Left Heart Syndrome: Postnatal Outcomes of the First 100 Patients. Circulation, 2014, 130(8):638-645.

19. Rychik J. Hypoplastic left heart syndrome: can we change the rules of the game? Circulation, 2014, 130(8):629-631.

附: Gerbode Defect

一、概述

Gerbode Defect, 又名左心室 - 右心房通道, 是一种罕见的特殊类型的室间隔缺损, 其发病率占先天性心脏病的 0.08%。缺损通常位于膜部室间隔, 房室瓣正常或伴有三尖瓣隔叶病变, 血液从左心室向右心房分流, 也有学者将其归入部分型心内膜垫缺损。该病约有 1/3 合并其他心内畸形, 其中继发孔型房间隔缺损最常见。1838 年, Thurman 在一份尸检报告中首先报道了先天性的左心室 - 右心房通道; 1958 年, Gerbode 等成功对五例患者实施了修补术, 并将其命名为 Gerbode Defect。目前, 由于手术损伤、感染、缺血等因素引起的获得性左心室 - 右心房通道的报道也在不断增加, 但 Gerbode Defect 一般仅指先天性的左心室 - 右心房通道。

二、病理解剖学

正常三尖瓣在膜部室间隔附着的位置比二尖瓣更靠近心尖, 从而将膜部室间隔分为了房室部和心室部。心室部膜部室间隔面积较大, 位于左心室和右心室之间; 房室部膜部室间隔为左心室与右心房之间面积较小的间隔, 位于三尖瓣隔叶上方, 此处缺损可以使左心室与右心房直接相通。

Gerbode Defect 可根据缺损与三尖瓣的解剖位置关系分为瓣上型和瓣下型（图 2-61）。瓣上型又称直接型，即缺损累及房室部膜部间隔，使左心室和右心房直接相通；瓣下型又称间接型，缺损位于隔瓣下方的膜周部室间隔，同时合并三尖瓣穿孔、瓣叶畸形、瓣叶裂等病变，从缺损处分流的左心室血液经过三尖瓣的上述缺损进入右心房，形成间接的左心室 - 右心房分流。临床上后者更为常见。同时存在这两种类型的缺损也有报道。

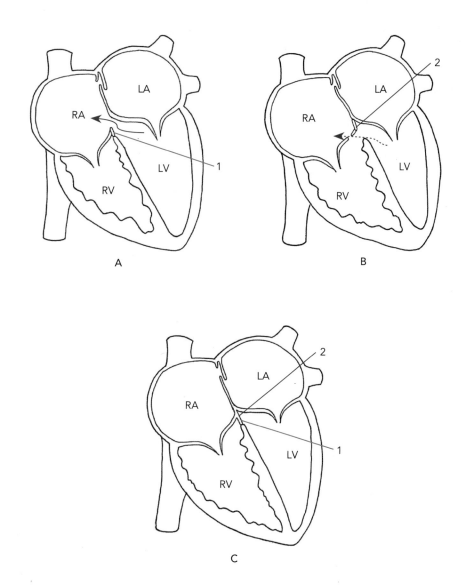

图 2-61 Gerbode Defect 分型病理解剖示意图

A. Gerbode Defect（瓣上型，罕见），膜部室间隔心室部存留（1：绿色实线），膜部室间隔房室部缺损（红色箭头）；B. Gerbode Defect（瓣下型，多见），膜部室间隔心室部缺损，合并三尖瓣隔瓣穿孔（红色箭头），膜部室间隔房室部存留（2：红色实线）；C. 正常对照（1：膜部室间隔心室部；2：膜部室间隔房室部）

三、血流动力学改变

Gerbode Defect 的存在使左心室和右心房相通，收缩期来自左心室的血流顺压力梯度进入右心房，右心房压力明显增加，右心房泵入右心室的血流量也相应增加，最终导致整个右心增大，体循环回流障碍。过载的右心室前负荷最终也将影响到左心系统，导致左心增大。分流量的大小主要与缺损的大小和肺血管阻力有关。舒张期左心室与右心房的压力差较小，分流可不明显。

四、影像学检查

超声心动图可以实时观察心内分流，尤其是经食管二维超声心动图（TEE）可以准确判断缺损以及分流的存在，缺损在超声心动图影像上表现为多种结构形态，如长帆样、口袋样、瘘管结构、囊样薄壁结构、风向袋样等。超声心动图发现右心房异常增大，并探及非典型方向的射流束时，应高度怀疑 Gerbode Defect 存在。在四腔心切面，彩色多普勒显示高速收缩期血流从左心室经室间隔上部缺损进入右心房。多普勒超声可以测量分流束的收缩期峰值流速（通常 > 4m/s）。

心内介入检查可以发现右心房和上腔静脉之间存在血氧饱和度梯度。左心室造影见右心房先于右心室显影可以确认诊断。心导管测量肺循环血流量和体循环血流量的比值（Qp/Qs）可以评估分流的方向及程度。当 Qp/Qs < 1.5 时，心脏腔室大小和肺血管一般没有明显改变，提示病变为较小的限制性缺损；当 Qp/Qs > 2.0 时，常合并左心容量超负荷和右心室及肺动脉高压，提示缺损较大，病变较重。多普勒技术也可以通过主动脉与肺动脉血流频谱来计算左、右心室每搏量，依此估测分流量，与心导管测值相关性良好。心脏MRI 作为超声的辅助手段，对解剖结构的显示更加清楚，并能够实现对分流的精确测量，帮助临床决策。

五、鉴别诊断

Gerbode Defect 主要应与三尖瓣反流、主动脉窦瘤破入右心房等病变鉴别，根据分流束的起源部位和时相的不同进行鉴别。三尖瓣反流时右心房内的射流来自右心室，而 Gerbode Defect 的分流起自膜部室间隔。主动脉窦瘤破入右心房时，由于主动脉和右心房的压力差存在，分流呈持续性，以舒张期为主，而 Gerbode Defcet 产生的分流主要位于收缩期。

六、预后评估

疾病预后与分流量的大小、并发症的严重程度以及合并其他畸形的情况有关。心内分流的持续存在会增加罹患感染性心内膜炎的风险。长期随访显示，部分小缺损可以自行闭合。有学者在术中发现，实际上是发生了动脉瘤样变的三尖瓣隔瓣封闭了缺损。没有自行闭合的可行手术封堵，结果较为满意。有学者建议，即使是无症状的患者也应进行手术封闭缺损，以预防感染性心内膜炎的发生。

参 考 文 献

1. Gerbode F, Hultgren H, Melrose D, et al. Syndrome of Left Ventricular-Right Atrial Shunt Successful Surgical Repair of Defect in Five Cases, with Observation of Bradycardia on Closure. Annals of Surgery, 1958, 148(3):433-446.

2. Riemenschneider TA, Moss AJ. Left ventricular-Right atrial communication. American Journal of Cardiology, 1967, 19(5):710-718.

3. Yuan SM. A Systematic Review of Acquired Left Ventricle to Right Atrium Shunts (Gerbode Defects). Hellenic J Cardiol, 2015,56(5):357-372.

4. Saker E, Bahri GN, Montalbano MJ, et al. Gerbode defect: A comprehensive review of its history, anatomy, embryology, pathophysiology, diagnosis, and treatment. J Saudi Heart Assoc, 2017, 29(4):283-292.

5. Sinisalo JP, Sreeram N, Jokinen E, et al. Acquired left ventricular–right atrium shunts. European Journal of Cardio-Thoracic Surgery, 2011, 39(4):500-506.

6. Anderson RH, Lenox CC, Zuberbuhler JR. Mechanisms of closure of perimembranous ventricular septal defect. American Journal of Cardiology, 1983, 52(3):341-345.

7. Mousavi N, Shook DC, Kilcullen N, et al. Multimodality Imaging of a Gerbode Defect. Circulation, 2012, 126(1): e1-e2.

8. Aoyagi S, ArinagaK, Oda T, et al. Left ventricular–right atrial communication following tricuspid annuloplasty. European Journal of Cardio-Thoracic Surgery, 2008, 34(3):680-681.

9. Hsu SY, Shen TC. A spontaneously closed, acquired supravalvular Gerbode defect mimicking an unruptured sinus of Valsalva aneurysm. Eur Heart J Cardiovasc Imaging, 2014, 15(4):471.

10. Tehrani F, Movahed MR. How to prevent echocardiographic misinterpretation of Gerbode type defect as pulmonary arterial hypertension. Eur J Echocardiogr, 2007, 8(6):494-497.

11. Katz ES, Tunick PA, Kronzon I. To-and-fro left ventricular-to-right atrial shunting after valve replacement shown by transesophageal echocardiography. Am Heart J, 1991, 121(1 Pt 1):211-214.

12. Grenadier E, Shemtov A, Motro M, et al. Echocardiographic diagnosis of left ventricular-right atrial communication. Am Heart J, 1983, 106(2):407-409.

第三章

室间隔完整型肺动脉闭锁、三尖瓣闭锁和 Ebstein 畸形

第一节　室间隔完整型肺动脉闭锁

一、概述

　　室间隔完整型肺动脉闭锁（pulmonary atresia with intact ventricular septum，PA/IVS）是因肺动脉瓣膜性或肌性闭锁，导致右心室与肺动脉之间没有血流通过，且室间隔完整的一组复杂型心脏畸形，常伴有右心室及三尖瓣发育不良。该病是一种少见疾病，约占活产儿先天性心脏病的 3%，由 Hunter 医师于 1783 年首次报道，Peacock 于 1893 年首次命名。Grant 于 1926 年报告，在本病患者发现右心室腔与冠状动脉之间通过心肌窦状间隙交通，并冠状动脉发育异常。

二、病理解剖学

　　以肺动脉瓣的膜性闭锁多见，瓣叶交界处融合，瓣叶可为三叶、二叶、单叶，伴右心室流出道肌性肥厚。肺动脉瓣的肌性闭锁少见，无瓣叶结构，仅在肺动脉瓣环处见肌性凹陷，伴右心室流出道漏斗部发育不良或闭锁。肺动脉发育不良，肺动脉根部与心室没有腔内连接关系；肺动脉主干细小，左右肺动脉分支由动脉导管逆向供血，左右肺动脉分支内径可以发育正常或发育不良（图 3-1）。

　　Bull & de Leval 等根据右室流入部、小梁部和漏斗部的发育情况将 PA/IVS 分为三型：

　　Ⅰ型：右心室流入部、小梁部和漏斗部可见发育，但发育不良。

　　Ⅱ型：仅有右心室流入部和漏斗部，小梁部闭塞。

　　Ⅲ型：仅有右心室流入部，小梁部和漏斗部均未发育。

　　心室 - 冠脉交通形成。由于右心室腔的高压力，导致右心室血流经心肌窦状间隙与冠状动脉交通，主要发生于右心室明显发育不良的病例。右心室腔通过多重微小瘘管与左右冠脉分支相连，也引起相关冠脉的迂曲、内膜增厚、纤维化等改变。少数冠脉受累严重的患者，左心室室壁节段性运动也受到影响。约 10% 的患者存在右心室依赖的冠脉循环。右心室 - 冠状窦隙开放在胎儿时期诊断困难，出生后可通过造影检查确诊。

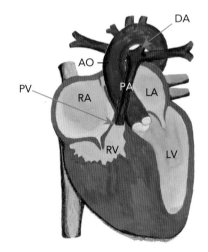

图 3-1　室间隔完整型肺动脉闭锁示意图
典型特征表现为不同程度的右心室发育不良、三尖瓣闭锁或发育不良、肺动脉瓣闭锁或发育不良，以及肺动脉主干发育不良或发育正常

三、血流动力学改变

对于室间隔完整型肺动脉闭锁，由于右心室的血流既不能从肺动脉射出，又不能通过室间隔缺损分流至左心室，右心室成为一个相对的高压腔，导致三尖瓣反流。另外，右心室高压导致心室 - 冠脉交通，高压状态解除后可引起心肌缺血。肺动脉瓣闭锁后，肺动脉主干内呈低压腔，致动脉导管血流反向，供应肺动脉及其分支，属动脉导管依赖型肺循环。由于右心循环血容量减少，导致左心系统容量负荷增加，左心室增大，主动脉增宽。

四、胎儿超声心动图特征

（一）四腔心切面

显示室间隔完整，右心室发育不良，大多数右心室长径明显小于左心室，三尖瓣环直径小于二尖瓣环，右心室壁增厚、运动减弱。三尖瓣狭窄或接近闭锁，三尖瓣口舒张期充盈血流束明显窄于二尖瓣口，甚至消失；三尖瓣反流可达右心房顶部，反流速度高。右心房多扩大。

（二）右心室流出道切面、肺动脉长轴切面

均未见肺动脉瓣启闭运动，肺动脉主干及分支细小，跨肺动脉瓣的前向血流消失，肺动脉内可见来自动脉导管的反向血流。

五、典型病例详解

（一）病例 12，室间隔完整型肺动脉闭锁（Ⅰ型）、右心室发育不良、三尖瓣发育不良、三尖瓣重度反流，肺动脉 - 动脉导管依赖

1. **一般资料** 孕妇 27 岁，单胎，孕 30^{+4} 周，无特殊病史，无创基因检查无异常，系统超声无心外畸形。

2. **病理解剖与超声影像**（图 3-2 ~ 3-7，视频 3-1 ~ 3-2）

3. **病例分析总结** 本病例为室间隔完整型肺动脉闭锁，合并三尖瓣及右心室发育不良，肺动脉 - 动脉导管依赖。产前超声诊断与病理解剖结果一致。病理解剖结果证实肺动脉瓣为肌性闭锁，且合并右心室漏斗部狭窄；肺动脉主干及分支发育尚好，缘于动脉导管逆向供血。产前超声诊断该疾病的线索主要是三尖瓣重度反流，由此依次扫查是否存在引起三尖瓣反流的结构病变。病理及超声均提示右心室明显发育不良，因此，该病例出生后只能行单心室修复，预后差。

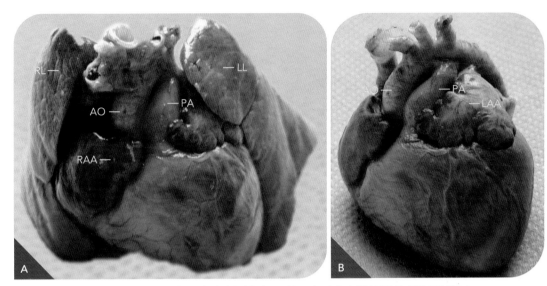

图 3-2　室间隔完整型肺动脉闭锁（Ⅰ型），心脏大血管前面观病理解剖标本

A. 带肺叶心脏前面观，显示肺动脉主干中部隆起；B. 去肺叶前面观，显示肺动脉主干隆起

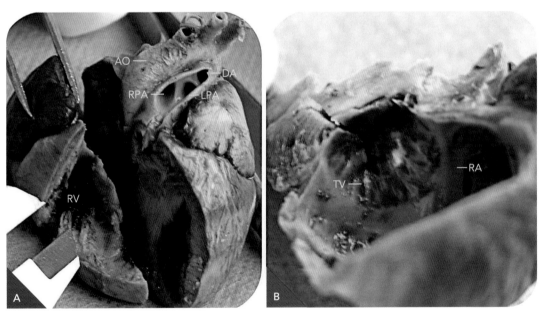

图 3-3　室间隔完整型肺动脉闭锁（Ⅰ型），右心室及三尖瓣发育不良病理解剖标本

A. 显示右心室明显发育不良，右心室腔狭小，右心室长径及横径均明显小于左心室。B. 显示三尖瓣
（TV）瓣叶发育不良、瓣叶融合、瓣口狭窄

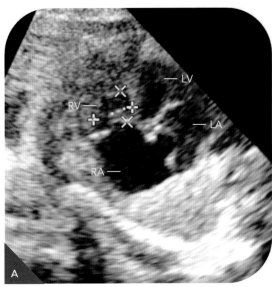
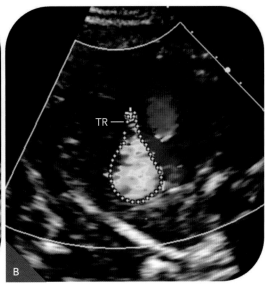

图 3-4　室间隔完整型肺动脉闭锁，右心室发育不良、三尖瓣反流超声图像

A. 心尖四腔心切面显示右心室明显发育不良，横径及长径明显减小，左心室
发育正常（视频 3-1）；B. 彩色多普勒超声显示三尖瓣重度反流（TR，视频 3-2）

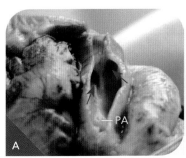
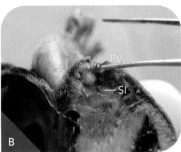
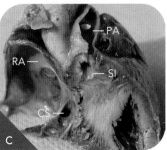

图 3-5　室间隔完整型肺动脉闭锁，肺动脉瓣闭锁、肺动脉主干扩张病理解剖标本

A. 从肺动脉主干侧观察，显示肺动脉瓣无正常的瓣叶结构，仅在肺动脉瓣环处见肌性凹陷（红色箭头），
肺动脉主干扩张；B. 从右心室侧观察，未显示正常的肺动脉瓣（PV）瓣叶结构，仅见一完整的肌性隔
膜，证实肺动脉瓣闭锁（红色箭头），右心室流出道及漏斗部肌性肥厚；C. 右心室漏斗部（SI）心肌增
厚、狭窄

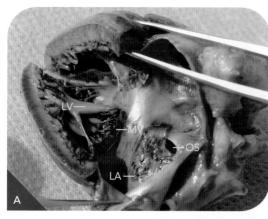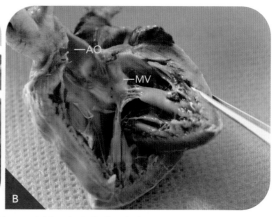

图 3-6　室间隔完整型肺动脉闭锁，二尖瓣及左心室病理解剖标本

A. 纵行切开左心房与左心室，显示二尖瓣（MV）、左心室发育正常，左心房侧可见继发孔（OS）。B. 剪开主动脉，可见主动脉瓣与二尖瓣的纤维连接关系正常，室间隔完整

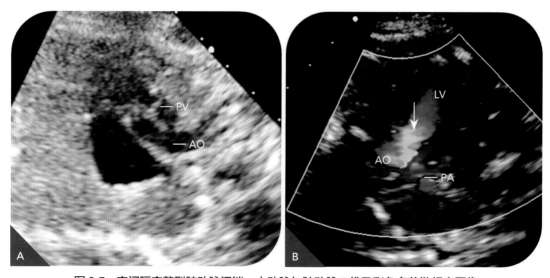

图 3-7　室间隔完整型肺动脉闭锁，主动脉与肺动脉二维及彩色多普勒超声图像

A. 肺动脉长轴切面显示肺动脉瓣（PV）呈膜样增厚、无启闭运动；B. 彩色多普勒超声显示肺动脉内逆向血流信号，主动脉血流充盈正常

　　（二）病例 13，室间隔完整型肺动脉闭锁、右心室发育不良、三尖瓣闭锁、右位主动脉弓伴镜像分支、肺动脉 - 动脉导管依赖。

　　1. 一般资料　孕妇 38 岁，单胎，孕 25 周，无特殊病史，无创基因检查无异常，系统超声无心外畸形。

　　2. 病理解剖与超声影像（图 3-8 ~ 3-13）

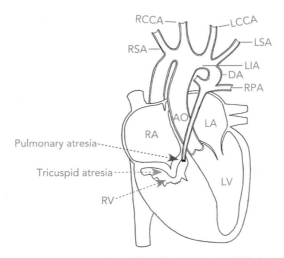

图 3-8 室间隔完整型肺动脉闭锁，合并右位主动脉弓镜像分支病理解剖示意图

室间隔连续性完整；两大动脉关系正常，但肺动脉闭锁（Ⅰ型）、肺动脉主干明显发育不良（红色箭头）；三尖瓣闭锁（绿色箭头）；右心室明显发育不良（蓝色箭头）。右位主动脉弓并镜像分支，即主动脉弓右位走行，首先向左发出左无名动脉（LIA），再向右发出右颈总动脉和右锁骨下动脉，向右下延续为降主动脉；左位动脉导管连接左无名动脉和肺动脉分叉处。

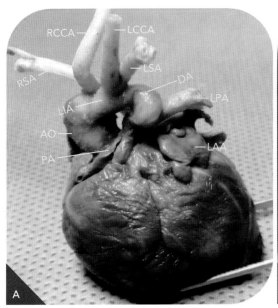
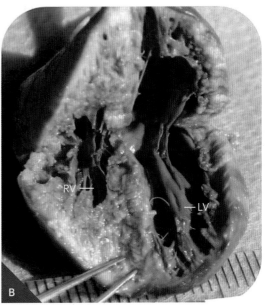

图 3-9 室间隔完整型肺动脉闭锁，心脏大血管病理解剖标本与心脏超声图像

A. 去肺叶心脏大血管前面观，显示两大动脉关系正常，但肺动脉主干明显发育不良。右位主动脉弓并镜像分支，即主动脉弓右位走行，首先向左发出左无名动脉，再向右发出右颈总动脉和右锁骨下动脉，向右下延续为降主动脉；左位动脉导管连接左无名动脉和肺动脉分叉处。B. 冠状位切开左右心室，显示右心室明显发育不良，左心室发育正常。

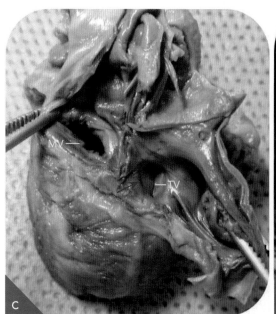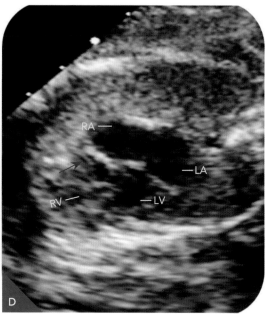

图 3-9（续）

C. 剪开左右心房，显示房室瓣环及房室瓣叶，可见二尖瓣叶及瓣环发育正常，二尖瓣叶开放；但三尖瓣叶发育不良，瓣口闭锁（红色箭头）。D. 胎儿超声心动图心底四腔心切面显示三尖瓣回声增强（红色箭头），右心室腔狭小，右心室横径及长径均明显小于左心室（视频 3-3）。

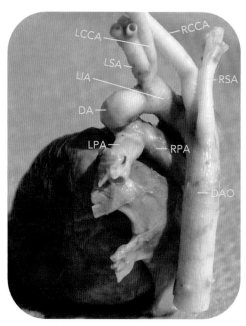

图 3-10　室间隔完整型肺动脉闭锁，合并右位主动脉弓镜像分支背面观病理解剖标本

肺动脉左右分支发育尚好。右位主动脉弓并镜像分支，左位动脉导管连接左无名动脉和肺动脉分叉处

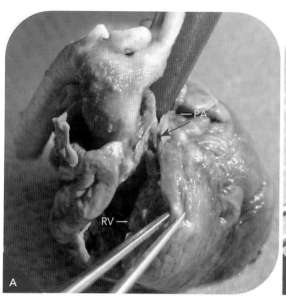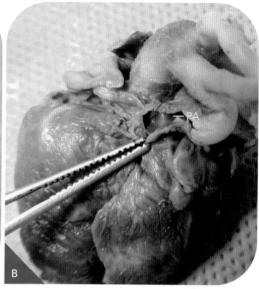

图 3-11　室间隔完整型肺动脉闭锁，肺动脉闭锁病理解剖标本

A. 切开右心室及肺动脉主干，红色探条显示肺动脉主干与右心室不能相通，肺动脉根部融合闭锁（红色箭头）；B. 肺动脉主干可见管腔结构，但肺动脉起始端闭锁（红色箭头）

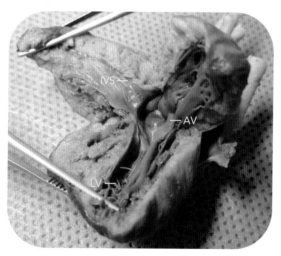

图 3-12　室间隔完整型肺动脉闭锁，完整型室间隔病理解剖标本

切开左心室，显示室间隔完整（IVS：室间隔；AV：主动脉瓣）

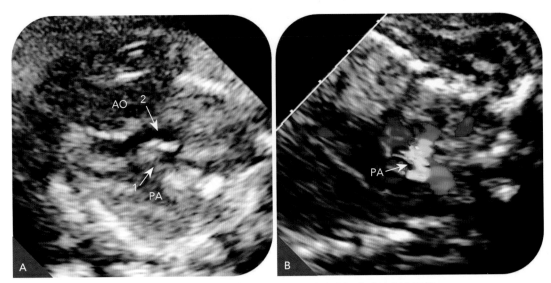

图 3-13　室间隔完整型肺动脉闭锁，肺动脉与主动脉超声图像

A. 三血管切面显示肺动脉主干明显发育不良（白色箭头 1），主动脉发育正常（白色箭头 2）；B. 彩色多普勒超声显示左右肺动脉内的逆向血流

3. 病例分析总结　本病例整个右心系统均发育不良，主要病理改变为室间隔完整型肺动脉闭锁、三尖瓣闭锁、右心室严重发育不良、肺动脉主干发育不良，产前超声对以上病变进行了明确诊断。病理解剖结果证实肺动脉瓣闭锁；肺动脉主干发育不良而左、右分支发育尚好。该病例还合并右位主动脉弓伴镜像分支，此征象也提示合并严重的心脏畸形的可能。此病例出生后只能行单心室修复治疗，预后差。

六、鉴别诊断

　　胎儿室间隔完整的肺动脉闭锁要与重度肺动脉瓣狭窄进行鉴别。两者在四腔心切面均可见到右心室相对较小，可伴有三尖瓣瓣环狭小及三尖瓣反流等，可存在动脉导管血流逆灌。对于重度肺动脉瓣狭窄，在右心室流出道切面，彩色多普勒和脉冲多普勒均可显示有细小的前向血流通过狭窄的肺动脉瓣，但随着肺动脉瓣狭窄程度的进一步加重，有可能发展为肺动脉瓣闭锁。

七、预后评估

　　室间隔完整型肺动脉闭锁出生后的预后主要取决于右心室发育的大小及功能。当右心室发育良好时，可行双心室矫治，预后多良好。当右心室发育差，不能承担肺循环时，则只能行单心室矫治，尤其是合并右心室依赖冠脉循环的患儿，预后很差。

室间隔完整型肺动脉闭锁超声诊断要点

- 四腔心切面评估右心室发育情况；右心室明显发育不良、右心室壁肥厚，可伴有三尖瓣瓣环狭小、三尖瓣反流或三尖瓣闭锁，三尖瓣闭锁则预后极差。
- 流出道及大动脉短轴切面显示主动脉及肺动脉起源及位置关系正常，以区别右心室双出口伴肺动脉闭锁。
- 右心室流出道切面显示肺动脉瓣启闭运动及跨肺动脉瓣的前向血流消失。
- 肺动脉长轴切面评估肺动脉主干及分支发育情况，由于动脉导管的逆向供血，肺动脉分支发育情况差异较大（发育不良或者发育较好）。
- 多切面显示室间隔完整。

第二节　三尖瓣闭锁

一、概述

　　三尖瓣闭锁（tricuspid atresia）是指右心房、右心室之间无正常房室瓣结构，取而代之的是纤维性或肌性隔膜组织的一种先天性心脏病。由于三尖瓣闭锁，右心房的血液只能通过卵圆孔或者房间隔缺损进入左心房，常常合并右心室发育不良。该病于 1861 年由 Schuberg 医师首次描述，发病率约占先天性心脏病的 1%～3%，在发绀型心脏畸形中仅次于法洛四联症与完全性大动脉转位，居第 3 位。

二、病理解剖学

　　三尖瓣闭锁的基本病理改变为右心房与右心室间正常的三尖瓣结构缺失，代之为肌性闭锁，也可能为膜性闭锁（图 3-14）；此外，发育不全的三尖瓣瓣膜组织也可能引起闭锁（4%～6%），对于这一类患者，在隔膜下方可见到类似瓣下组织的结构。

　　胎儿时期本病可合并左上腔静脉、二尖瓣裂、室间隔缺损、右心耳左侧并列等。室间隔缺损大小不一，可呈多发性，通常位于漏斗间隔，也可延及膜部及肌部。约 85% 的患者合并肺动脉瓣或瓣下狭窄，约 50% 的病例合并肺动脉发育不良。若合并肺动脉闭锁，则右心室发育极差。约 30%～40% 患者合并大动脉转位。该病也可合并主动脉缩窄、主动脉弓离断或发育不良。

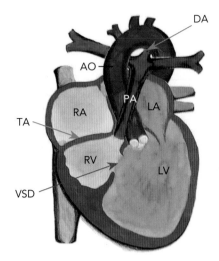

图 3-14　三尖瓣闭锁示意图

典型特征表现为右心房、右心室之间无正常房室瓣结构，取而代之的是纤维性或肌性隔膜组织（绿色箭头）。本图还显示了两大血管关系正常，肺动脉狭窄伴室间隔缺损（红色箭头）的病理解剖特征

三、血流动力学改变

在胎儿时期，三尖瓣闭锁一方面导致右心室无来自右心房的血流充盈，右心室内血流均来自室间隔缺损，右心室发育不良的程度取决于室间隔缺损的大小及肺动脉梗阻程度，若室间隔缺损小或肺动脉重度狭窄甚至闭锁，则右心室严重发育不良。另一方面，右心房的血流因无法进入右心室，则经卵圆孔进入左心系统，致左心容量负荷增加，表现为左心增大、主动脉增宽。

四、胎儿超声心动图特征

（一）四腔心切面

显示左心较大，二尖瓣启闭良好，三尖瓣处无瓣膜启闭活动，仅见一较厚的带状强回声，彩色多普勒显示瓣膜的两侧均无血流通过，二尖瓣处则血流较为丰富。在心房水平可见右向左的分流，通常分流量较大。可见高位室间隔回声失落，彩色多普勒可显示左心室血液通过室间隔缺损左向右分流进入右心室或者右心房。右心室通常较小。

（二）左心室流出道切面

可见左心室发出主动脉，由于体循环血流量较大，主动脉内径通常大于正常孕周，彩色多普勒可显示由左心室射入主动脉血流，并可观察是否存在主动脉瓣反流。

（三）三血管、右心室流出道切面及肺动脉长轴切面

显示肺动脉的起源及发育情况。在三尖瓣闭锁中，肺动脉瓣可能存在狭窄（约占

27%），通常肺动脉内径小于正常孕周，主要是由于右心室的血流量偏小导致。如果合并室间隔缺损，室间隔平面左向右分流促进肺动脉发育，肺动脉通常正常或者轻度狭窄；如果没有合并室间隔缺损，则往往存在肺动脉闭锁。

五、典型病例详解

病例 14，三尖瓣闭锁、右心室发育不良、肺动脉闭锁（Ⅰ型）、膜部室间隔缺损、动脉导管发育不良。

1. 一般资料　孕妇 26 岁，单胎，孕 23 周，无特殊病史，无创基因检查无异常，系统超声未发现心外畸形。

2. 病理解剖与超声影像（图 3-15 ～ 3-23）

3. 遗传学检测　未检测到与胎儿疾病相关的意义明确的致病性拷贝数变异及致病基因突变。

4. 病例分析总结　本病例整个右心系统均发育不良，主要病理改变为三尖瓣闭锁、肺动脉闭锁、右心室严重发育不良、肺动脉主干发育不良，超声对以上病变诊断明确；此病例出生后预后差，只能行单心室修复。值得注意的是，超声观察到左心室与右心房之间细窄异常血流束，经病理解剖证实，该分流位置位于三尖瓣环之上，是一种高位的膜部室间隔缺损。因此，左、右心室之间无血流相通，也是右心室明显发育不良的原因之一。

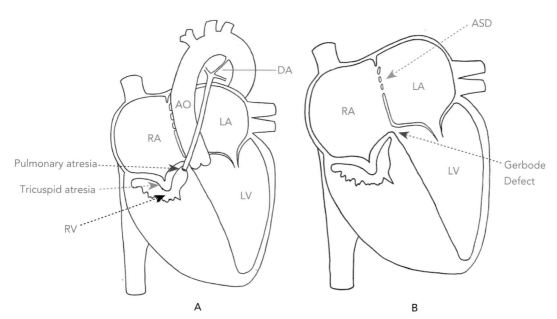

图 3-15　三尖瓣闭锁、肺动脉闭锁，心脏大血管病理解剖示意图

A. 三尖瓣瓣叶融合闭锁（绿色箭头）；肺动脉闭锁（Ⅰ型，红色箭头）；右心室明显发育不良（黑色箭头）；动脉导管细窄，肺动脉主干及分支明显发育不良，升主动脉粗大。B. 膜部室间隔房室部小缺损（红色箭头）；筛孔样房间隔缺损（绿色箭头）

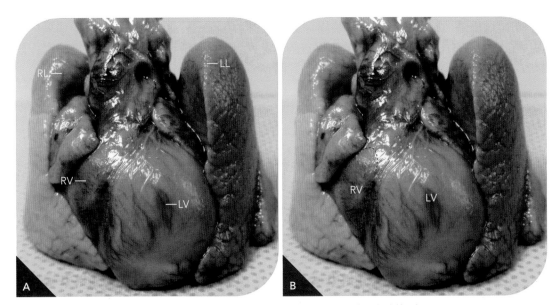

图 3-16 三尖瓣闭锁，心脏大血管前面观病理解剖标本

A. 带肺叶心脏前面观，显示右心室发育不良，左心室体积增大；B. 红色虚线框代表发育不良的右心室区域

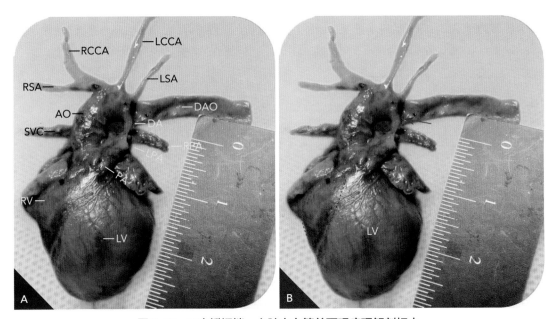

图 3-17 三尖瓣闭锁，心脏大血管前面观病理解剖标本

A. 去肺叶心脏前面观，显示右心室发育不良，左心室体积增大；动脉导管细窄，肺动脉主干及分支发育不良，升主动脉粗大。B. 红色虚线框代表发育不良的右心室区域，红色箭头代表发育不良的动脉导管

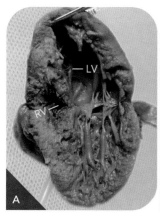
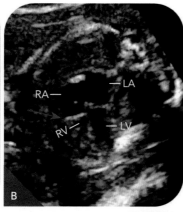
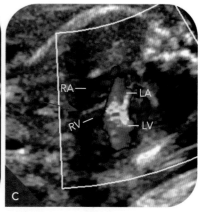

图 3-18　三尖瓣闭锁、右心室发育不良病理解剖标本与超声图像

A. 冠状位切开左、右心室，显示右心室及三尖瓣明显发育不良，左心室及二
尖瓣发育正常。B. 胎儿超声心动图心底四腔心切面显示三尖瓣回声增强（红
色箭头），无启闭运动；右心室腔狭小，右心室横径及长径均明显小于左心室
（视频 3-4）。C. 彩色多普勒超声显示三尖瓣口无血流充盈信号（红色箭头），
二尖瓣血流充盈增强（视频 3-5）

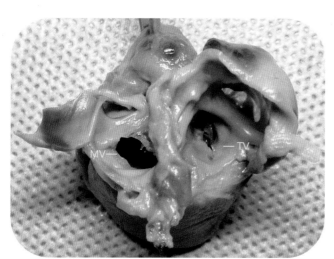

图 3-19　三尖瓣闭锁病理解剖标本

剪开左心房壁及左侧房室沟，显示二尖瓣瓣环及瓣叶发育正
常；剪开右心房壁及右侧房室沟，显示三尖瓣瓣叶发育不
良、增厚、闭锁

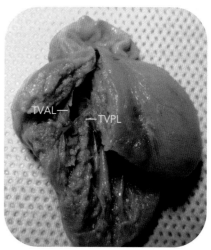

图 3-20　三尖瓣闭锁病理解剖标本

切开右心室流出道及右心室前壁，显示
三尖瓣叶明显发育不良（TVAL：三尖
瓣前叶；TVPL：三尖瓣后叶），三尖瓣
口融合闭锁（红色箭头）

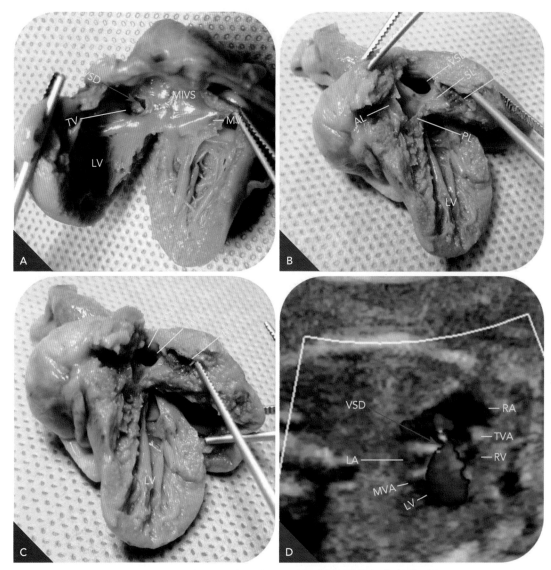

图 3-21 三尖瓣闭锁、高位室间隔缺损病理解剖标本与超声图像

A. 切开左心室前壁，从左心室面显示膜部室间隔（MIVS）缺损（VSD），缺损位于三尖瓣瓣环之上，导致左心室与右心房相通（红色箭头）；B. 从右心室面看，膜部室间隔缺损位于三尖瓣隔瓣瓣环之上，三尖瓣三个瓣叶可见（AL：前瓣叶，PL：后瓣叶；SL：隔瓣叶），但明显发育不良，可见右心室残腔；C. 红色虚线框为右心室残腔；D. 胎儿四腔心切面彩色多普勒超声显示左心室 - 右心房血流相通（红色箭头，视频 3-6），三尖瓣口未见充盈及反流血流信号显示

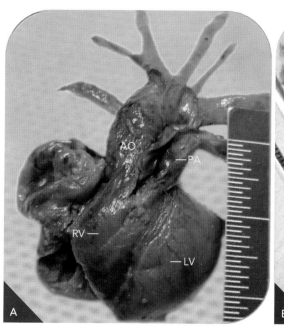
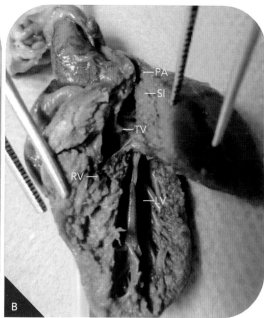

图 3-22　三尖瓣闭锁，肺动脉闭锁病理解剖标本

A. 纵行剪开肺动脉主干，显示肺动脉起始端闭锁（红色箭头），无肺动脉-右心室流出道相通特征。B. 纵行剪开右心室流出道及右心室，见右心室漏斗部（SI）肌性肥厚；三尖瓣（TV）瓣叶明显发育不良、键索及乳头肌短小，瓣口闭锁；右心室明显发育不良，仅存残腔

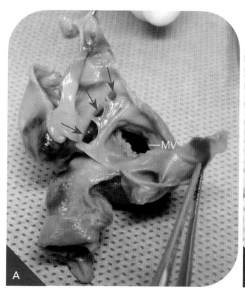
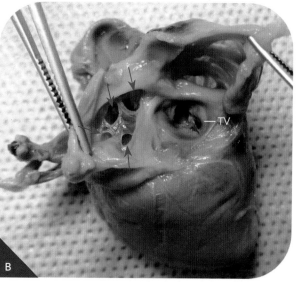

图 3-23　三尖瓣闭锁，房间隔缺损病理解剖标本

A. 从左心房面显示多处房间隔缺损（红色箭头）；B. 从右心房面显示多处房间隔缺损（红色箭头）

六、鉴别诊断

胎儿三尖瓣闭锁要与室间隔完整型肺动脉闭锁进行鉴别。室间隔完整型肺动脉闭锁者的三尖瓣瓣叶也偏小而且呈高回声，但是彩色多普勒仍可见到少许血流通过，而且三尖瓣反流明显。在肺动脉长轴或者大血管短轴切面可见肺动脉发育差，彩色多普勒可明确无血流通过肺动脉瓣。由于两者均为右心系统的病变，因此，在病理改变上存在交叉之处，但具有倾向性，三尖瓣闭锁倾向于合并室间隔缺损、肺动脉狭窄；而室间隔完整型肺动脉闭锁，肺动脉闭锁及室间隔完整是必要的病理改变，其三尖瓣倾向于发育不良或狭窄，并可出现心室 - 冠脉交通。

七、预后评估

三尖瓣闭锁患者同其他单心室患者类似，在进行最终的 Fontan 手术前需要经过多次姑息性手术。一期手术一般在新生儿期，通过体肺分流术来调节肺血流量。二期手术通常在患儿 3 个月～1 岁进行，双向 Glenn 矫治以减少容量负荷对单心室的影响。三期 Fontan 手术通常在 2～3 岁进行。

三尖瓣闭锁超声诊断要点

◆ 四腔心切面显示三尖瓣呈增厚的带状强回声，彩色多普勒显示右侧房室间无血流通过。右心室多发育不良。多伴有室间隔缺损，呈左向右分流。

◆ 三血管、右心室流出道及肺动脉长轴切面观察肺动脉起源及发育情况。存在室间隔缺损的病例，其肺动脉发育好于无室间隔缺损的病例。

第三节　三尖瓣下移畸形

一、概述

三尖瓣下移畸形（Ebstein 畸形）是三尖瓣先天性发育畸形，主要特征为三尖瓣瓣叶附着点位置异常，呈螺旋形向下朝心尖部移位，并三个瓣叶不同程度的发育异常，伴右心形态的改变。Ebstein 畸形发病率较低，约占新生儿先天性心脏病的 0.5%～1%，占胎儿先天性心脏病的 3%～7%，部分病例报道有家族遗传性。该病的胚胎学机制尚不明确，可能与瓣叶及右心室流出道心肌内层的分化障碍有关。

二、病理解剖学

　　Ebstein 畸形的主要病理改变为瓣叶附着点不同程度地远离正常瓣环位置，向下朝心尖部移位，合并三个瓣叶及瓣下结构不同程度的发育异常（图 3-24）。前叶虽附着于正常瓣环位置，但宽大、冗长、呈"帆"样，偶见筛状孔洞。下移的瓣叶通常为隔叶和后叶，瓣膜菲薄短小甚至部分缺如，腱索及乳头肌缩短或消失。下移的三尖瓣将右心室分为两个腔室：房化右心室（下移的三尖瓣根部至正常瓣环处）及功能右心室（下移的三尖瓣根部至心尖）。房化右心室与固有心房构成功能右心房，功能右心房常扩大。Ebstein 畸形常合并肺动脉狭窄或闭锁、房室间隔缺损等心脏畸形。根据房化右心室及功能右心室的大小将 Ebstein 畸形分为四型：

　　A 型：房化右心室很小，功能右心室缩小不明显；三尖瓣隔叶轻度下移，后叶及隔叶连接螺旋状下移；前叶宽大，活动自如。

　　B 型：房化右心室较大，功能右心室缩小；三尖瓣隔叶中度下移，后叶及隔叶连接螺旋状下移明显；前叶宽大，活动自如。

　　C 型：房化右心室很大，功能右心室明显缩小；三尖瓣隔叶、后叶明显下移，前叶呈帆状，瓣缘黏附于心室壁。

　　D 型：右心室几乎全部房化，三尖瓣隔叶、后叶严重下移，前叶瓣体全部黏附于心室壁。

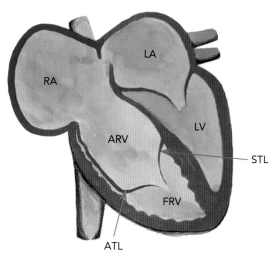

图 3-24　Ebstein 畸形解剖示意图

典型特征表现为三尖瓣瓣叶附着点位置异常，呈螺旋形向下朝心尖部移位（蓝色箭头），并三个瓣叶不同程度的发育异常（STL：三尖瓣隔叶；ATL：三尖瓣前叶；ARV：房化右心室；FRV：功能右心室）

三、血流动力学改变

　　Ebstein 畸形的血流动力学改变，取决于三尖瓣下移的程度。当三尖瓣轻度下移时，房化右心室较小，三尖瓣反流也较少，右心房增大不明显。当三尖瓣明显下移时，右心室严重"房化"及三尖瓣重度反流，导致右心室流出道前向血流严重减少，一方面导致右心室、肺动脉发育差，甚至出现肺动脉瓣功能性闭锁，肺动脉内的血流灌注由动脉导管逆向供应；另一方面，右心房容量负荷增加致右心房明显增大。严重者右心功能衰竭，出现水肿、心包积液、胸腹腔积液等。

四、胎儿超声心动图特征

（一）心尖四腔心切面

显示三尖瓣隔叶附着点下移，前叶冗长、呈帆状，三尖瓣关闭点向心尖下移；右心房显著增大，功能右心室缩小。彩色多普勒显示不同程度的三尖瓣反流，反流起始点位置随瓣膜下移，反流量也随瓣膜下移程度加重而增加。

（二）右心室流出道切面

是观察三尖瓣后叶的最佳切面，可见三尖瓣后叶附着点下移，附着于右心室后壁，前叶冗长、呈帆状。三尖瓣环扩大，瓣口关闭点向心尖下移；右心房显著增大，功能右心室缩小。

（三）右心室流出道及三血管切面

显示肺动脉发育不良，肺动脉内血流明显减少，严重者右心室流出道 - 肺动脉前向血流信号消失，并可见动脉导管血流反向，提示肺动脉瓣功能性闭锁。

五、典型病例详解

（一）病例 15，Ebstein 畸形（B 型）、肺动脉功能性闭锁；房间隔缺损；双上腔静脉；右位主动脉弓

1. **一般资料**　孕妇 26 岁，单胎，孕 26^{+4} 周，G_3P_0，人工流产 1 次，胚胎停育 1 次（孕2 个月）。无创基因检查无异常，系统超声提示脐血流舒张期缺如，三尖瓣下移畸形，右位主动脉弓，双上腔静脉；无心外畸形。

2. **病理解剖与超声影像**　胎儿超声心动图显示三尖瓣隔叶下移（图 3-25A，视频3-7），前叶冗长、呈帆状，三尖瓣关闭点向心尖下移；右心房显著增大，功能右心室缩小。彩色多普勒显示三尖瓣重度反流，反流起始点位置接近心尖部（图 3-25B，视频3-8）。三尖瓣后叶下移，附着于右心室后壁（图 3-26，视频 3-9）。肺动脉主干轻度发育不良，肺动脉主干内未见右心室流出道 - 肺动脉前向血流，但可见来自动脉导管的反向血流经肺动脉瓣口进入右心室（图 3-27，视频 3-10，3-11）。胎儿超声心动图诊断提示Ebstein 畸形（B 型）；肺动脉功能性闭锁，肺动脉 - 动脉导管血流依赖；双上腔静脉；右位主动脉弓；不除外房间隔发育异常；心胸比增大（61%），右心明显增大。

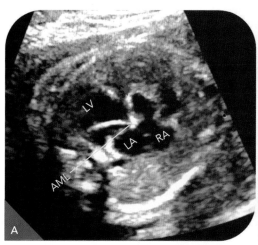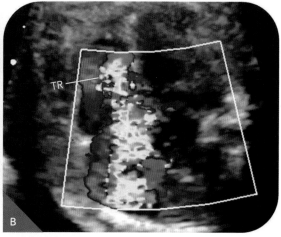

图 3-25　Ebstein 畸形四腔心超声图像

A. 心尖四腔心显示前叶位置正常，但瓣叶增厚；三尖瓣隔叶短小、增厚、卷缩，附着点位置下移（红色箭头，视频 3-7）；三尖瓣关闭点向心尖下移；右心房显著增大，功能右心室缩小。B. 三尖瓣瓣口闭合不拢，彩色多普勒显示三尖瓣重度反流，反流束起始点位置下移接近心尖部（视频 3-8）。

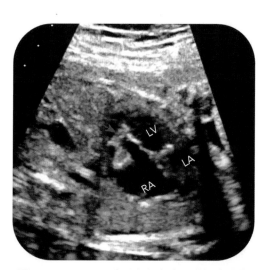

图 3-26　Ebstein 畸形右心室流入道超声图像

右心室流入道切面显示三尖瓣后瓣瓣叶明显增厚、卷缩，附着点下移（红色箭头，视频 3-9），三尖瓣关闭点向心尖下移；右心房显著增大，功能右心室缩小

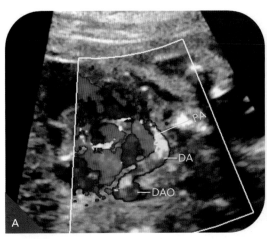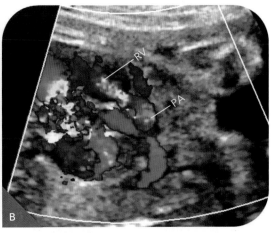

图 3-27　Ebstein 畸形右心室流出道超声图像

A. 右心室流出道切面显示右心室流出道 - 肺动脉未见前向血流信号，于动脉导管内见反向血流信号（视频 3-10）；B. 彩色多普勒显示动脉导管血流经肺动脉主干及肺动脉瓣反向进入右心室（视频 3-11）

　　病理解剖学检测结果确诊为 Ebstein 畸形（B 型）、肺动脉功能性闭锁；房间隔缺损；双上腔静脉；右位主动脉弓迷走左锁骨下动脉。病理解剖特征表现为心脏位置正常，心脏增大（图 3-28A、3-29）。肺静脉汇流正常，左上腔静脉汇流入左心房，右上腔静脉及下腔静脉汇流入右心房（图 3-30A）。房间隔见较大缺损（图 3-30B）。房 - 室连接序列正常，但

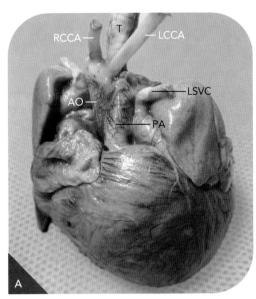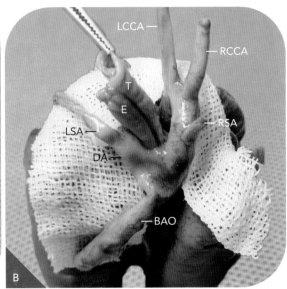

图 3-28　Ebstein 畸形合并右位主动脉弓、血管环前面观及背面观病理解剖标本

A. 带肺叶心脏前面观，心脏明显增大，心尖由左心室构成，但右心室明显增大。两大动脉起源及交叉关系正常，但主动脉弓位于气管右侧。B. 心脏背面观，主动脉弓位于气管右侧，动脉导管左位走行，形成血管环；左锁骨下动脉起源于动脉导管

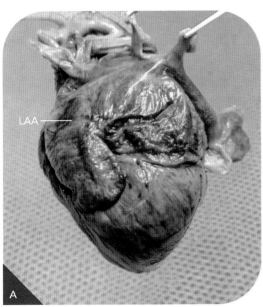
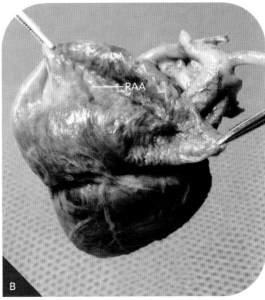

图 3-29　Ebstein 畸形左右心耳病理解剖标本

A. 左心耳呈鸡翅形，明显增大；B. 右心耳呈三角形，明显增大

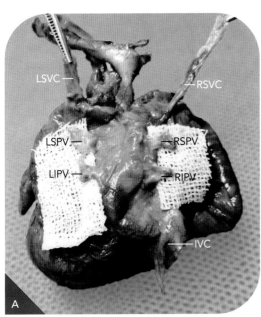
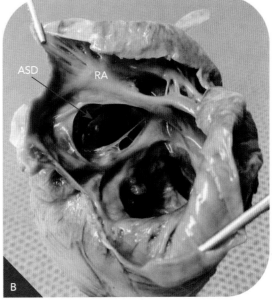

图 3-30　Ebstein 畸形合并双上腔静脉、房间隔缺损病理解剖标本

A. 心脏背面观，显示四支肺静脉汇流正常，左上腔静脉汇流入左心房，右上腔静脉及下腔静脉汇流入右心房；B. 右心房侧显示房间隔较大缺损（红色箭头）

三尖瓣环明显扩大（图3-31）。三尖瓣发育畸形，后瓣和隔瓣瓣叶增厚、卷缩，部分瓣叶、腱索及乳头肌缺失，瓣叶附着点下移；前叶虽附着于正常瓣环位置，但宽大、冗长、呈"帆"样，见筛状孔洞（图3-32）。下移的三尖瓣将右心室分为两个腔室：房化右心室及功能右心室。肺动脉瓣为三叶瓣，但瓣叶发育畸形，表现为瓣叶增厚、卷缩；瓣口可见较大缝隙（图3-33）。主动脉弓位于气管右侧、动脉导管位于气管左侧，形成不完全性血管环；左锁骨下动脉起源于动脉导管中段（图3-28B）。主动脉瓣及二尖瓣发育正常（图3-34）。

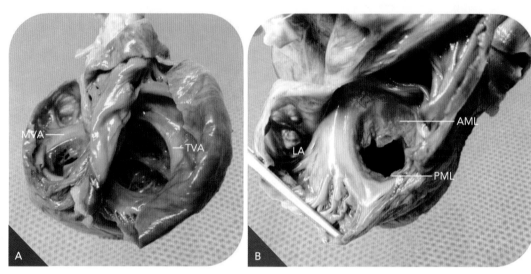

图 3-31　Ebstein 畸形双侧房室瓣环及左侧房室瓣病理解剖标本

A. 从心底部观察，三尖瓣瓣环（TVA）明显大于二尖瓣瓣环（MVA）；B. 二尖瓣前叶（AML）及后叶（PML）发育正常

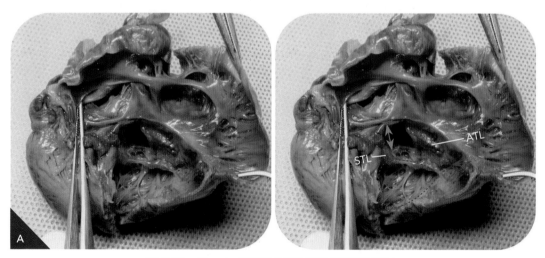

图 3-32　Ebstein 畸形三尖瓣各瓣叶病理解剖标本

A. 显示三尖瓣隔叶（STL）及前叶（ATL）。三尖瓣隔叶发育短小、增厚、部分缺如，附着点远离瓣环、下移（蓝色双箭头）；前叶附着点位于瓣环，瓣叶宽大冗长；前叶与后叶交界处可见较大裂隙（红色箭头）。红色虚线框代表功能右心室。

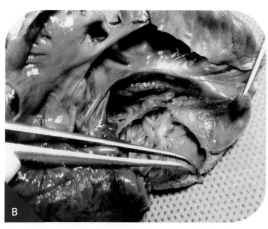
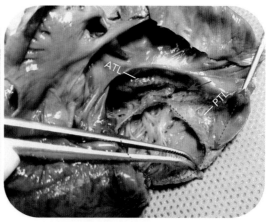

图 3-32（续）

B. 显示三尖瓣后叶（PTL）及前叶。三尖瓣后叶增厚、腱索及乳头肌缺失；附着点远离瓣环、下移（红色双箭头）。红色虚线框代表功能右心室。

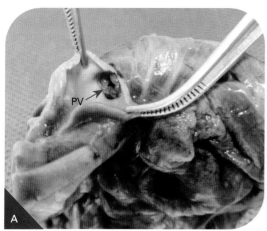
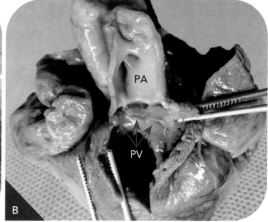

图 3-33　Ebstein 畸形合并肺动脉瓣畸形病理解剖标本

A. 肺动脉侧显示肺动脉瓣为三叶瓣，但瓣叶明显增厚，瓣口可见缝隙（红色箭头）；B. 纵行剪开肺动脉，显示肺动脉瓣（PV）为三叶瓣，但瓣叶明显增厚、卷缩（红色双箭头）

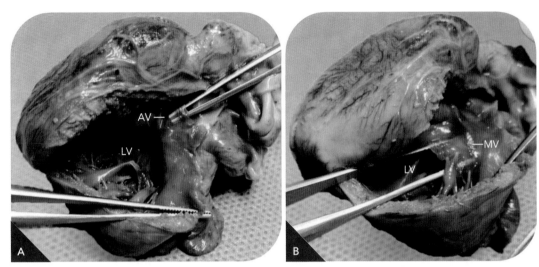

图 3-34 Ebstein 畸形主动脉瓣及二尖瓣病理解剖标本

A. 主动脉瓣发育正常；B. 二尖瓣发育正常

3. 病例分析总结 病例 15 为 Ebstein 畸形的典型病例，孕 26 周即出现心胸比增大、右心明显增大。病理解剖检查发现其三尖瓣隔瓣及后瓣发育严重畸形，部分瓣叶及腱索、乳头肌缺失，残余瓣叶增厚、卷缩，三尖瓣功能异常、出现重度反流。另外，其肺动脉瓣可见瓣窦及瓣叶发育，但瓣叶明显增厚、卷缩，瓣口存在较大缝隙。因此，肺动脉内虽然没有来自右心室的前向血流，但动脉导管的血流可经肺动脉瓣口进入右心室。该病例在妊娠晚期出现胎儿水肿及心功能衰竭可能性大，自然预后差。

（二）病例 16，Ebstein 畸形（D 型）、肺动脉功能性闭锁

1. 一般资料 孕妇 29 岁，单胎，孕 36 周，无特殊病史，无创基因检查无异常，系统超声未发现心外畸形。出生后发生渐进性心衰，血氧饱和度持续性下降至 30%，第 51 天死亡。

2. 胎儿及新生儿超声心动图特征 产前胎儿超声心动图诊断 Ebstein 畸形（D 型）、肺动脉功能性闭锁，肺动脉 - 动脉导管血流依赖。新生儿超声心动图确诊。其超声影像特征见图 3-35 ～ 3-45，视频 3-12 ～ 3-26。

3. 病例分析总结 本病例是 Ebstein 畸形的严重类型，右心室明显房化，功能右心室极其狭小，肺动脉瓣呈功能性闭锁。出生后该患儿缺氧明显，表现为持续性低氧血症，其生存依赖动脉导管及房间隔水平的分流。由于右心室基本无功能，左心室承担了整个心脏的负荷，最终失代偿，因全心功能衰竭而死亡。因此，严重的 Ebstein 畸形（Carpentier 分型的 C 型或 D 型），自然预后差，手术也只能行单心室修复。

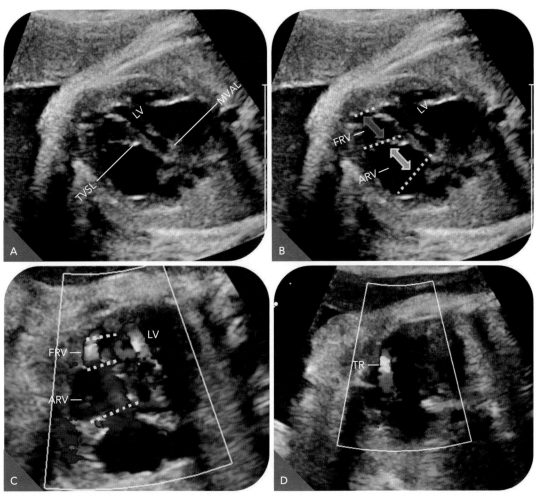

图 3-35　孕 36 周胎儿 Ebstein 畸形（D 型）超声图像

A. 三尖瓣隔叶（TVSL）严重下移，前叶瓣体全部黏附于心室壁（视频 3-12）（MVAL：二尖瓣前瓣；LV：左心室）。B. 由于三尖瓣重度下移，右心室呈现严重的"房化"（ARA，黄色箭头区域），也属于右心室发育不良的心脏畸形；功能右心室极小（FRV，红色箭头区域）。C. 彩色多普勒超声显示下移的三尖瓣口至心尖部血流充盈信号增强（视频 3-13）。D. 彩色多普勒显示三尖瓣反流（TR）起始点明显下移

视频3-12　视频3-13

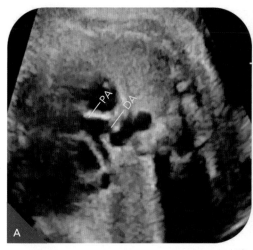
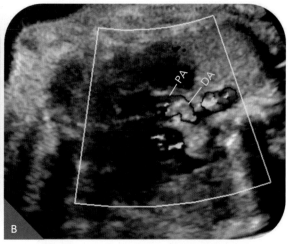

图 3-36 孕 36 周胎儿 Ebstein 畸形（D 型），肺动脉功能性闭锁，动脉导管血流依赖超声图像

A. 肺动脉长轴切面显示肺动脉（PA）主干及左右肺动脉发育尚好，肺动脉分叉处可见动脉导管（DA，视频 3-14）。B. 彩色多普勒超声显示肺动脉主干内未见来自右心室流出道的前向血流，而是来自动脉导管的反向血流信号（视频 3-15）。由于严重的右心室"房化"及重度三尖瓣反流，右心室流出道前向血流严重减少，导致肺动脉跨瓣血流消失，即肺动脉瓣的功能性闭锁，肺动脉内的血流灌注由动脉导管逆向供应

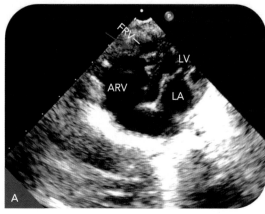
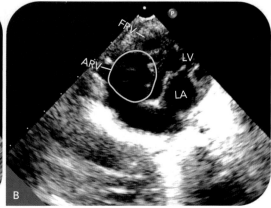

图 3-37　Ebstein 畸形（D 型），出生后 1 天心脏超声图像

A. 三尖瓣隔叶严重下移，前叶瓣体全部黏附于心室壁，瓣口重度下移（红色箭头，视频 3-16）；B. 由于三尖瓣重度下移，右心室呈现严重的"房化"（ARA，黄色实线圈区域），功能右心室极小（FRV，红色虚线圈区域）

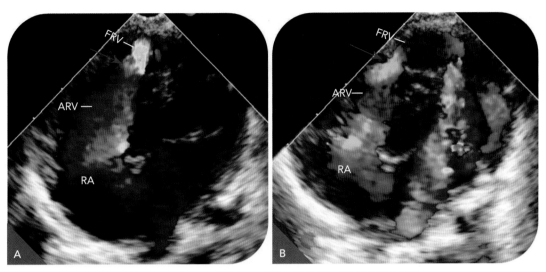

图 3-38　Ebstein 畸形（D 型），出生后 1 天心脏超声图像

A. 彩色多普勒超声显示下移的三尖瓣口至心尖部血流充盈信号增强（红色箭头，视频
3-17）；B. 彩色多普勒显示三尖瓣反流起始点明显下移，大量的反流经房化右心室（ARA）
进入右心房（红色箭头，视频 3-17）

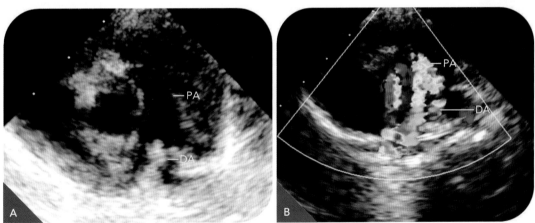

图 3-39　Ebstein 畸形（D 型），出生后 1 天，肺动脉功能性闭锁、肺动脉 - 动脉导管血流依赖超声图像

A. 肺动脉长轴切面显示肺动脉主干及左右肺动脉发育尚好，肺动脉分叉处可见动脉导管。
B. 彩色多普勒超声显示肺动脉主干内未见来自右心室流出道的前向血流，而是来自动脉导
管的反向血流信号（视频 3-18）；肺动脉瓣呈现功能性闭锁。

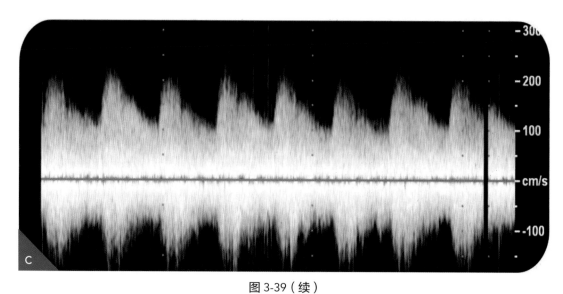

图 3-39（续）

C. 动脉导管血流频谱

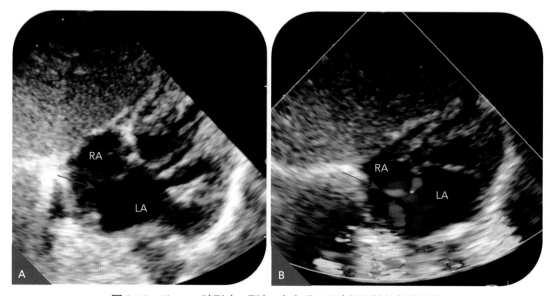

图 3-40 Ebstein 畸形（D 型），出生后 1 天房间隔缺损超声图像

A. 剑突下四腔心切面显示房室间隔中部缺损（红色箭头）；B. 彩色多普勒超声显示房间隔平面双向分流（红色箭头，视频 3-19）

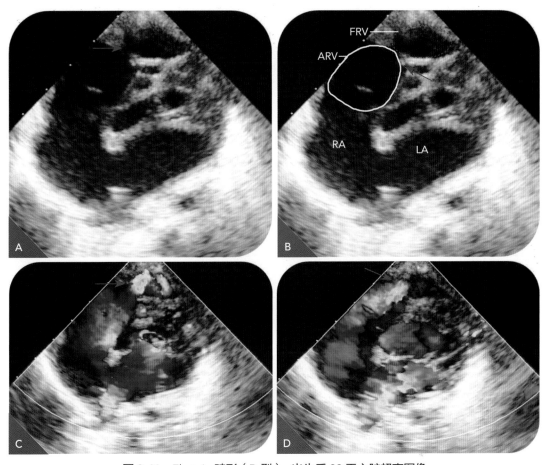

图 3-41　Ebstein 畸形（D 型），出生后 29 天心脏超声图像

A. 三尖瓣隔叶严重下移，前叶瓣体全部黏附于心室壁，瓣口重度下移（红色箭头）；B. 由于三尖瓣重度下移，右心室呈现严重的"房化"（ARA，黄色实线圈区域），功能右心室极小（FRV，红色虚线圈区域）；C. 彩色多普勒超声显示下移的三尖瓣口至心尖部血流充盈信号增强（红色箭头，视频 3-20）；D. 彩色多普勒显示三尖瓣反流起始点明显下移（红色箭头，视频 3-20），大量的反流经房化右心室进入右心房

视频3-20

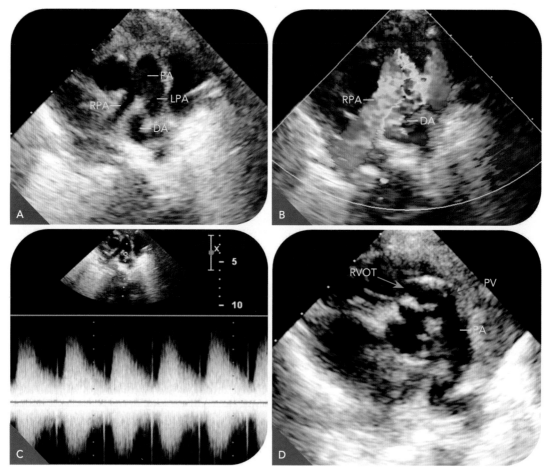

图 3-42　Ebstein 畸形（D 型），出生后 29 天肺动脉功能性闭锁、肺动脉 - 动脉导管血流依赖超声图像

A. 肺动脉长轴切面显示肺动脉主干及左右肺动脉发育尚好，肺动脉分叉处可见动脉导管（视频 3-21）。B. 彩色多普勒超声显示肺动脉主干内依然未见来自右心室流出道的前向血流，而是来自动脉导管的反向血流信号（视频 3-22）。肺动脉瓣继续呈现功能性闭锁。C. 动脉导管血流频谱。D. 右心室流出道可见

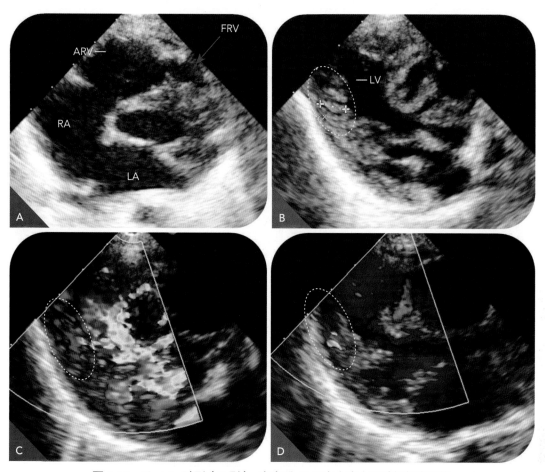

图 3-43　Ebstein 畸形（D 型），出生后 43 天左心室心肌疏松超声图像

A. 三尖瓣隔叶严重下移，前叶瓣体全部黏附于心室壁，瓣口重度下移，功能右心室极小（FRV，红色箭头，视频 3-23）；B. 左心室（LV）后壁心肌结构疏松，可见较多的隐窝（黄色虚线圈区域）；C、D. 隐窝内可见低速的往返血流信号（黄色虚线圈区域）

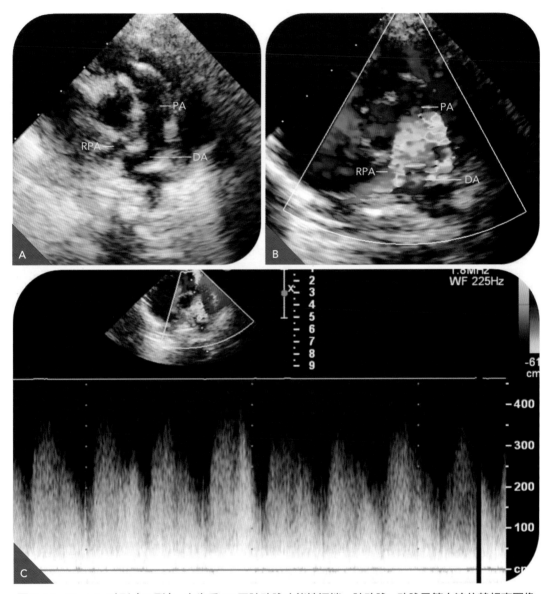

图 3-44　Ebstein 畸形（D 型），出生后 43 天肺动脉功能性闭锁、肺动脉 - 动脉导管血流依赖超声图像

A. 肺动脉长轴切面显示肺动脉主干及肺动脉分支发育尚好，肺动脉分叉处可见动脉导管（视频 3-24）；B. 彩色多普勒超声显示肺动脉主干内依然未见来自右心室流出道的前向血流，而是来自动脉导管的反向血流信号（视频 3-25），肺动脉瓣继续呈现功能性闭锁；C. 动脉导管血流频谱

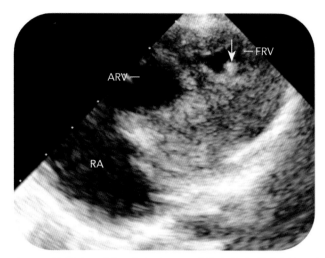

图 3-45　Ebstein 畸形（D 型），出生后 43 天功能右心室附壁血栓形成超声图像

功能右心室（FRV）侧壁上可见团状稍强回声，随室壁运动可见颤动（白色箭头，视频 3-26），倾向于附壁血栓形成

视频3-26

六、鉴别诊断

Ebstein 畸形与三尖瓣缺如鉴别。鉴别关键点在于 Ebstein 畸形者可见三尖瓣瓣叶发育，但三尖瓣叶的附着点向心尖部下移。三尖瓣缺如者表现为三尖瓣叶及瓣下装置均未发育，四腔心及右心室流出道切面均不能探及瓣叶结构。彩色多普勒反流束起始点可帮助鉴别，Ebstein 畸形的三尖瓣反流束起始点靠近心尖水平，而三尖瓣缺如的反流束起始点不明显，彩色多普勒探及血流束在右心房右心室间往返。

七、预后评估

Ebstein 畸形的预后与三尖瓣下移及右心室房化的程度有关。根据四腔心切面舒张末期右心房和房化右心室的总面积与功能右心室和左心总面积的比值，将 Ebstein 畸形的病情由轻到重分为四级，分别获得由好到差的预后。一级比值 < 0.5，预后非常好；二级比值介于 0.5 ~ 0.99，预后好，生存率达 92%；三级比值介于 1 ~ 1.49，预后差，早期死亡率 10%，儿童期死亡率 45%；四期比值 > 1.5，预后极差，死亡率接近 100%。Ebstein 畸形的手术矫治包括三尖瓣成形及房化右心室折叠。对于右心室发育不良及右心功能严重不全的 Ebstein 畸形，在常规进行三尖瓣成形外，还需要行 Glenn 手术。

Ebstein 畸形超声诊断要点

- ♦ 四腔心及右心室流出道切面观察三尖瓣三个瓣叶的形态及附着点，表现为隔叶或后叶下移、前叶冗长，三尖瓣关闭点及反流起始点向心尖下移。
- ♦ 三尖瓣重度下移，右心室明显房化时，右心室流出道切面显示肺动脉瓣启闭运动存在，但无跨瓣前向血流，呈现功能性闭锁状态，提示预后差。

参 考 文 献

1. Chikkabyrappa SM, Loomba RS, Tretter JT. Pulmonary Atresia with an Intact Ventricular Septum: Preoperative Physiology, Imaging, and Management. Seminars in Cardiothoracic and Vascular Anesthesia, 2018, 22(3):245-255.

2. Cao L, Tian Z, Rychik J. Prenatal Echocardiographic Predictors of Postnatal Management Strategy in the Fetus with Right Ventricle Hypoplasia and Pulmonary Atresia or Stenosis. Pediatric Cardiology, 2017, 38(8):1562-1568.

3. Grant S , Faraoni D , Dinardo J , et al. Predictors of Mortality in Children with Pulmonary Atresia with Intact Ventricular Septum. Pediatric Cardiology, 2017, 38(8):1627-1632.

4. Petit CJ, Glatz AC, Qureshi AM, et al. Outcomes After Decompression of the Right Ventricle in Infants With Pulmonary Atresia With Intact Ventricular Septum Are Associated With Degree of Tricuspid Regurgitation. Circulation: Cardiovascular Interventions, 2017, 10(5):e004428.

5. Watson FB, Jnah AJ, Newberry DM. Living with Tricuspid Atresia: Case Report with Review of Literature. Neonatal Network, 2017, 36(4):218-228.

6. Celermajor D. Ebstein's anomaly: presentation and outcome from fetus to adult. Journal of the American College of Cardiology, 1994, 23(1):170-176.

7. Paranon S, Acar P. Ebstein's anomaly of the tricuspid valve: from fetus to adult. Heart, 2008, 94(2):237-243.

8. Negoi RI, Ispas AT, Ghiorghiu I, et al. Complex Ebstein's Malformation: Defining Preoperative Cardiac Anatomy and Function. Journal of Cardiac Surgery, 2013, 28(1):70-81.

9. Peyvandi S, Rychik J , Mccann M, et al. Pulmonary artery blood flow patterns in fetuses with pulmonary outflow tract obstruction. Ultrasound in Obstetrics & Gynecology, 2014, 43(3):297-302.

10. Sittiwangkul R, Azakie A, Van Arsdell GS, et al. Outcomes of tricuspid atresia in the Fontan era.. American Journal of Cardiology, 2004, 63(9):589-593.

11. 蒋演，夏红梅，任冰，等. 胎儿右心发育不良综合征超声影像学及病理学研究. 中华超声影像学杂志，2013, 22(2):115-118.

第四章

右心室双出口

一、概述

右心室双出口（double outlet right ventricle，DORV）是一种以肺动脉及主动脉完全或大部分起源于形态学右心室为特征的系列复杂型先天性心脏畸形，其发生与动脉圆锥部旋转和吸收异常有关。1949年，Taussig和Bing描述了一例主动脉完全转位合并肺动脉左位的病例；1950年，Lev和Volk发表了一例类似的畸形并称之为"Taussig-Bing"心脏；1952年，Braun首次应用DORV这个词报告了一例DORV合并肺动脉狭窄的病例；1957年，Witham提出了DORV的诊断标准，即肺动脉和主动脉完全或大部分发自右心室，沿用至今。DORV的发病率无男女性别差异，约占先天性心脏病的1.0%～2.0%，约占胎儿先天性心血管畸形的4.0%。右心室双出口常合并心外畸形，其发生率为36%，常见的综合征包括内脏异位综合征、Klinefelter综合征、Charge综合征、Vacterl综合征、Turner综合征、Canterell五联症等。遗传学上，与18-三体、13-三体、22q11.2微缺失、22q12微缺失等染色体基因的异常有关。

二、病理解剖学

肺动脉及主动脉完全或大部分起源于形态学右心室，主动脉瓣与二尖瓣之间失去纤维性连续而代之以肌肉组织，通常伴有室间隔缺损（图4-1）。

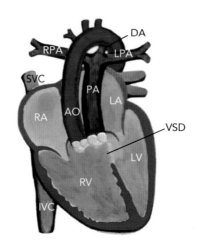

图4-1　右心室双出口示意图

典型特征表现为主动脉和肺动脉完全或大部分起源于形态学右心室

文献根据两条大动脉的不同空间位置关系、室间隔缺损的不同部位、流出道是否存在梗阻以及合并畸形的心脏节段数等分为多种表现类型（表4-1）。每种分类需要具体描述两大动脉的位置关系（正常、并列、主动脉右转位或左转位）、室间隔缺损的有无以及缺损的位置（位于主动脉瓣下、肺动脉瓣下、双瓣下或者远离两侧半月瓣）、流出道的梗阻（无梗阻、肺动脉狭窄/闭锁或主动脉狭窄/闭锁）、双心室的发育情况（心室发育正常、左心室发育不良、右心室发育不良）、房室瓣的发育情况（房室间隔缺损）等，不同情况决定着不同的外科手术方式。Van Praagh 等于 1982 年提出了基于心脏三个节段的节段分类法，此分类方法涵盖了右心室双出口可能出现的所有心脏及大血管的结构畸形，也符合胚胎的发育机制。

1 类：DORV 仅为圆锥异常，包含一个心脏节段（大动脉）。

2 类：DORV 合并有房室通道以及心室异常，包含两个心脏节段（心室、大动脉）。

3 类：DORV 合并内脏异位综合征，包含三个心脏节段（心房、心室、大动脉）。

表 4-1 右心室双出口解剖学分类

根据大动脉的位置关系	根据室间隔缺损解剖位置	根据流出道是否梗阻及梗阻部位	根据累及心脏节段数
1. 主动脉位于肺动脉右侧（大动脉并列型 DORV），最常见	1. 主动脉瓣下型	1. 肺动脉梗阻型:肺动脉狭窄(最常见)、肺动脉闭锁	1. 圆锥异常型,包含一个节段:大动脉
2. 主动脉位于肺动脉右前方（大动脉右转位型 DORV）	2. 肺动脉瓣下型（Taussig-Bing 综合征）	2. 主动脉梗阻型:主动脉缩窄、主动脉弓闭锁	2. 合并房室间隔以及心室异常型,包含两个心脏节段:心室、大动脉
3. 主动脉位于肺动脉右后方（大动脉关系正常,法洛四联症型 DORV）,罕见	3. 双动脉下型（罕见）	3. 无梗阻	3. 合并内脏异位综合征型,包含三个心脏节段:心房、心室、大动脉
4. 主动脉位于肺动脉左前方（大动脉左转位型 DORV）,罕见	4. 远离大动脉型		
	5. 室间隔完整型（极罕见）		

三、血流动力学改变

胎儿右心室双出口通常合并室间隔缺损，根据室间隔缺损大小及位置、两大动脉位置关系、流出道梗阻情况的不同，血流动力学呈现不同改变。在二尖瓣发育正常、双心室间血流交通无梗阻的情况下，收缩期心室水平左向右分流，左心室大小可正常或略小于右心室。当室间隔完整或心室间血流交通梗阻时，左心房、左心室呈高压腔，房间隔水平会出现限制性左向右分流，左心室因收缩期无血流"出口"而发育不良。

当室间隔缺损较大且位于肺动脉瓣下、肺动脉无狭窄时，由于心室水平大量左向右分流，胎儿期肺动脉可出现扩张，出生后易出现肺动脉高压。当室间隔缺损位于主动脉瓣下、两大动脉位置关系正常、合并肺动脉狭窄时，胎儿期肺动脉主干及分支可出现狭窄后扩张或发育不良，出生后导致肺缺血，类似于法洛四联症。当两大动脉均有梗阻即肺动脉狭窄、主动脉狭窄、主动脉弓缩窄或离断时，胎儿期由于前向阻力增大，双心室会出现室壁增厚，甚至发育不良。总之，右心室双出口多变的异常解剖呈现多样的血流动力学变化。

四、胎儿超声心动图特征

胎儿超声心动图诊断右心室双出口的要点包括：多切面观察心室大动脉连接关系、大血管的解剖位置关系、室间隔缺损的位置、大动脉的发育情况，以及其他合并畸形。

1. 四腔心切面显示室间隔上部回声中断，右心室略大于左心室；彩色多普勒超声显示室间隔水平左向右分流（图4-2，视频4-1）。若合并房室瓣畸形时则有相应的超声表现。

2. 五腔心切面显示心室大动脉异常连接关系，表现为两大动脉均完全起源于右心室，或一支大动脉完全起源而另一大动脉大部分起源于右心室，同时观察大动脉下圆锥连接以及室间隔缺损的位置；彩色多普勒超声见心室水平左向右分流，两大动脉的血流完全或大部分来自于靠前的右心室。

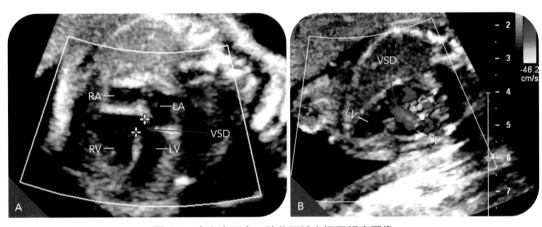

图4-2　右心室双出口胎儿四腔心切面超声图像

A.胎儿四腔心切面超声显示室间隔上部回声中断（VSD，红色箭头），右心室略大于左心室；B.彩色多普勒超声显示室间隔水平左向右分流（红色箭头，视频4-1）

3. 右心室流出道切面显示主动脉与肺动脉通常呈并列走行，主动脉位于肺动脉右侧，亦可转位至右前或左前；主动脉也可位于肺动脉右后，呈正常的位置关系；两条大血管的大小差异可评估流出道梗阻性病变（图4-3、4-4，视频4-2～4-4），彩色多普勒超声可以评价发育不良的大动脉血流情况，比如肺动脉-动脉导管血流依赖（见图4-3A、视频4-2）、主动脉弓-动脉导管血流依赖。

4. 三血管气管切面观察到主动脉、肺动脉与降主动脉的连接失去正常的"V"型排列。合并肺动脉狭窄、闭锁或主动脉狭窄、闭锁以及主动脉弓的缩窄、离断时，会表现相应的二维超声及彩色多普勒的变化。大动脉严重梗阻时，往往合并动脉导管的逆灌。

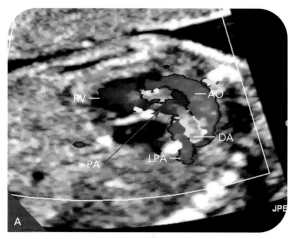
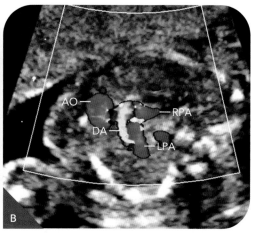

图 4-3　右心室双出口胎儿肺动脉狭窄、发育不良，肺动脉 - 动脉导管血流依赖超声图像

A. 右心室流出道切面超声显示两大动脉均从右心室发出，主动脉与肺动脉呈并列走行，主动脉位于肺动脉右侧，肺动脉主干发育不良，其内可见来自于动脉导管的逆向血流信号经肺动脉瓣进入右心室流出道（红色箭头，视频 4-2）；
B. 彩色多普勒超声显示肺动脉分支发育尚好（视频 4-3）

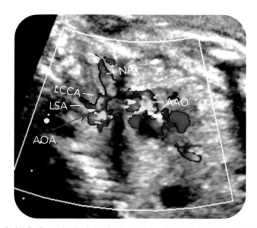

图 4-4　右心室双出口胎儿升主动脉及主动脉弓发育不良，主动脉横弓 - 动脉导管血流依赖超声图像

主动脉弓切面超声显示升主动脉（AAO）及主动脉弓（AOA）发育不良，主动脉横弓（内可见来自于动脉导管的逆向血流信号（红色箭头，视频 4-4）

五、典型病例详解

（一）病例 17，右心室双出口（Taussig-Bing 型），主动脉弓闭锁（A 型）

1. 一般资料　孕妇 29 岁，单胎，孕 25^{+6} 周，无特殊病史，系统超声未发现心外畸形。

2. 病理解剖与超声影像（图 4-5 ～ 4-11，视频 4-5、4-6）

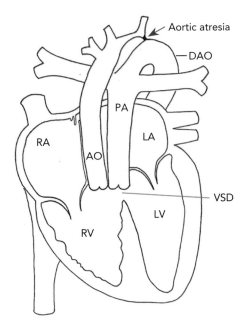

图 4-5 右心室双出口合并主动脉弓闭锁解剖示意图

主动脉完全、肺动脉大部分起源于形态学右心室，室间隔缺损（VSD）位于肺动脉瓣下，主动脉弓闭锁（A 型，红色箭头），升主动脉及主动脉弓发育不良

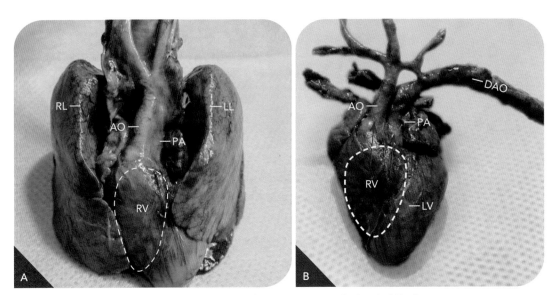

图 4-6 右心室双出口（Taussig-Bing 型）病理解剖标本

A.带肺叶心脏前面观，心尖由左心室构成；B.去肺叶心脏前面观，心尖由左心室构成，两大动脉并列走行，均起源于右心室（红色箭头），主动脉位于肺动脉的右前方

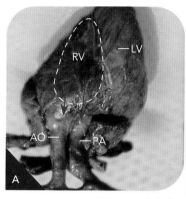
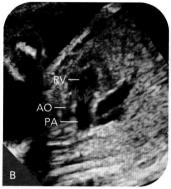
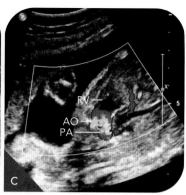

图 4-7　右心室双出口（Taussig-Bing 型）病理解剖标本与超声对照

A. 病理标本显示两大动脉均起源于右心室（红色箭头），主动脉位于肺动脉的右前方，并列走行；B. 胎儿心脏超声显示两大动脉均起源于右心室（红色箭头），并列走行，主动脉位于肺动脉右前方（视频 4-5）；C. 彩色多普勒显示两大动脉均接受来自右心室的血流（视频 4-6）

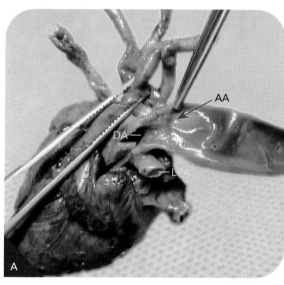
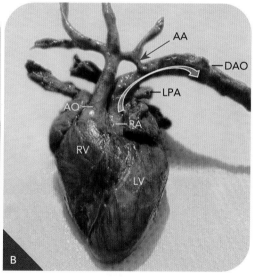

图 4-8　右心室双出口（Taussig-Bing 型），合并主动脉弓闭锁病理解剖标本

A. 逆行剪开降主动脉直至动脉导管，显示主动脉弓入降主动脉处呈盲端闭锁（红色箭头），证实主动脉弓自左锁骨下动脉远端闭锁；B. 病理标本显示主动脉横弓发育差、左锁骨下动脉远端主动脉弓闭锁（红色箭头），降主动脉通过动脉导管接受肺动脉血流（黄色弯箭头）。

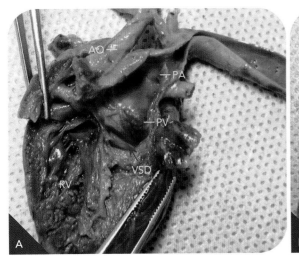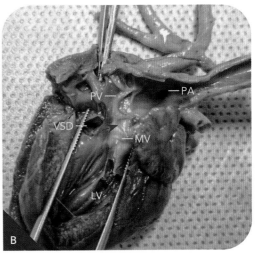

图 4-9　右心室双出口（Taussig-Bing 型），肺动脉瓣下室间隔缺损病理解剖标本

A. 纵行剪开右心室及肺动脉，显示肺动脉下室间隔缺损（红色箭头），肺动脉大部分起源于右心室、骑跨于室间隔缺损上；B. 纵行剪开左心室，从左心室面显示室间隔缺损，缺损口较右心室侧小，可见肺动脉瓣与二尖瓣之间的纤维连接（红色箭头）

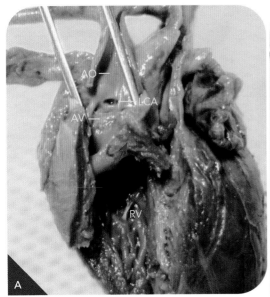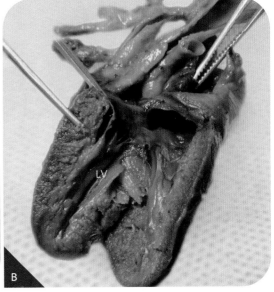

图 4-10　右心室双出口（Taussig-Bing 型），主动脉瓣下肌性圆锥及左心室心肌肥厚病理解剖标本

A. 纵行剪开主动脉，显示主动脉完全起源于右心室，主动脉瓣与二尖瓣之间无纤维连接关系，代之以主动脉瓣下肌性圆锥（红色箭头）；B. 显示左心室心肌肥厚

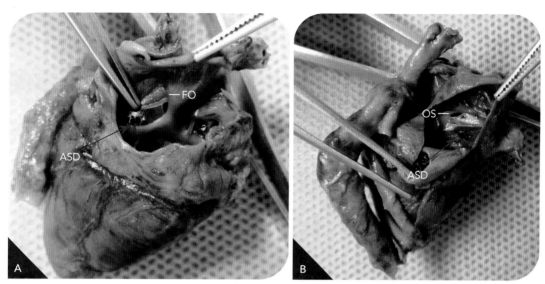

图 4-11　右心室双出口（Taussig-Bing 型），合并筛孔型房间隔缺损病理解剖标本

A. 从右心房面观察房间隔，卵圆孔（FO）正常，可见筛孔型房间隔缺损（ASD，红色箭头）；B. 从左心房面观察房间隔，原发隔遮盖卵圆孔，继发孔（OS）细窄，可见筛孔型 ASD（红色箭头）

3. 遗传学检测　检测结果：未检测到与疾病相关的意义明确的致病性拷贝数变异及基因突变。

4. 病例分析总结　从心室大动脉连接关系及室间隔缺损的位置来看，此病例属 Taussig-Bing 型的右心室双出口，即肺动脉骑跨于缺损的室间隔，从右室侧可以看见室间隔缺损位于肺动脉瓣下，从左心室侧可以看见肺动脉瓣 - 二尖瓣的纤维连接，无肺动脉狭窄征象；主动脉位于肺动脉右前方。本病例左心室心肌明显肥厚，分析原因可能在于左心室出口小（室间隔缺损左心室侧），或许亦存在心肌发育异常。本病例另合并主动脉弓闭锁，实属罕见，预后差。

（二）病例 18：右心室双出口（法洛四联症型），肺动脉闭锁（Ⅰ型），右位主动脉弓伴镜像分支、左位导管

1. 一般资料　孕妇 33 岁，单胎，孕 25^{+2} 周，无特殊病史，系统超声未发现心外畸形。

2. 病理学特征（图 4-12 ～ 4-19）

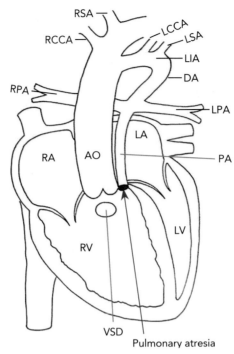

图 4-12　右心室双出口合并肺动脉闭锁、右位主动脉弓镜像分支解剖示意图

右心室双出口，室间隔缺损位于主动脉瓣下，肺动脉闭锁（Ⅰ型），右位主动脉弓伴镜像分支、左位动脉导管连接左无名动脉（LCCA，左颈总动脉；LSA，左锁骨下动脉；Pulmonary atresia：肺动脉闭锁）

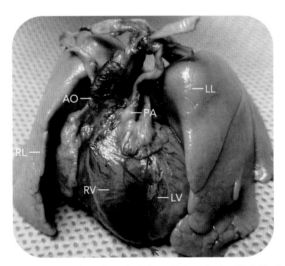

图 4-13　右心室双出口（法洛四联症型）病理解剖标本

带肺叶前面观，左、右心室心尖部可见切迹（红色箭头）。两大动脉均起源于右心室，主动脉位于肺动脉右侧，并列走行，主动脉粗大，肺动脉发育不良

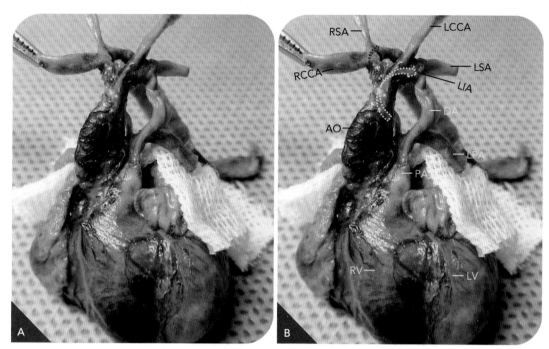

图 4-14 右心室双出口（法洛四联症型），合并右位主动脉弓伴镜像分支病理解剖标本

去肺叶前面观。心尖由左心室构成；两大动脉均起源于右心室，并列走行；主动脉粗大，肺动脉主干发育不良；右位主动脉弓伴镜像分支；动脉导管连接左无名动脉

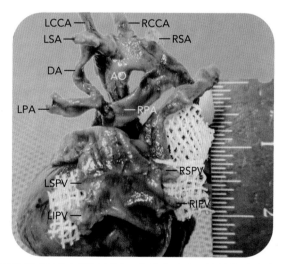

图 4-15 右心室双出口（法洛四联症型），右位主动脉弓伴镜像分支背面观病理解剖标本

背面观，四支肺静脉汇流正常，左右肺动脉分支发育尚好；右位主动脉弓伴镜像分支，左位动脉导管连接左无名动脉（LSPV：左上肺静脉；LIPV：左下肺静脉；RSPV：右上肺静脉；RIPV：右下肺静脉）

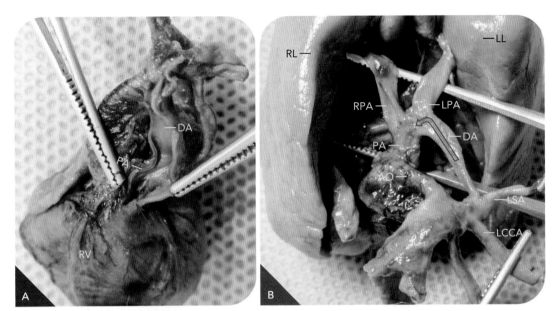

图 4-16　右心室双出口（法洛四联症型），合并肺动脉闭锁（Ⅰ型）病理解剖标本

A. 沿着动脉导管纵行剪开直至肺动脉根部，显示肺动脉起始部呈盲端闭锁（红色箭头，Ⅰ型），肺动脉主干发育不良；B. 肺动脉分支接受动脉导管逆向血流（红色弯箭头）

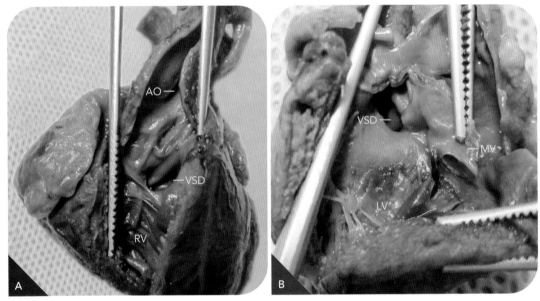

图 4-17　右心室双出口（法洛四联症型），合并室间隔缺损病理解剖标本

A. 纵行剪开主动脉，显示主动脉起源于右心室，从右心室面看室间隔缺损位于主动脉瓣下；B. 从左心室面看，无左心室流出道 - 主动脉连接关系，左右心室通过室间隔缺损相通，二尖瓣与主动脉瓣之间失去正常的纤维连接关系

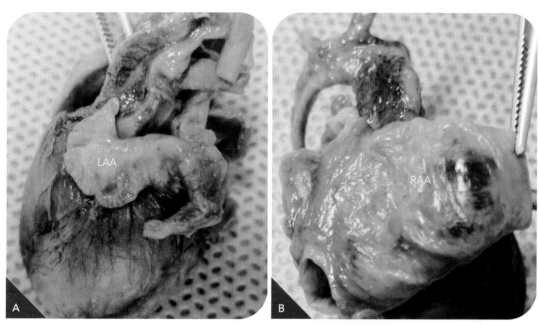

图 4-18　右心室双出口（法洛四联症型），左右心耳病理解剖标本

A. 左心耳发育较差；B. 右心耳增大

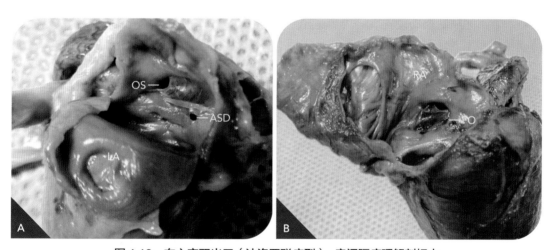

图 4-19　右心室双出口（法洛四联症型），房间隔病理解剖标本

A. 剪开左心房壁，从左心房面看，原发隔遮盖卵圆孔，继发孔（OS）可见，可见房间隔缺损（ASD）；
B. 剪开右心房壁，从右房面看房间隔通道

3. 病例分析总结　从心室大动脉连接关系及室间隔缺损的位置来看，此病例属法洛四联症型的右心室双出口，即主动脉位于肺动脉右后方，室间隔缺损位于主动脉瓣下，但无主动脉瓣 - 二尖瓣的纤维连接，合并肺动脉闭锁、右位主动脉弓伴镜像分支，预后差。

六、鉴别诊断

1. 法洛四联症　主、肺动脉位置关系正常（主动脉位于肺动脉右后方）的右心室双出口与法洛四联症表现相似，鉴别点在于右心室双出口者主动脉骑跨率 > 75%；主动脉瓣与二尖瓣之间失去纤维连接，但主动脉瓣与三尖瓣之间可呈纤维连接。若心室、大动脉发育情况类似，此型右心室双出口与法洛四联症在出生后的手术方式相同。

2. 完全型大动脉转位　室间隔完整型完全型大动脉转位与右心室双出口较容易鉴别，因为右心室双出口若合并室间隔完整，左心室往往发育不良。而合并室间隔缺损的完全型大动脉转位与 Taussing-Bing 型右心室双出口较难鉴别，两者的相似之处为肺动脉位于主动脉左侧、室间隔缺损位于肺动脉瓣下，鉴别的关键在于 Taussing-Bing 型右心室双出口的肺动脉是骑跨于室间隔且大部分起源于解剖右心室，左心室无流出道存在；而室间隔缺损性完全型大动脉转位的肺动脉是完全起源于解剖左心室，左心室 - 肺动脉连接关系及左心室流出道存在。

七、预后评估

产前超声诊断右心室双出口具有较高的准确性。由于 DORV 的解剖结构异常类型多样且复杂，预后差别较大，手术干预方式也多样。大动脉的位置关系决定是否实施大动脉调转术，室间隔缺损的位置决定内隧道建立的可行性，肺动脉高压或肺动脉狭窄决定实施肺动脉环缩术或是右心室流出道疏通术。而合并有完整性室间隔、左心室明显发育不良、大动脉明显梗阻、房室间隔畸形等的右心室双出口只能行单心室修复。未行手术治疗的 DORV 患儿总体预后差。高死亡率主要与合并心内外畸形及染色体异常有关。因此，产前精确诊断的重点不仅仅是右心室双出口基本病变的情况，还需要关注是否合并其他心内畸形（如房室间隔缺损、肺静脉异位引流、左心室心肌致密化不全等）、心外畸形以及染色体基因的异常。产前产后精细一体化管理，可以促进 DORV 患儿的生存状况改善，手术后新生儿存活率提高。

右心室双出口超声诊断要点

- 判断房 - 室连接关系：四腔心切面显示右心室比例略增大。室间隔完整时，左心室明显发育不良。

- 判断大动脉位置关系：右心室流出道切面显示两大动脉完全起源于右心室或一条大动脉起源于右心室、另一条大动脉大部分起源于右心室，判断大动脉的位置关系（并列、转位或是正常），以利于外科临床医师决策是否行大动脉调转术。

- 判断室间隔缺损的位置及与大动脉、房室瓣的关系：室间隔缺损位于主动脉瓣下、肺动脉瓣下、双瓣下或是远离两大动脉，以利于临床医师决策是否能成功建立内隧道。

- 注意观察有无流出道梗阻、大动脉狭窄或闭锁，以利于临床医师决策是否行体循环或肺循环干预手术。

- 注意观察冠状动脉的发育情况。

参 考 文 献

1. Kim N, Friedberg MK, Silverman NH. Diagnosis and prognosis of fetuses with double outlet right ventricle. Prenatal Diagnosis, 2010, 26(8):740-745.

2. NewhardDK, Jung SW, Winter RL, et al. Double-outlet right ventricle with an intact interventricular septum and concurrent hypoplastic left ventricle in a calf. Journal of Veterinary Cardiology, 2017, 19(2):205-210.

3. L'herminé-Coulomb A1, Houyel L, Aboura A, et al. Double-outlet right ventricle with absent left ventricle and mitral atresia in a fetus with a deletion 22q12.Prenat Diagn, 2004, 24(9):708-712.

4. Van Praagh S, Davidoff A, Chin A,et al. Double outlet right ventricle: anatomic types and developmental implications based on a study of 101 autopsied cases.Coeur (Paris), 1982, 12:389–439.

5. Singla M, Al-Radi O, Mertens L. Double-Outlet Right Ventricle Without Interventricular Communication: An Unusual and Challenging Problem. Pediatric Cardiology, 2013, 34(8):1941-1944.

6. Takaya J, Kitamura N, Tsuji K, et al. Pentalogy of Cantrell with a double-outlet right ventricle: 3.5-year follow-up in a prenatally diagnosed patient. European Journal of Pediatrics, 2008, 167(1):103-105.

7. Menon S, Kumar CJ, Mathew T, et al. Double Outlet Right Ventricle with Intact Ventricular Septum: Avulsion or Exclusion. World Journal for Pediatric and Congenital Heart Surgery, 2016, 7(2):220-222.

8. 李军, 朱霆, 朱永胜, 等. 胎儿右室双出口的超声诊断、分型与预后. 中华超声影像学杂志, 2013, 22(12):1027-1030.

9. （美）阿尔弗莱德·阿布汗默德,（德）拉宾·查欧里. 胎儿超声心动图实用指南：正常和异常心脏。第 3 版. 刘琳, 主译. 北京：北京科学技术出版社,2017.

10. Lagopoulos ME, Manlhiot C, Mccrindle BW, et al. Impact of prenatal diagnosis and anatomical subtype on outcome in double outlet right ventricle. American Heart Journal, 2010, 160(4):692-700.

11. Wright GE, Maeda K, Silverman NH, et al. Double outlet right ventricle//Allen HD, Driscoll DJ, Shaddy RE, et al. Moss and Adams'Heart Disease in Infants, Children, and Adolescents. 8th ed. Baltimore, MD: Williams & Wilkins, 2012:1161-1174.

12. Kirklin JW, Pacifico AD, Blackstone EH, et al. Current risks and protocols for operations for double-outlet right ventricle: Derivation from an 18-year experience. Journal of Thoracic and Cardiovascular Surgery, 1986, 92(5):913-930.

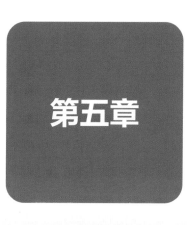

第五章

法洛四联症、室间隔缺损型肺动脉闭锁、肺动脉瓣缺如综合征

第一节　法洛四联症

一、概述

　　法洛四联症（tetralogy of Fallot，TOF）以主动脉瓣下室间隔缺损、主动脉根部骑跨于缺损的室间隔、右心室流出道与肺动脉有不同程度狭窄、右心室肥厚为典型特征。胎儿时期，右心室肥厚通常不表现。本病由 Stensen 于 1671 年首次报道，由 Fallot 于 1888 年进行了详细完整的描述。TOF 作为最常见的发绀型先天性心脏病之一，其发病率占发绀型先天性心脏病的 50%，占先天性心脏病的 3%～7%。TOF 多合并染色体异常，包括 21- 三体、13- 三体和 18- 三体等染色体异常及 22q11 微缺失。染色体异常的发生率在婴儿中约为 10.3%，在胎儿中约为 30%。

二、病理解剖学

　　法洛四联症形成的胚胎基础是圆锥动脉干分隔发育异常。动脉干分隔不均，造成右心室漏斗部及肺动脉狭窄；圆锥间隔移位未能与心内膜垫融合，导致室间隔缺损；主动脉向右侧移位，骑跨于左、右心室之上；主动脉瓣与二尖瓣之间保留纤维连接（图 5-1）。右心室肥厚为继发改变，胎儿期不作为诊断法洛四联症的标准。

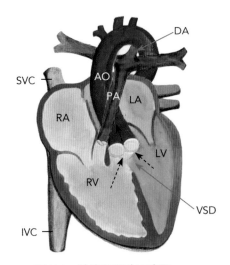

图 5-1　法洛四联症示意图

典型特征表现为右心室流出道梗阻、肺动脉狭窄、室间隔缺损、主动脉向右侧移位骑跨于左、右心室之上（黑色虚线箭头）、动脉导管发育或缺如（RA：右心房；RV：右心室；AO：主动脉；PA：肺动脉；DA：动脉导管；LA：左心房；LV：左心室；SVC：上腔静脉；IVC：下腔静脉）

（一）右心室流出道梗阻及肺动脉狭窄

右心室流出道梗阻为法洛四联症必备病理解剖改变。其特征是隔束、壁束及室上嵴肥厚而形成狭窄。肺动脉狭窄表现为瓣环细窄；瓣叶增厚、粘连，导致瓣口狭窄，瓣叶也可呈单叶瓣或二叶瓣畸形；肺动脉主干、分支发育不良。

（二）室间隔缺损

通常为高位的室间隔缺损，有时会合并肌部室间隔缺损。

（三）主动脉骑跨

主动脉骑跨在两心室之上，骑跨程度多在 50% 左右，有些学者认为，骑跨程度 > 75% 时，应考虑诊断为右心室双出口。主动脉骑跨程度与右心室流出道的发育程度及圆锥部室间隔偏移程度有关。主动脉瓣通常发育良好。

（四）合并畸形

常合并右位主动脉弓、腮腺发育不良或缺如、锁骨下动脉迷走、动脉导管缺如等。

三、血流动力学改变

由于右心室流出道梗阻及肺动脉狭窄，部分右心室血流经室间隔缺损进入主动脉，可致主动脉扩张；右心室流出道梗阻及肺动脉狭窄越重，进入主动脉的血流越多，主动脉扩张就越明显。严重的右心室流出道梗阻及肺动脉狭窄时，右心室进入肺动脉的血流减少，肺动脉内压力低于主动脉，会出现动脉导管血流反向。当右心室流出道梗阻及肺动脉狭窄较轻时，可仅表现为室间隔缺损双向分流，肺动脉与主动脉内径及压力相差不大。

四、胎儿超声心动图特征

（一）四腔心切面

通常显示正常，室间隔缺损较大时可显示室间隔连续性中断。

（二）五腔心或左心室流出道切面

显示主动脉瓣下室间隔缺损，主动脉增宽骑跨，骑跨率多在 50% 左右。骑跨率 =（主动脉前壁内侧面至室间隔缺损端左心室面的距离 / 主动脉前壁与后壁间的距离）× 100%。彩色多普勒见左、右心室血流于收缩期进入主动脉（图 5-2A，视频 5-1）。

（三）大动脉短轴或右心室流出道切面

显示漏斗部及肺动脉狭窄（图 5-2B，视频 5-2）。表现为肺动脉瓣环细窄，肺动脉瓣增厚、回声增强；肺动脉主干发育不良；彩色多普勒显示右心室流出道或肺动脉瓣口前向的正常或湍流血流信号；频谱多普勒血流速度正常或增快。

（四）三血管、三血管气管及三血管肺动脉分支切面

显示肺动脉主干内径小于主动脉，主干及分支可轻度发育不良，也可明显发育不良，狭窄严重者，彩色多普勒见动脉导管血流反向。

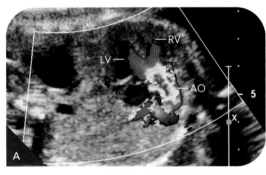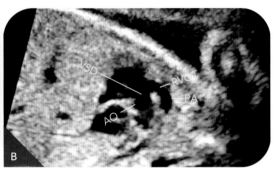

图 5-2　法洛四联症胎儿五腔心切面及右心室流出道切面超声图像

A. 胎儿五腔心切面彩色多普勒超声显示左、右心室血流于收缩期同时进入主动脉（视频 5-1）；B. 胎儿右心室流出道切面显示右心室流出道狭窄、肺动脉发育不良以及室间隔缺损（视频 5-2）

五、典型病例详解

（一）病例 19，法洛四联症，动脉导管缺如

1. 一般资料　孕妇 28 岁，孕 22^{+6} 周，单胎，胎儿超声心动图诊断为"法洛四联症"。系统超声未发现心外畸形。

2. 病理解剖与超声影像（图 5-3 ～ 5-9）

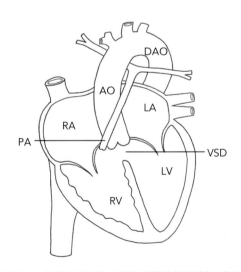

图 5-3　法洛四联症，动脉导管缺如解剖示意图

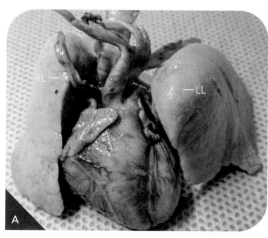
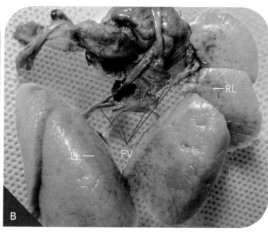

图 5-4 法洛四联症病理解剖标本

A. 前面观，心尖由左心室构成，心尖向左，主动脉增宽，主动脉弓正常；B. 背面观，四支肺静脉汇入左房

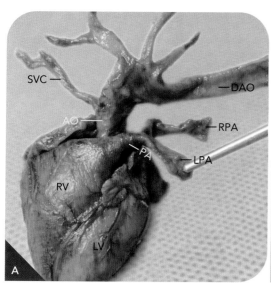
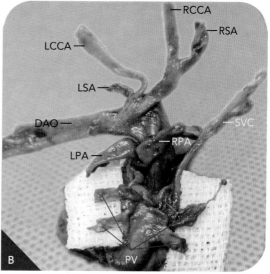

图 5-5 法洛四联症，肺动脉主干发育不良、动脉导管缺如病理解剖标本

A. 前面观，主动脉增宽，主动脉弓正常；肺动脉主干发育不良，动脉导管缺如。B. 背面观，四支肺静脉（PV）汇流正常

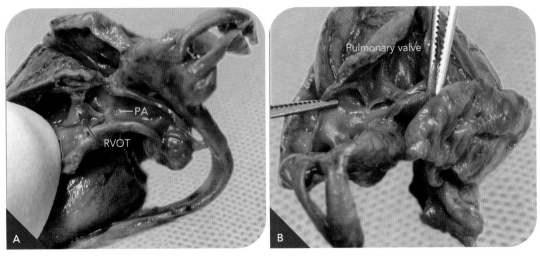

图 5-6　法洛四联症，肺动脉瓣叶发育不良、瓣下狭窄病理解剖标本

A. 剪开肺动脉、右心室流出道（RVOT）及右心室，见肺动脉瓣瓣叶短小、发育不良，肺动脉瓣下右心室流出道梗阻；B. 肺动脉瓣（Pulmonary valve）瓣叶短小

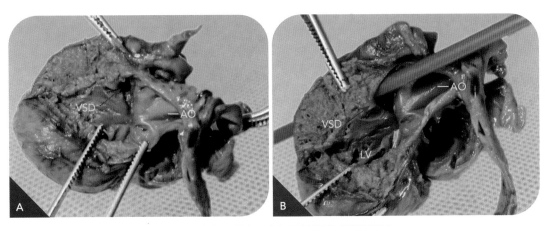

图 5-7　法洛四联症，室间隔缺损病理解剖标本

A. 纵行剪开左心室及主动脉壁，显示主动脉瓣下室间隔缺损（红色箭头）；B. 红色标签经缺损的室间隔（VSD，红色箭头）进入右心室腔

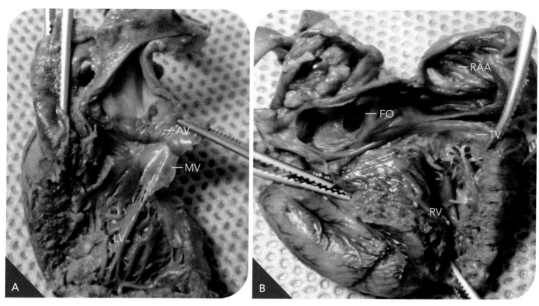

图 5-8　法洛四联症，主动脉瓣 - 二尖瓣纤维连接病理解剖标本

A. 显示主动脉瓣与二尖瓣之间的纤维连接；B. 显示三尖瓣及卵圆孔

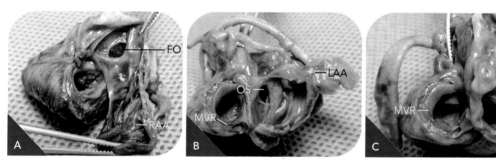

图 5-9　法洛四联症，房间隔通道及左、右房室瓣病理解剖标本

A. 剪开右房壁，从右房面显示卵圆孔（FO）；B. 剪开左房壁，从左房面显示继发孔（OS）；C. 剪开房室环，显示左右两侧房室瓣环（MVR：二尖瓣环；TVR：三尖瓣环）

3. 遗传学检测　检测到胎儿先证者携带疾病相关基因突变，疑似致病基因变异位点见表 5-1。

表 5-1　胎儿基因突变位点信息

基因	NM 号	基因亚区	核酸改变	氨基酸改变	功能改变	杂合 / 纯合（先证者）	变异类型
KMT2A	NM_001197104.1	exon26	c.6445C>T	p.R2149X	无义突变	杂合	疑似致病

检测结果说明：

单基因变异：本次胎儿先证者检测到 KMT2A 基因上的杂合无义变异，父母不携带该变异，为新发变异。该变异在对照人群数据库未见收录（Exac、1KGP、ESP6500），提示该变异不是常见良性变异。综合以上考虑，该变异为致病变异。KMT2A 杂合突变可导致常染色体显性遗传病：Wiedemann-Steiner 综合征，该综合征属于先天畸形综合征，以肘部多毛伴身材矮小、典型面部特征、轻中度智力障碍、背部多毛等为特征。另外，29%（4/14）的患者合并先天性心脏病。

4. 病例分析总结 该病例为典型的法洛四联症，病理解剖结果证实肺动脉瓣及右心室流出道狭窄，肺动脉主干发育不良。该病例肺动脉左、右分支发育尚好，出生后有望行法洛四联症根治术。

（二）病例 20，法洛四联症，合并右位主动脉弓、左锁骨下动脉迷走、动脉导管缺如

1. 一般资料 孕妇 24 岁，单胎，G_2P_1，2006 年因自身"法洛四联症"在笔者医院心血管外科行手术治疗，2011 年 1 月因"胎儿法洛四联症"孕 7 个月余引产，2011 年 11 月再孕 25^{+5} 周，胎儿超声心动图诊断为"法洛四联症"。系统超声未发现心外畸形。

2. 病理解剖与超声影像（图 5-10 ～ 5-15）

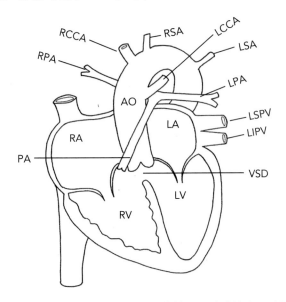

图 5-10　病例 20 法洛四联症，合并右位主动脉弓、左锁骨下动脉迷走、动脉导管缺如解剖示意图
（LSPV：左上肺静脉；LIPV：左下肺静脉）

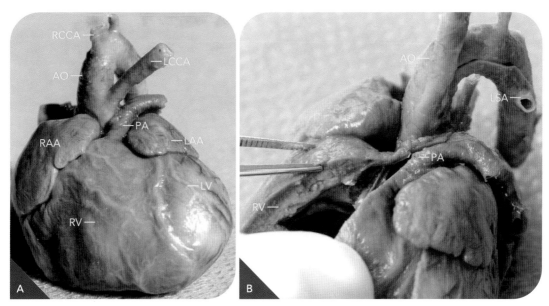

图 5-11　法洛四联症，右位主动脉弓及迷走左锁骨下动脉病理解剖标本

A. 前面观，肺动脉明显发育不良，心尖由左心室构成，右位主动脉弓依次发出左颈总动脉、右颈总动脉、右锁骨下动脉；B. 沿着血流方向顺序剪开右心室前壁、右心室流出道以及肺动脉，见肺动脉管腔狭窄

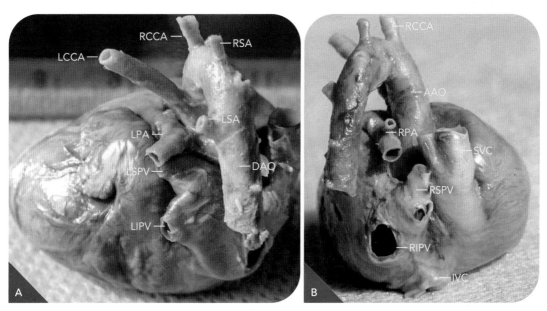

图 5-12　法洛四联症，心脏背面观及右位主动脉弓病理解剖标本

A. 背面观，左肺动脉可见，右位主动脉弓，左锁骨下动脉起源于降主动脉起始部，肺静脉发育正常；
B. 背面观，右肺动脉可见，上下腔静脉正常

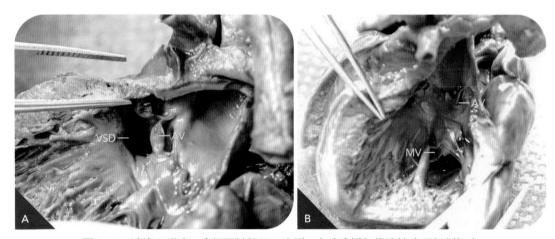

图 5-13　法洛四联症，室间隔缺损及二尖瓣 - 主动脉瓣纤维连接病理解剖标本

A. 切开主动脉及左心室，可见主动脉瓣下宽大的室间隔缺损（VSD），主动脉瓣（AV）发育正常，主动脉增宽右移，骑跨在室间隔上；B. 显示二尖瓣发育正常，可见主动脉瓣与二尖瓣之间的纤维连接

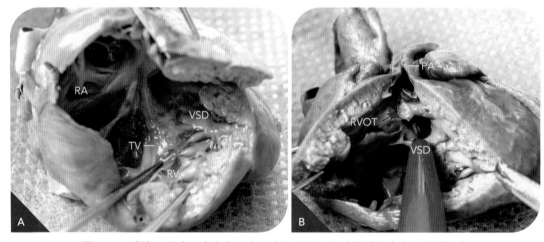

图 5-14　法洛四联症，右心室、右心室流出道及肺动脉瓣狭窄病理解剖标本

A. 切开右心室，可见完整的三尖瓣瓣环、瓣叶以及丰富的肌小梁，右心室腔与室间隔缺损相通（红色箭头）；B. 显示右心室腔与室间隔缺损相通（红色标签），可见右心室流出道肌性梗阻（嵴部，红色箭头），肺动脉瓣叶增厚

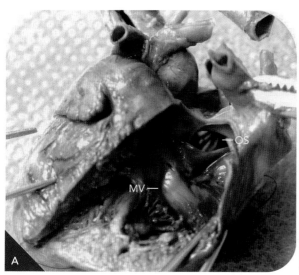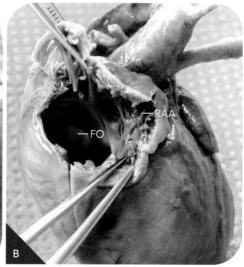

图 5-15 法洛四联症，房间隔通道病理解剖标本

A. 切开左心房与左心室，可见完整的二尖瓣瓣环、瓣叶以及粗大的乳头肌，左心房内可见继发孔（OS）与右心房相通；B. 右心房面可见卵圆孔（FO）

3. 遗传学检测 未检测到与疾病相关的致病基因突变，但检测到与疾病相关的致病性拷贝数变异：22q11.21（chr22:18670567-20693223）×1。

检测结果说明：

拷贝数变异：该样品在 22q11.21 区带（chr22:18670567-20693223）存在约 2.02M 的缺失，该区段与 22q11.2 微缺失综合征相关区段重叠，该胎儿母亲携带相同的拷贝数变异。该综合征是由于 22q11.2 区段中 1.5M~3.0M 区段发生缺失所致，其综合征发生率在 1/4000，该区段中包含 *TBX1* 基因，该基因的单倍体剂量不足是导致该综合征相关生理畸形的主要因素。该综合征临床表现异质度高，即使同一家族的受累个体表型也可能不同，其特征可以表现为心脏畸形、唇腭裂及特殊面容。74% 的患病个体存在先天性心脏畸形，主要为锥干畸形，如法洛四联症、主动脉弓离断、室间隔缺损及共同动脉干畸形等。

4. 病例分析总结 该病例为典型法洛四联症。孕妇本人及前后两胎均有此畸形，遗传学证实母亲及本例胎儿均有致病性的 22q11 微缺失，提示下一胎患此病的风险极高。

六、鉴别诊断

胎儿法洛四联症主要与具有室间隔缺损、大动脉骑跨特征的圆锥动脉干畸形进行鉴别，如大动脉共干、右心室双出口。大动脉共干的肺动脉起自骑跨的共干，而法洛四联症的肺动脉起自右心室。右心室双出口分型较多，两大动脉并列走行或转位的右心室双出口与法洛四联症鉴别容易，仅主、肺动脉位置关系正常的右心室双出口与法洛四联症难以鉴别。鉴别点在于右心室双出口的主动脉骑跨率 > 75%，主动脉瓣与二尖瓣之间失去纤维连接，但主动脉瓣与三尖瓣之间可呈纤维连接。若心室、大动脉发育情况类似，此型右心室双出口与法洛四联症在出生后的手术方式相同。

七、预后评估

法洛四联症胎儿的预后取决于肺动脉发育情况、合并的心内外畸形以及产后的及时治疗。出生后肺动脉发育情况可通过 McGoon 比值或 Nakata 指数评估，但胎儿期暂没有参考范围，原因在于肺动脉狭窄呈逐步发展趋势，且出生前后血流动力学存在差异。对于合并染色体异常及心内、心外畸形的胎儿预后差。胎儿期出现肺动脉狭窄加重、动脉导管血流反向、升主动脉加速扩张、左心室狭小，提示预后不良。TOF 手术治疗包括根治术和姑息性分流术，治疗的原则是解除右心室流出道及肺动脉梗阻，闭合室间隔缺损。

法洛四联症超声诊断要点

- 胎儿四腔心切面可表现正常；室间隔缺损较大时可见室间隔上部回声中断，室间隔缺损较小时需多切面扫查。

- 五腔心或左心室流出道切面显示主动脉瓣下室间隔缺损，主动脉增宽骑跨于室间隔；主动脉接收双心室血流，区别于单纯性室间隔大缺损。主动脉瓣 - 二尖瓣纤维连接可见，区别于右心室双出口。

- 右心室流出道切面显示漏斗部及肺动脉瓣狭窄、肺动脉主干发育不良，右心室流出道及肺动脉瓣上流速正常或轻度增快，此征象与出生后肺动脉或右心室流出道高速血流不同。

- 肺动脉分叉切面显示肺动脉主干及分支发育不良，也可发育较好。狭窄严重时可见动脉导管血流逆向，提示预后不良。

- 动脉导管可缺如。

第二节　室间隔缺损型肺动脉闭锁

一、概述

室间隔缺损型肺动脉闭锁（pulmonary atresia with ventricular septal defect，PA-VSD）以肺动脉瓣或主干或分支闭锁、主动脉瓣下室间隔缺损为特征。肺血流的供应完全来自体循环，包括主动脉血流经动脉导管逆向供应肺循环、主动脉 - 肺动脉侧支血管形成。PA-VSD 占先天性心脏病的 2%，与 22q11 微缺失高度相关。

二、病理解剖学

室间隔缺损型肺动脉闭锁多合并右心室壁肥厚。肺动脉闭锁呈多种病理解剖特征表现，肺动脉主干、融合部、分支解剖形态缺失的情况均可出现，伴有动脉导管血流依赖或者主动脉-肺动脉侧支血管形成。根据闭锁的部位不同分为四型：Ⅰ型，肺动脉瓣闭锁，肺动脉主干及分支解剖特征发育；Ⅱ型，肺动脉瓣及主干闭锁，左右肺动脉分支发育；Ⅲ型，肺动脉瓣、肺动脉主干及一侧分支闭锁；Ⅳ型，肺动脉瓣、肺动脉主干、左右肺动脉分支均闭锁，主动脉-肺动脉侧支血管发育供应肺循环。

三、血流动力学改变

由于右心室与肺动脉无血流相通，肺循环依赖于动脉导管或主动脉-肺动脉侧支血管。对于Ⅰ型或Ⅱ型肺动脉闭锁，若动脉导管发育良好，肺动脉分支可发育良好。右心室血液只能通过室间隔缺损进入主动脉，致主动脉扩张。右心室肥厚程度与室间隔缺损大小有关，缺损越小，则右心室压力负荷越大，右心室肥厚越严重。

四、胎儿超声心动图特征

（一）四腔心切面

室间隔缺损较大时可显示室间隔上部回声中断，室间隔缺损较小时，右心室相对肥厚。

（二）五腔心或左心室流出道切面

显示主动脉瓣下室间隔缺损，主动脉明显增宽。彩色多普勒见左、右心室血流于收缩期进入主动脉。

（三）右心室流出道切面

不能探及右心室流出道-肺动脉前向血流征象。

（四）三血管、三血管气管及三血管肺动脉分支切面

显示肺动脉主干及分支发育情况。Ⅰ型肺动脉闭锁表现为肺动脉瓣呈膜样强回声，未见启闭运动，肺动脉主干内见来自动脉导管的逆向血流。Ⅱ型肺动脉闭锁表现为不能探及肺动脉主干结构特征，左右肺动脉可见，动脉导管内血流反向进入融合部供应左、右肺动脉。Ⅲ型肺动脉闭锁表现为仅见一支肺动脉分支，多由动脉导管逆向供血。Ⅳ型肺动脉闭锁表现为肺动脉主干及分支均不能探及，主动脉长弓切面可见起自降主动脉的主动脉-肺动脉侧支血管。

五、典型病例详解

（一）病例 21，室间隔缺损型肺动脉闭锁（Ⅱ型），右位主动脉弓镜像分支，左位动脉导管

1. 一般资料 孕妇 27 岁，单胎，孕 33⁺⁴ 周，胎儿超声心动图诊断为 "室间隔缺损型肺动脉闭锁，肺动脉 - 动脉导管血流依赖"。系统超声未发现心外畸形。

2. 病理解剖与超声影像（图 5-16 ~ 5-23）

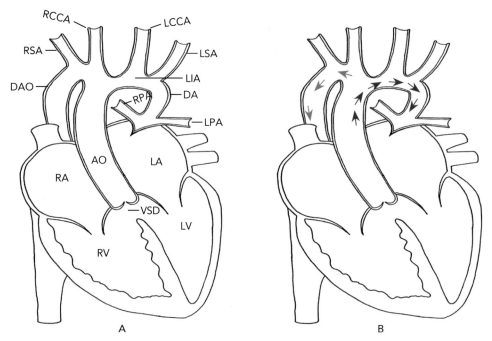

图 5-16　室间隔缺损型肺动脉闭锁（Ⅱ型）、右位主动脉弓镜像分支、左位动脉导管病理解剖示意图（A）及肺动脉 - 动脉导管血流依赖（红色箭头）示意图（B）

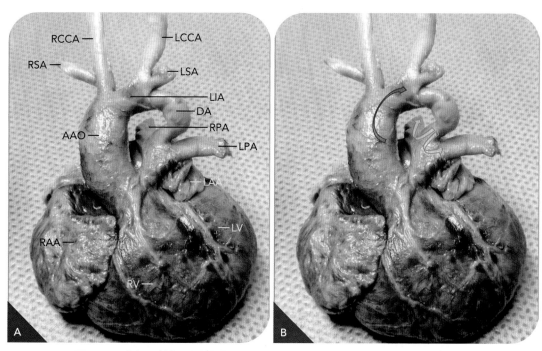

图 5-17　室间隔缺损型肺动脉闭锁，合并右位主动脉弓镜像分支病理解剖标本

心脏大血管前面观。右心耳肥大，左心耳较小。心尖由右心室构成，心尖向左。肺动脉主干缺失，可见左右肺动脉分支。升主动脉粗大，主动脉弓呈现为右位主动脉弓伴镜像分支，肺动脉闭锁，肺动脉分支接受来自动脉导管的逆向血流（黄色箭头）

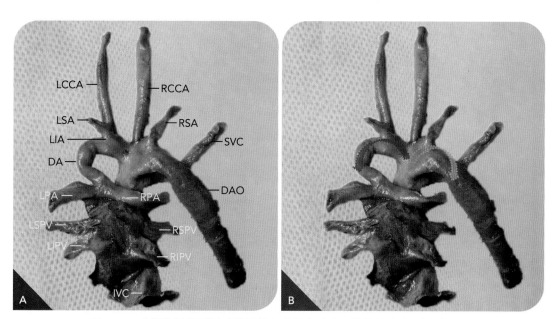

图 5-18　室间隔缺损型肺动脉闭锁，右位主动脉弓镜像分支病理解剖标本

心脏大血管背面观，显示主动脉弓呈现为右位主动脉弓伴镜像分支，左位动脉导管连接左无名动脉和肺动脉（红色箭头）；主动脉向右下延续为降主动脉（绿色箭头）。四支肺静脉发育及汇流正常。上下腔静脉发育及汇流正常

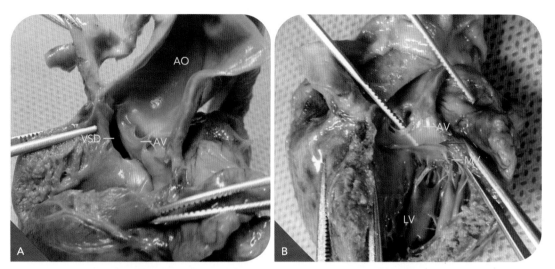

图 5-19　室间隔缺损型肺动脉闭锁，室间隔缺损及主动脉瓣 - 二尖瓣纤维连接关系病理解剖标本

A. 纵行剪开左心室与主动脉，显示主动脉瓣下室间隔缺损，主动脉瓣发育正常，主动脉增宽、右移、骑跨于室间隔上；B. 显示主动脉瓣与二尖瓣之间的纤维连接（红色箭头）

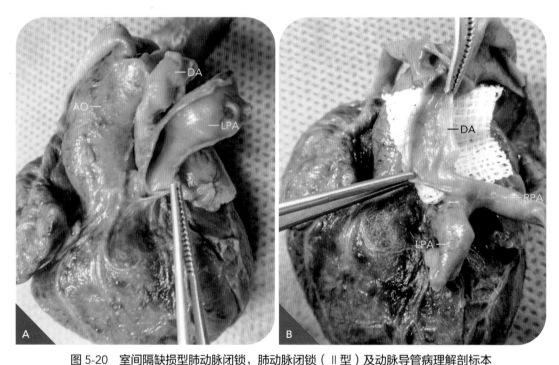

图 5-20　室间隔缺损型肺动脉闭锁，肺动脉闭锁（Ⅱ型）及动脉导管病理解剖标本

A. 剪开左肺动脉与肺动脉分支融合部，显示肺动脉主干及肺动脉瓣均未发育，未见右心室流出道 - 肺动脉连接，为Ⅱ型肺动脉闭锁，肺动脉分支血管壁内膜光滑；B. 剪开动脉导管，显示动脉导管段血管壁内膜粗糙

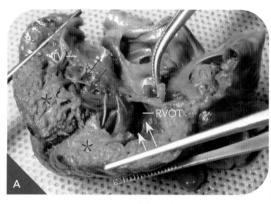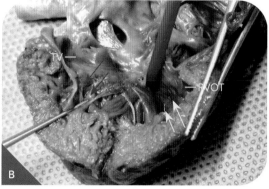

图 5-21　室间隔缺损型肺动脉闭锁，右心室流入道及流出道病理解剖标本

A. 剪开右心室，显示右心室流入道（红色箭头）与流出道（黄色箭头），右心室流出道狭窄，右心室壁肥厚，尤其以心尖部明显（红色星号）；B. 红色探条探及右心室流出道与室间隔缺损相通，右心室流出道狭窄

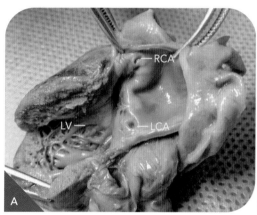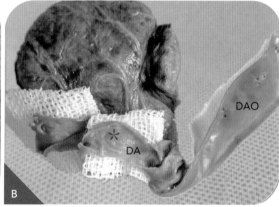

图 5-22　室间隔缺损型肺动脉闭锁，冠状动脉与动脉导管病理解剖标本

A. 剪开主动脉，显示左右冠状动脉开口（RCA：右冠状动脉；LCA：左冠状动脉）；B. 与降主动脉壁相比较，动脉导管壁内膜粗糙（红色星号）

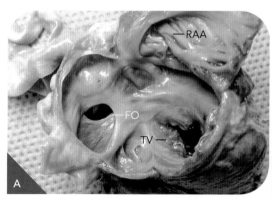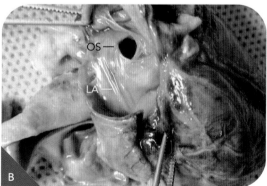

图 5-23　室间隔缺损型肺动脉闭锁，房间隔通道病理解剖标本

A. 切开右房壁，从右房面显示卵圆孔正常；B. 切开左房壁，从左房面显示继发孔（OS）正常

3. 病例分析总结　此病例为典型的室间隔缺损型肺动脉闭锁。虽然病理标本大体外观可见类似肺动脉主干的结构，但病理解剖结果显示，未见肺动脉窦及肺动脉主干发育，该"肺动脉主干"实际为左右肺动脉的融合部，未与右心室流出道相通。根据闭锁的部位（肺动脉瓣及肺动脉主干均未发育），归类为 II 型肺动脉闭锁。右心室血流经狭窄的右心室流出道，部分直接进入主动脉，部分经室间隔缺损分流至左心室。该病例存在右心室心肌肥厚，可能是由于右心室流出道严重梗阻、肺动脉闭锁，右心室后负荷增加所致。长期后负荷增加将导致心脏失代偿，预后差。该病例还合并右位主动脉弓伴镜像分支，动脉导管位于左侧，与主动脉端连接的是左无名动脉而不是降主动脉，未形成血管环。

（二）病例 22，室间隔缺损型肺动脉闭锁（IV型），主动脉 - 肺动脉侧支血管形成

1. 一般资料　孕妇 29 岁，G_4P_0，前 3 次妊娠均于宫内停育，本次孕 23 周，单胎，系统超声未发现心外畸形。

2. 病理解剖与超声影像（图 5-24 ~ 5-28）

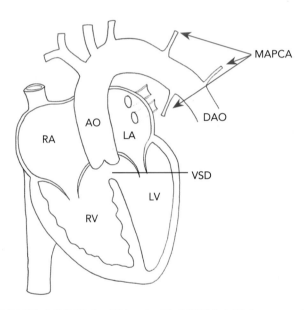

图 5-24　室间隔缺损型肺动脉闭锁（IV型），主 - 肺动脉侧支血管（MAPCA）形成解剖示意图

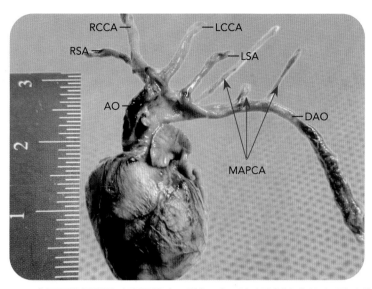

图 5-25　室间隔缺损型肺动脉闭锁（Ⅳ型）、主 - 肺动脉侧支血管病理解剖标本

心脏前面观显示左位主动脉弓，主动脉弓分支正常，肺动脉闭锁（Ⅳ型），即未见肺动脉主干及左右分支结构特征，于降主动脉可见多支侧支血管发出（MAPCA，红色箭头）

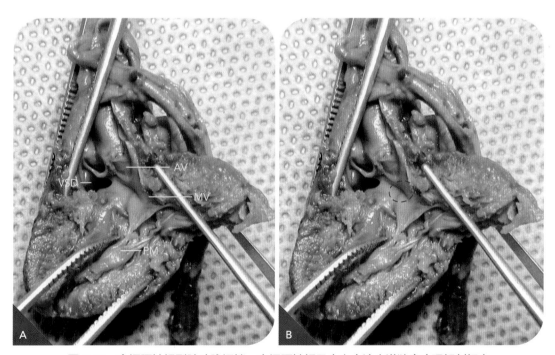

图 5-26　室间隔缺损型肺动脉闭锁，室间隔缺损及右心室流出道狭窄病理解剖标本

A. 纵行剪开左心室及主动脉，显示主动脉瓣下室间隔缺损、主动脉骑跨在缺损的室间隔上，可见左心室内粗大的乳头肌（PM）；B. 显示主动脉瓣与二尖瓣之间的纤维连接（红色虚线框）；

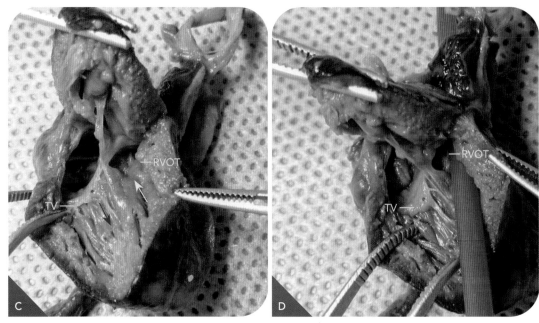

图 5-26（续）

C. 纵行剪开右心室，显示右心室流入道（红色箭头）与流出道（黄色箭头），右心室流出道狭窄；D. 红色探条探及狭窄的右心室流出道与室间隔缺损相通

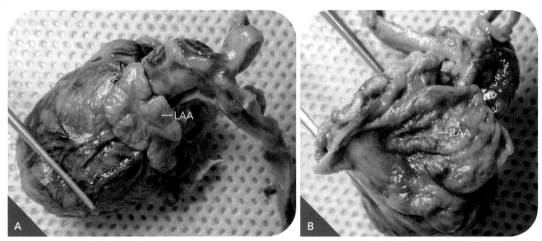

图 5-27 室间隔缺损型肺动脉闭锁，左右心耳病理解剖标本

A. 显示左心耳发育正常；B. 显示右心耳发育正常

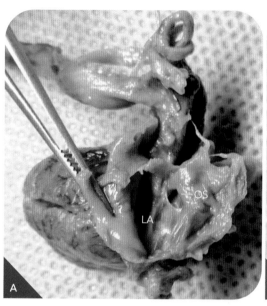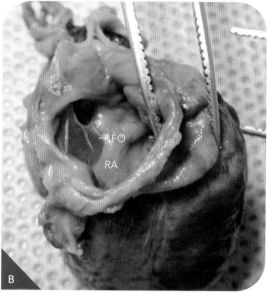

图 5-28 室间隔缺损型肺动脉闭锁，房间隔通道病理解剖标本

A. 从右心房面显示卵圆孔；B. 从左心房面显示继发孔

3. 遗传学检测 未检测到与疾病相关的意义明确的致病性拷贝数变异及致病基因突变。

4. 病例分析总结 该病例未见肺动脉窦、肺动脉主干及肺动脉分支发育，双侧肺的血液供应来源于主动脉 - 肺动脉侧支血管，归类为肺动脉闭锁Ⅳ型。由于肺动脉闭锁，主动脉成为双心室的唯一出口，主动脉明显增宽，主动脉瓣发育正常。此病例的产前超声应与大动脉共干相鉴别。大动脉共干者肺动脉主干或分支起源于主动脉弓以前的共干血管；而肺动脉闭锁的主动脉 - 肺动脉侧支血管多起源于降主动脉，也有少部分起源于主动脉弓或弓的分支。

六、鉴别诊断

Ⅲ型及Ⅳ型肺动脉闭锁与大动脉共干较难鉴别。前者存在动脉导管的逆向灌注或主动脉 - 肺动脉侧支血管，需多切面仔细探查，尤其是主动脉长弓切面发现降主动脉的分支血管；后者不存在动脉导管及主动脉 - 肺动脉侧支血管，且共干的半月瓣可发育异常、出现反流。

七、预后评估

预后不良，尤其是Ⅲ型及Ⅳ型肺动脉闭锁，出生后只能行姑息手术。Ⅰ型肺动脉闭锁，若肺动脉主干及分支发育尚好，可考虑行根治性手术。

室间隔缺损型肺动脉闭锁超声诊断要点

♦ 根据室间隔缺损的大小，右心室在四腔心切面上可表现为正常或肥厚，缺损越小，肥厚越明显，极端表现为室间隔完整引起右心室肥厚、发育不良。

♦ 左心室流出道切面显示主动脉瓣下室间隔缺损，与 TOF 相比，主动脉明显增宽。

♦ 肺动脉闭锁分四型，各切面均不能探及右心室流出道 - 肺动脉的前向血流征象。肺部血供来自动脉导管或主动脉 - 肺动脉侧支血管。

第三节 肺动脉瓣缺如综合征

一、概述

肺动脉瓣缺如综合征（absent pulmonary valve syndrome，APVS）是以肺动脉瓣缺如、严重发育不良或未发育为特征，伴有流出道室间隔缺损和主动脉骑跨的一种少见心脏大血管畸形。常被归类为法洛四联症的一个亚型，发病率极低，占所有法洛四联症患者的 3% ~ 6%，占先天性心脏病活产儿的 0.2% ~ 0.4%，但据报道在胎儿时期发病率增高，与 22q11 微缺失高度相关。常伴发气管软化。

二、病理解剖学

肺动脉主干和左右肺动脉显著扩张，肺动脉瓣并非完全缺如，解剖表现为瓣叶严重发育不良、短小、无功能。可有肺动脉瓣环缩窄。常合并动脉导管缺如（图 5-29）。明显扩张的肺动脉压迫气管，常致气管软化。

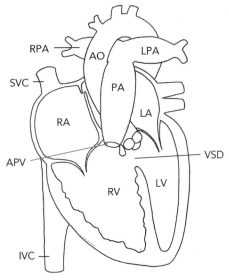

图 5-29 肺动脉瓣缺如综合征病理解剖示意图

肺动脉瓣缺如（APV，绿色实线）、肺动脉主干及左右分支明显扩张、主动脉骑跨，主动脉瓣下室间隔缺损（VSD，红色实线）

三、血流动力学改变

肺动脉瓣"缺如"、无功能致右心室与肺动脉之间的血流呈往返流动，肺动脉主干及分支明显扩张，右心室容量负荷增加，致右心室增大，孕晚期更明显。

四、胎儿超声心动图特征

（一）四腔心切面

显示右心室正常或增大，孕晚期右心室增大明显，彩色多普勒显示三尖瓣反流。

（二）五腔心或左心室流出道切面

显示主动脉瓣下室间隔缺损，主动脉管径正常。

（三）右心室流出道切面

显示肺动脉瓣叶极其短小、仅见残端，肺动脉瓣环缩窄。

（四）三血管肺动脉分支切面

显示肺动脉主干及分支明显扩张；彩色及频谱多普勒显示收缩期跨缩窄肺动脉瓣环的高速血流，舒张期肺动脉主干及分支的大量反流信号。

五、典型病例详解

病例 23，肺动脉瓣缺如综合征。

1. **一般资料** 孕妇 30 岁，单胎，孕 22 周，胎儿超声心动图诊断为"肺动脉瓣缺如、主动脉瓣下室间隔缺损"。系统超声检查提示无其他系统畸形。

2. **超声影像**（图 5-30 ~ 5-33，视频 5-3 ~ 5-5）

3. **病例分析总结** 该病例为典型的肺动脉瓣缺如综合征。从超声影像上，可见肺动脉瓣并不是完全缺如，而是发育极差，可见短小的残端。由于肺动脉瓣的"单向阀门"作用缺失，使得血流在右心室与肺动脉之间往返流动，引起肺动脉主干及分支明显扩张。肺动脉瓣环可见相对缩窄征象。此外，肺动脉瓣缺如综合征常合并动脉导管缺如。预后不良，相关研究报道出生后存活率仅为 15% ~ 20%。

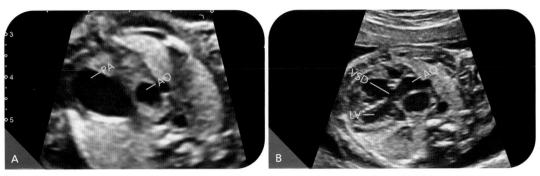

图 5-30　肺动脉瓣缺如综合征，胎儿肺动脉扩张、主动脉骑跨、室间隔缺损超声图像

A. 三血管切面提示肺动脉主干明显扩张；B. 五腔心切面提示主动脉骑跨，主动脉瓣下室间隔缺损（视频 5-3）

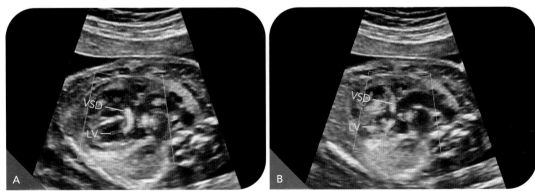

图 5-31　肺动脉瓣缺如综合征，室间隔缺损双向分流超声图像

A. 彩色多普勒于室间隔缺损处探及到右向左的分流信号；B. 彩色多普勒于室间隔缺损处探及到左向右的分流信号

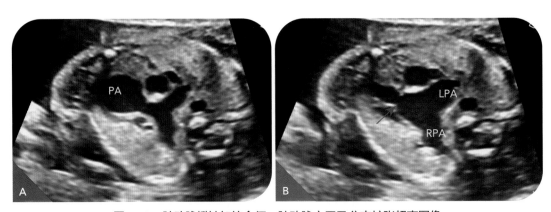

图 5-32　肺动脉瓣缺如综合征，肺动脉主干及分支扩张超声图像

A. 右心室流出道切面显示肺动脉主干扩张，肺动脉瓣环缩窄，肺动脉瓣叶仅见小残端（视频 5-4）；B. 肺动脉长轴切面显示肺动脉分支扩张，肺动脉瓣叶仅见小残端（红色箭头）

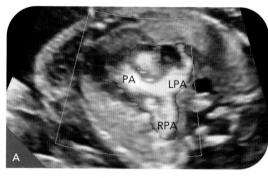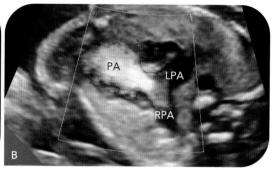

图 5-33　肺动脉瓣缺如综合征，肺动脉瓣往返血流多普勒超声图像

A. 彩色多普勒于粗大的肺动脉及分支内探及到前向血流信号；B. 彩色多普勒于肺动脉主干及分支内探及到大量的反向血流信号（视频 5-5）

六、鉴别诊断

　　肺动脉瓣缺如综合征超声表现为肺动脉主干与分支显著扩张，但其瓣环存在缩窄，彩色多普勒显示瓣环处高速血流。因此，需与肺动脉瓣狭窄致肺动脉扩张的病例鉴别。肺动脉缺如综合征者，肺动脉扩张程度更加明显。由于肺动脉瓣叶极度发育不良，最典型的超声表现为缩窄的瓣环处不显示肺动脉瓣叶或仅显示瓣叶短小的残端，瓣环处血流呈双期双向。因大量反流，右心容量负荷增加，胎儿期右心室可扩大。肺动脉狭窄者，肺动脉以主干扩张为主，扩张程度相对较轻；肺动脉瓣叶增厚，开放受限，瓣口狭小，常伴有瓣口轻 - 中度关闭不全，此外，还可合并瓣叶数目异常，彩色多普勒显示瓣上高速湍流。因胎儿期左右心血流相通，通常不会出现右室壁增厚等形态学改变。

七、预后评估

　　该病预后差，研究报道死亡率达 80% ~ 85%，宫内死亡率 11.4%，高死亡率与心力衰竭及气管软化有关。患者只能行姑息手术，围术期死亡率高。

肺动脉瓣缺如综合征超声诊断要点

- 右心室流出道及肺动脉分支切面显示肺动脉瓣叶极其短小、仅见残端，并非真正缺如，肺动脉瓣环缩窄，肺动脉主干及分支明显扩张。彩色及频谱多普勒显示收缩期跨肺动脉瓣环的宽大血流束、舒张期肺动脉主干及分支的大量反流信号。
- 四腔心切面观察右心室形态及功能。右心室增大、室壁运动减弱，三尖瓣重度反流，心包腔积液，提示右心功能不全，预后差。

参 考 文 献

1. Qureshi MY, Burkhart HM, Julsrud P, et al. Importance of Absent Ductus Arteriosus in Tetralogy of Fallot with Absent Pulmonary Valve Syndrome. Tex Heart Inst J, 2014, 41(6):664-667.

2. LamiY, DorM, Roberto R. Prenatal diagnosis of tetralogy of Fallot with pulmonary atresia using: Fetal Intelligent Navigation Echocardiography (FINE). J Matern Fetal Neonatal Med, 2018, 12:1-4.

3. Zhao Y, Edington S, Fleenor J, et al. Fetal cardiac axis in tetralogy of Fallot: associations with prenatal findings, genetic anomalies and postnatal outcome. Ultrasound Obstet Gynecol, 2017, 50(1):58-62.

4. Zhao Y, AbuhamA, Fleenor J, et al. Prenatal and Postnatal Survival of Fetal Tetralogy of Fallot: A Meta-analysis of Perinatal Outcomes and Associated Genetic Disorders. J Ultrasound Med, 2016, 35(5):905-915.

5. En-Shi W, Xue-Song F, Li X, et al. Surgical outcome after complete repair of tetralogy of Fallot with absent pulmonary valve: comparison between bovine jugular vein-valved conduit and monocusp-valve patch. World Journal of Pediatrics, 2018, 14(5):510-519.

6. Jatavan P, Tongprasert F, Srisupundit K, et al. Quantitative Cardiac Assessment in Fetal Tetralogy of Fallot.J Ultrasound Med, 2016, 35(7):1481-1488.

7. Nollert G, Fischlein T, Bouterwek S, et al. Long-Term Survival in Patients with Repair of Tetralogy of Fallot: 36-Year Follow-Up of 490 Survivors of the First Year After Surgical Repair. J Am Coll Cardiol, 1997, 30(5):1374-1383.

8. Pigula FA, Khalil PN, Mayer JE, et al. Repair of Tetralogy of Fallot in Neonates and Young Infants. Circulation, 1999, 100 (Supplement 2): II-157-II-161.

9. Bertranou EG, Blackstone EH, Hazelrig JB, et al. Life expectancy without surgery in tetralogy of Fallot. American Journal of Cardiology, Am J Cardiol, 1978, 42:458-466.

10. （美）阿尔弗莱德·阿布汗默德，（德）拉宾·查欧里. 胎儿超声心动图实用指南：正常和异常心脏. 第3版. 刘琳，主译. 北京：北京科学技术出版社,2017.

第六章

完全型大动脉转位

06章

一、概述

完全型大动脉转位（complete transposition of the great arteries，TGA）是一组心室 - 大动脉连接错位（主动脉与右心室相连、肺动脉与左心室相连），而房 - 室连接一致的先天性心脏畸形。该病发病率约为 0.2‰ ~ 0.3‰，约占所有先天性心脏病的 5% ~ 7%，居发绀型先天性心脏病的第二位，男女患病之比约为 2 ~ 4∶1。妊娠合并糖尿病胎儿的发病率较正常妊娠胎儿约高 11.4 倍，妊娠初期母体使用过激素及抗惊厥药物的胎儿发病率较高。染色体数目异常少见，家族复发风险低。

二、病理解剖学

完全型大动脉转位是胚胎时期圆锥干的扭转、分隔和吸收异常所致。其病理改变为心室 - 大动脉连接错位而房 - 室连接一致，即主动脉起源于右心室、肺动脉起源于左心室；两大动脉呈并列走行；主动脉瓣下为圆锥肌结构，肺动脉瓣与二尖瓣间为纤维连接。大多数完全型大动脉转位的心脏位置正常，心房正位（S），心室右襻（D），房 - 室连接一致，主动脉转至肺动脉右前方（D），即 D 型完全型大动脉转位（D-TGA）（图 6-1）。少数为心房反位（I），心室左襻（L），房 - 室连接一致，主动脉位于肺动脉左前方（L），即 L 型大动脉转位（L-TGA）。

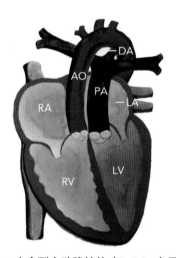

图 6-1 完全型大动脉转位（D-TGA）示意图

典型特征表现为房室连接一致，而心室 - 大动脉连接错位，即主动脉起源于右心室、肺动脉起源于左心室；主动脉位于肺动脉的右前方，两大动脉并列走行

单纯性或孤立性完全型大动脉转位多见，占 60% ~ 70%，即室间隔完整，不合并主动脉或肺动脉的梗阻性病变等。伴有其他心脏畸形时，称为复杂性完全型大动脉转位，伴发的畸形包括室间隔缺损、肺动脉狭窄、左心室流出道梗阻、冠状动脉变异（单支冠状动脉、冠状动脉走行异常）等。Wang 等报道完全型大动脉转位合并室间隔缺损与不合并室间隔缺损，冠状动脉变异的发生率分别为 23.28%、17.65%。

三、血流动力学改变

完全型大动脉转位时，由于胎儿时期肺循环未建立，氧气来自脐静脉，脐静脉内的高氧血经静脉导管进入下腔静脉，右心房接收的下腔静脉血为混合血，部分经卵圆孔 - 左心房 - 左心室 - 肺动脉 - 动脉导管 - 降主动脉，部分经三尖瓣 - 右心室 - 主动脉，由于主动脉与肺动脉血流相通，孕早期、中期胎儿于宫内可发育良好，但孕晚期（尤其是最后 6 周），异常循环致胎儿营养及供氧不足而影响大脑发育。

四、胎儿超声心动图特征

（一）四腔心切面

显示房 - 室连接一致，若不合并室间隔缺损，该切面通常显示正常（图 6-2，视频 6-1），是导致筛查漏诊的常见原因。

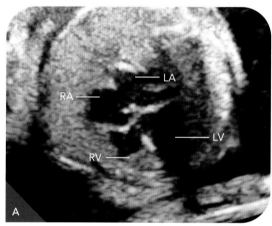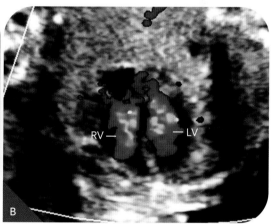

图 6-2　完全型大动脉转位（D-TGA）四腔心切面超声图像

A. 胎儿四腔心切面显示房室连接一致、腔室比例正常，室间隔连续完整（视频 6-1）；B. 彩色多普勒超声显示左、右心室血流充盈正常

（二）左、右心室流出道切面

显示心室大动脉连接不一致。主动脉发自于右心室，D 型大动脉转位时，主动脉位于肺动脉右前方（图 6-3A，视频 6-2）；肺动脉发自左心室，即大血管从左心室发出后很快显示分叉（图 6-3B，视频 6-3）。在同时显示左、右心室流出道的长轴切面可见两条大动脉并列走行（图 6-3C）。

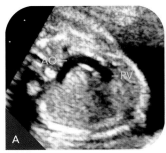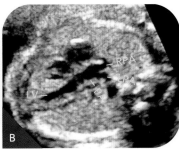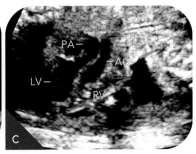

图 6-3 完全型大动脉转位（D-TGA）四腔心切面超声图像

A. D 型大动脉转位时，右心室流出道切面显示主动脉发自右心室，主动脉位于肺动脉右前方（视频 6-2）；B. D 型大动脉转位时，左心室流出道切面显示肺动脉发自左心室，即大血管从左心室发出后很快显示分叉（视频 6-3）；C. 同时显示左、右心室流出道的长轴切面可见两条大动脉并列走行

（三）大动脉短轴切面

显示两大动脉均为圆形的横断面。

（四）三血管切面

显示主动脉横弓及上腔静脉。肺动脉分叉切面显示主动脉位置前移，D-TGA 时主动脉右前移。

五、典型病例详解

病例 24，室间隔完整型完全型大动脉转位

1. 一般资料 孕妇 26 岁，单胎，孕 30 周，无特殊病史，无创基因检查无异常，系统超声提示完全型大动脉转位（室间隔完整），无心外畸形。

2. 病理解剖与超声影像特征（图 6-4 ～ 6-7） 心脏正位，心尖向左。肺静脉汇流正常，上腔静脉及下腔静脉汇流到右心房；筛孔型房间隔缺损；完全型大动脉转位（室间隔完整）。

3. 病例分析总结 本病例属室间隔完整性的完全型大动脉转位，产前超声诊断与病理解剖结果一致。病理解剖清晰显示了两大动脉的起源及发育情况。通过病理解剖还发现了筛孔型房间隔缺损，胎儿出生以后通过房间隔缺损或卵圆孔未闭获得心房水平的左向右分流、动脉导管未闭获得大动脉水平的左向右分流，以维持体循环的供氧。此类病例需要多切面、心尖至心底的连续观察室间隔是否存在缺损，以便于产前确定胎儿出生以后的救治时间及救治方案。本病例如果出生后能够得到及时救治，预后良好。

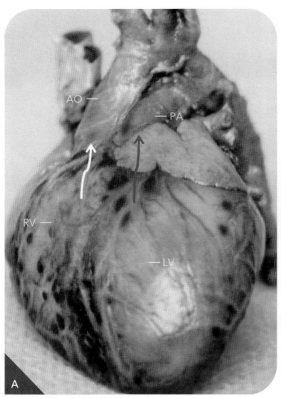
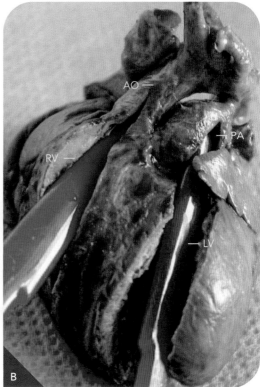

图 6-4　完全型大动脉转位（D-TGA）解剖标本

A. 心脏正面观显示两大动脉并列走行，主动脉（白色箭头）位于肺动脉（红色箭头）右侧，从右心室发出。B. 沿着主动脉长轴纵行剪开，显示主动脉起源于右心室（红色探条）。沿着肺动脉长轴纵行剪开，显示肺动脉起源于左心室（蓝色探条），动脉导管连接肺动脉与降主动脉；主动脉弓左位走行，主动脉弓发育正常

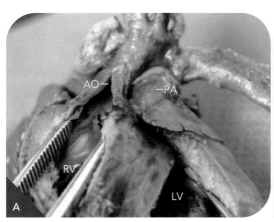
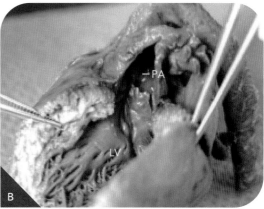

图 6-5　完全型大动脉转位（D-TGA），大动脉及动脉瓣解剖标本

A. 显示主动脉瓣；B. 显示肺动脉瓣以及肺动脉瓣与二尖瓣间的纤维连接

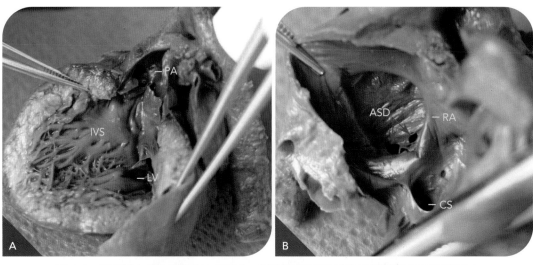

图 6-6　完全型大动脉转位（D-TGA），完整性室间隔及筛孔型房间隔缺损解剖标本

A. 显示室间隔完整；B. 显示筛孔型房间隔缺损（ASD，红色箭头）

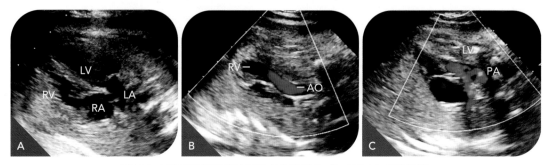

图 6-7　室间隔完整性完全型大动脉转位（D-TGA）超声图像

A. 心尖四腔心显示室间隔完整，心腔比例正常；B. 右心室流出道切面显示主动脉起源于右心室（视频 6-4）；C. 左心室流出道切面显示肺动脉起源于左心室（视频 6-5），并可见左、右肺动脉分支

六、鉴别诊断

1. Taussing-Bing 型右心室双出口　完全型大动脉转位合并室间隔缺损与 Taussing-Bing 型右心室双出口较难鉴别，两者的相似之处为主动脉位于肺动脉干右前方（两者均为心房正位、心室右襻时）、室间隔缺损位于肺动脉瓣下，鉴别的关键在于 Taussing-Bing 型右心室双出口的肺动脉是骑跨于室间隔且大部分起源于解剖右心室，左心室无流出道存在；而完全型大动脉转位合并室间隔缺损的肺动脉是完全起源于解剖左心室，左心室 - 肺动脉连接关系及左心室流出道存在，可合并左心室流出道狭窄。

2. 矫正型大动脉转位　完全型大动脉转位与矫正型大动脉转位的区别在于房 - 室连接是否一致，前者房 - 室连接一致，后者房 - 室连接不一致。造成的血流动力学差异为前者肺静脉的血流经肺动脉进入肺循环，腔静脉的血流经主动脉进入体循环，与正常完全相反；后者肺静脉的血流经主动脉进入体循环，腔静脉的血流经肺动脉进入肺循环，与正常一致。

七、预后评估

完全型大动脉转位在胎儿时期耐受良好。出生后会严重缺氧，尤其是合并室间隔完整或左心室流出道狭窄或肺动脉狭窄的患儿。因此，产后使用前列腺素保持动脉导管开放或行球囊房间隔造口术以维持血氧极为重要。早期行大动脉调转术可降低死亡率。产前诊断的完全型大动脉转位患儿较产后诊断的患儿具有更好的早期认知能力及更低的死亡率。特别是室间隔完整型完全型大动脉转位，出生后 2 周内手术，可以获得根治。因此产前明确诊断及产后三级医疗中心多学科综合管理有助于单纯性完全型大动脉转位获得较好预后。

完全型大动脉转位超声诊断要点

- D 型大动脉转位最常见，四腔心切面通常显示正常，是筛查漏诊的主要原因。
- 房-室连接一致，心室与大动脉连接完全错位。流出道切面显示右心室与主动脉连接、左心室与肺动脉连接，两大动脉呈并列走行。
- 如合并肺动脉狭窄，应与 TOF、DORV 鉴别。完全型大动脉转位者主动脉与肺动脉均无骑跨现象。
- 注意判断有无室间隔缺损及评估心室发育情况，以利于临床医师决定手术的时机与方式。室间隔完整型完全型大动脉转位胎儿出生后早期手术则预后良好，围产期多学科评估及指导产后出生救治具有重要意义。

参 考 文 献

1. Prêtre R, Tamisier D, Bonhoeffer P, et al. Results of the arterial switch operation in neonates with transposed great arteries. Lancet, 2001, 357(9271):1826-1830.

2. Wang CJ, Chen SB, Zhang HB, et al. Anatomical Classifications of the Coronary Arteries in Complete Transposition of the Great Arteries and Double Outlet Right Ventricle with Subpulmonary Ventricular Septal Defect. Thoraccardiovasc Surg, 2017,65(1):026-030.

3. Li J, Xu P, Wang Z, et al. EP04.03: Ultrasonic diagnosis to pathological types of fetal complete transposition of the great arteries (CTGA) and combined malformations. Ultrasound in Obstetrics & Gynecology, 2017, 50(S1):269.

4. Tuo G,Paladini D,Montobbio G,et al. Prenatal Echocardiographic Assessment of Foramen Ovale Appearance in Fetuses with D-Transposition of the Great Arteries and Impact on Neonatal Outcome.Fetal Diagn Ther, 2017,42:48-56.

5. Vigneswaran TV, Zidere Z, Miller OI.Usefulness of the Prenatal Echocardiogram in Fetuses with Isolated Transposition of the Great Arteries to Predict the Need for Balloon Atrial Septostomy. Am J Cardiol, 2017, 119(9):1463-1467.

6. Calderon J, Angeard N, Moutier S,et al. Impact of prenatal diagnosis on neurocognitive outcomes in children with transposition of the great arteries.J Pediatr, 2012,161(1):94-98.

7. Donofrio MT, Levy RJ, Schuette JJ,et al.Specialized delivery room planning for fetuses with critical congenital heart disease.Am J Cardiol,2013,111(5):737-747.

8. Anderson BR, Ciarleglio AJ, Hayes DA, et al. Earlier arterial switch operation improves outcomes and reduces costs for neonates with transposition of the great arteries. J Am Coll Cardiol, 2014, 63(5):481-487.

9. Villafañe J, Lantin-Hermoso MR, Bhatt AB, et al. D-Transposition of the Great Arteries: The Current Era of the Arterial Switch Operation. J Am Coll Cardiol, 2014, 64(5):498–511.

第七章

主动脉 - 肺动脉间隔缺损

一、概述

主动脉 - 肺动脉间隔缺损（aorticopulmonary septal defect，APSD）又称为主动脉 - 肺动脉窗（aorticopulmonary window），是以升主动脉与肺动脉主干直接相通为特征的先天性心脏大血管畸形。胚胎时期第 5～8 周，主动脉 - 肺动脉间隔将动脉干分隔成升主动脉和肺动脉干。在同一时期，室间隔将心室腔分隔成左、右心室，最终动脉隔的下方与室间隔的上方相融合，使左、右心室分别与主动脉和肺动脉相通。如上述分隔不完善，按其位置高低，分别形成主动脉 - 肺动脉间隔缺损、永存动脉干或高位室间隔缺损。主动脉 - 肺动脉间隔缺损较罕见，占所有先天性心脏病的 0.2%～0.6%，约 50% 合并其他心脏畸形，与染色体异常无关。

二、病理解剖学

主动脉 - 肺动脉间隔缺损者具有两组半月瓣并分别起至左、右心室流出道，但主动脉与肺动脉干间分隔出现缺损，两大动脉通过动脉壁的缺损直接相通，没有相互连接的管道。这有别于大动脉共干。该畸形可单独存在，也可合并其他心血管畸形，常见的合并畸形有室间隔缺损、主动脉弓缩窄或离断 A 型、法洛四联症、右位主动脉弓、出生后动脉导管未闭等。

Mori 等根据升主动脉与肺动脉主干间缺损的位置，将主动脉 - 肺动脉间隔缺损分为三型（图 7-1）：Ⅰ型（近端型），缺损位于升主动脉近端与肺动脉主干之间，紧邻半月瓣上方；Ⅱ型（远端型），缺损位于升主动脉远端与肺动脉分叉至右肺动脉移行处之间，远离半月瓣；Ⅲ型（完全缺损型），升主动脉与肺动脉主干间的整个间隔几乎完全缺如，但两者之间仍有少量间隔组织。

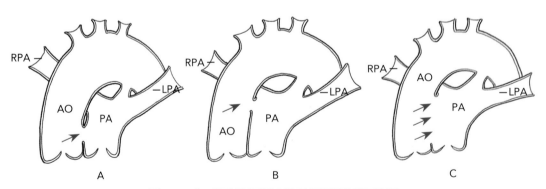

图 7-1　主 - 肺动脉间隔缺损病理解剖分型示意图

A. 近端型（Ⅰ型），缺损位于主动脉与肺动脉近端，紧邻半月瓣上方（红色箭头），多见；B. 远端型（Ⅱ型），缺损位于升主动脉远端的左后壁与右肺动脉起始部之间（红色箭头）。C. 完全缺损型（Ⅲ型），主动脉与肺动脉之间的间隔几乎完全缺损（红色箭头），缺损多累及肺动脉分叉处

1982 年，Berry 首次提出一种罕见的综合征，现命名为 Berry 综合征，即Ⅱ型（远端型）主动脉 - 肺动脉间隔缺损合并右肺动脉起源于主动脉、主动脉峡部缩窄或离断。

三、血流动力学改变

胎儿时期，由于卵圆孔及动脉导管开放，左、右心及主、肺动脉间压力小，主动脉-肺动脉间隔缺损处呈双向分流，胎儿的生存及宫内发育不受影响。出生后，主动脉-肺动脉间隔缺损的血流动力学改变类似于动脉导管未闭，其严重程度和预后与缺损大小密切相关。对于较大的主动脉-肺动脉间隔缺损，由于肺循环开放，肺血管阻力下降，造成主动脉向肺动脉的分流增加，使肺静脉回流至左心的血量增加，加重左心室容量负荷，因而引起左心室增大，患者可较早出现左心功能不全，甚至左心衰竭。而体循环血流量相对不足，导致发育不良或迟缓。由于肺充血，易导致呼吸系统感染。肺动脉血流量增加，早期产生动力性肺动脉高压；后期，肺小动脉发生管壁增厚和管腔变小等继发性病变，形成阻力性肺动脉高压，右心室负荷过重，引起右心室肥厚，待肺动脉压力高于主动脉时，形成反向（右向左）分流，导致艾森曼格综合征。

四、胎儿超声心动图特征

（一）心室流出道及三血管切面显示，升主动脉与肺动脉主干间隔回声中断（图 7-2，视频 7-1），根据缺损位置进行分型，注意缺损口与半月瓣的距离、右肺动脉壁是否完整。彩色多普勒显示缺损口处双向分流（图 7-3，视频 7-2）。

（二）单纯主动脉-肺动脉间隔缺损时，四腔心比例、主动脉与肺动脉位置及比例正常。合并其他心脏畸形时，超声声像图有相应的表现，如主动脉弓离断 A 型，主动脉弓长轴切面显示，左锁骨下动脉远端的弓降部延续征象消失。

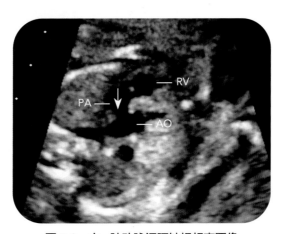

图 7-2　主-肺动脉间隔缺损超声图像

三血管切面显示升主动脉与肺动脉主干间回声中断（白色箭头，视频 7-1）

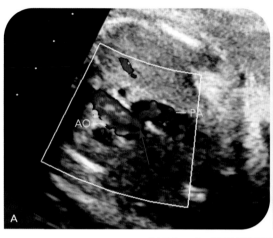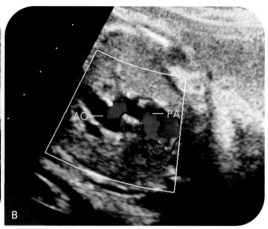

图 7-3　主 - 肺动脉间隔缺损双向分流超声图像

彩色多普勒超声显示升主动脉与肺动脉主干间双向分流（红色箭头，视频 7-2）

五、典型病例详解

病例 25，主动脉 - 肺动脉间隔缺损（Ⅱ型）、主动脉弓闭锁（A 型）。

1. 一般资料　孕妇 32 岁，单胎，孕 23^{+2} 周，无特殊病史，无创基因检查无异常，系统超声提示主动脉 - 肺动脉间隔缺损，未发现心外畸形。

2. 病理解剖与超声影像特征（图 7-4 ~ 7-11，视频 7-3 ~ 7-5）

3. 遗传学检测　未检测到与疾病相关的意义明确的致病性拷贝数变异及致病基因突变。

4. 病例分析总结　此病例经病理证实为远端型（Ⅱ型）主动脉 - 肺动脉间隔缺损并 A 型主动脉弓闭锁。其右肺动脉发自肺动脉主干，可除外主动脉 - 肺动脉间隔缺损的特殊类型即 Berry 综合征。

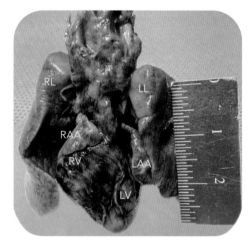

图 7-4　主动脉 - 肺动脉间隔缺损，心脏正面观解剖标本
带肺叶心脏正面观显示心脏位置正常，心室右畔，心尖部由左心室构成

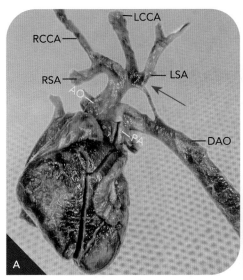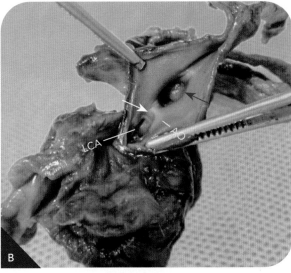

图 7-5　主动脉 - 肺动脉间隔缺损，主动脉弓闭锁、主 - 肺动脉间隔缺损解剖标本

A. 主动脉弓自左锁骨下动脉远端闭锁（红色箭头）。升主动脉与肺动脉干相邻处不能正常分离。B. 沿主动脉后壁纵行剪开升主动脉，发现升主动脉与肺动脉干以一个共同间隔隔开（白色箭头），但该间隔可见较大缺损（红色箭头），缺损远离主动脉瓣。升主动脉起始端可见冠状动脉开口

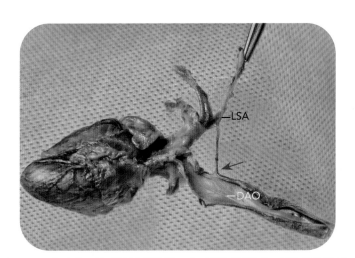

图 7-6　主动脉 - 肺动脉间隔缺损，主动脉弓闭锁（A 型）解剖标本

沿降主动脉逆行纵行剪开，显示左锁骨下动脉远端主动脉弓与降主动脉之间无管道相通，仅见一实性纤维连接带（红色箭头）

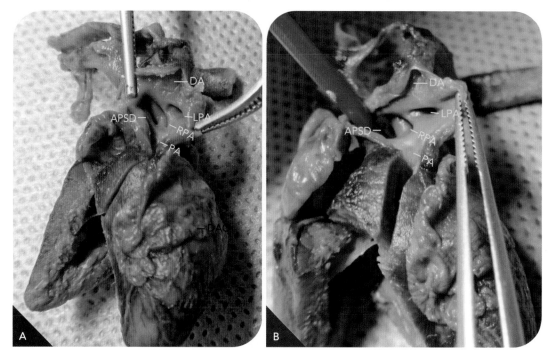

图 7-7　主动脉 - 肺动脉间隔缺损（Ⅱ型）解剖标本

A. 沿肺动脉前壁纵行剪开肺动脉，发现肺动脉起源于右心室，在肺动脉分叉处可见主动脉 - 肺动脉间隔缺损（APSD），因此分类为Ⅱ型；B. 红色探条证实肺动脉通过间隔缺损与主动脉相通

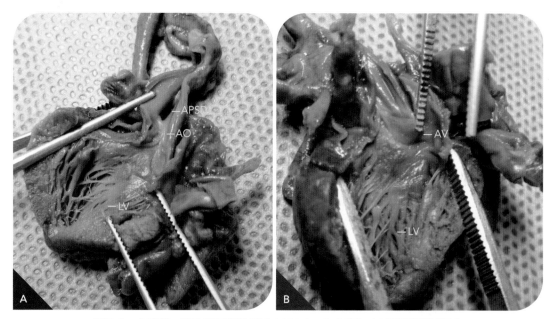

图 7-8　主动脉 - 肺动脉间隔缺损（APSD），左心室与主动脉瓣解剖标本

A. 沿左心室侧后壁纵行剪开，显示室间隔完整，主动脉瓣与二尖瓣纤维连接正常；B. 显示主动脉瓣发育正常

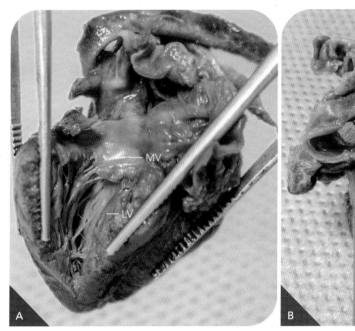
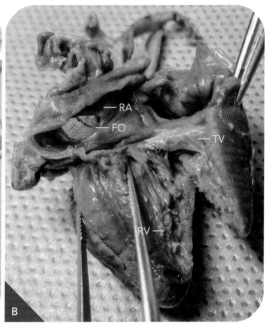

图 7-9　主动脉 - 肺动脉间隔缺损，二尖瓣与三尖瓣解剖标本

A. 沿左心室侧后壁纵行剪开，显示二尖瓣发育正常。B. 沿右心室侧壁纵行剪开，显示三尖瓣发育正常；剪开右房壁，显示卵圆孔发育正常

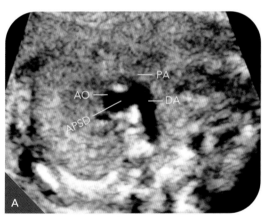
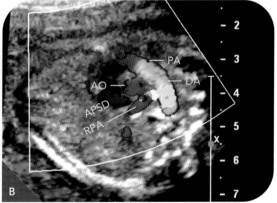

图 7-10　主动脉 - 肺动脉间隔缺损、主动脉弓闭锁超声图像

A. 二维超声于肺动脉 - 动脉导管弓切面显示在肺动脉分叉处可见主动脉 - 肺动脉间隔回声中断（视频 7-3）；B. 彩色多普勒超声显示肺动脉血流通过间隔缺损进入主动脉（视频 7-4）

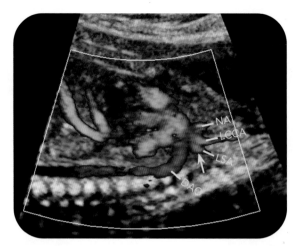

图 7-11 主动脉 - 肺动脉间隔缺损，主动脉弓闭锁超声图像

彩色多普勒能量图超声显示主动脉弓自左锁骨下动脉远端与降主动脉之间的连续中断（黄色箭头，附视频）

六、鉴别诊断

Ⅲ型主动脉 - 肺动脉间隔缺损的缺损范围大，应与共同动脉干鉴别。前者两大动脉位置关系正常，且有两组半月瓣；后者只有一组半月瓣，共同动脉干骑跨于高位缺损的室间隔上，无右心室流出道征象。

七、预后评估

患儿出生后，出现主动脉向肺动脉分流，应尽早手术，预后良好。其临床表现主要取决于主动脉至肺动脉分流血量的多寡，以及是否发生继发性肺动脉高压及其程度。由于缺损一般较未闭动脉导管口径大，以及其分流的位置位于大动脉根部，如不及时手术治疗，早期就出现肺动脉高压及心功能衰竭。许多患者在婴儿或幼儿期即死于充血性心力衰竭，幸存者心悸、气急、乏力，易患呼吸系统感染和发育不良等症状，晚期肺动脉高压严重产生逆向分流时则出现全身性发绀。

手术治疗效果与合并的心脏畸形及肺动脉高压情况有关。Talwar 等根据是否合并其他心脏畸形将主动脉 - 肺动脉间隔缺损分为单纯组和复杂组。手术后，复杂组早期死亡率高于单纯组。因此，产前超声明确诊断主动脉 - 肺动脉间隔缺损及合并的畸形对选择分娩及产后及时救治尤为重要。

主动脉 - 肺动脉间隔缺损超声诊断要点

- 心室流出道、大动脉短轴切面见升主动脉与肺动脉主干间回声中断，缺损处呈双向分流。两大动脉通过动脉壁的缺损直接相通，两者之间没有相互连接的管道。根据缺损位置分为近端型、远端型、完全缺损型。
- 常合并主动脉弓缩窄或离断。
- Ⅱ型（远端型）主动脉 - 肺动脉间隔缺损合并右肺动脉起源于主动脉、主动脉峡部缩窄或离断、室间隔完整时诊断为 Berry 综合征。

参 考 文 献

1. Baronofsky ID, Gordon AJ, Grishman A, et al. Aorticopulmonary septal defect. Am J Cardiol, 1960, 5(2): 273-276.

2. Berry TE, Bharati S, Muster AJ, et al. Distal aortopulmonary septal defect, aortic origin of the right pulmonary artery, intact ventricular septum, patent ductus arteriosus and hypoplasia of the aortic isthmus: a newly recognized syndrome. Am J Cardiol, 1982, 49(1):108-116.

3. Yu SM, Han JC, Gao S, et al. The prenatal diagnosis of aortopulmonary window by fetal echocardiography. Echocardiography, 2018,35(11):1835-1840.

4. Talwar S, Agarwal P, Choudhary SK, et al. Aortopulmonary window: morphology, diagnosis, and long-term results. J Card Surg, 2017,32(2):138-144.

5. Fotaki A, Novaes J, Jicinska H, et al. Fetal aortopulmonary window: case series and review of the literature. Ultrasound Obstet Gynecol, 2017,49(4):533-539.

第八章

单心室

一、概述

单心室（single ventricle）是一组包括心室、房室瓣以及大动脉发育异常的复杂型先天性心脏病，是一种单心室性房 - 室连接畸形。文献最早于 1814 年报道单心室。单心室的发病率在活婴中约为 0.015%，约占先天性心脏病的 1.5%，占新生儿先天性心脏病的 4%，占出生后第一年发绀型先天性心脏病的 10%，男女比例 2：1 ~ 4：1。在胎儿时期单心室的检出率明显高于出生后。

二、病理解剖学

胚胎时期原始心室的右端（右心室窦部）或左端（左心室窦部），或者肌部室间隔未发育，都将导致单心室性房 - 室连接畸形。只有一个功能心室腔，可能是一个单心室腔，或者是一个主心室腔合并一个未发育的且没有房 - 室连接关系的残腔。如果一侧房室瓣闭锁而瓣下的心室腔发育不全则归类为房室瓣闭锁，不属于单心室。单心室的细化分类根据单心室的心室特征、房 - 室连接的方式及心室 - 大动脉连接方式不同各有不同。

（一）根据单心室的心室特征分型

1. Van Praagh 等（1964 年）把单心室描述为有一组或两组房室瓣共同汇入一个单心室并排除二尖瓣和三尖瓣闭锁，分为四型。

A 型：左心室型，即心室腔为解剖左心室，右心室窦部未发育，约占 78%。

B 型：右心室型，即心室腔为解剖右心室，左心室窦部未发育，约占 5%。

C 型：左、右心室窦部均发育，但原始室间隔未发育，约占 7%。

D 型：左右心室窦部及室间隔均未发育，仅由原始心球壁构成，称原始心室，约占 10%。

2. Anderson 等（1981 年）提出主心室腔和残余心室腔的概念，将单心室分为三型。

（1）左心室型：最常见，约占 75%，主心室腔为左心室解剖结构，室壁内膜光滑，但腔内可见粗大乳头肌和异常肌束穿行，残余心室腔位于前上方，可偏左或偏右。心房多正位，房 - 室连接以两组房室瓣多见，房室瓣多发育异常，如瓣叶裂，降落伞型二尖瓣、瓣叶跨立于残余心室腔。

（2）右心室型：约占 20%，主心室腔为右心室解剖特征，肌小梁粗糙，残余心室腔位于后下方，可偏左或偏右。心房约 50% 为正位，房 - 室连接以共同房室瓣多见。

（3）未定心室型：较少见，占 5%，仅有一个心室腔，心室解剖特征不能确定，无残余心室腔。心房可正位、反位、不定位、异构，以共同房室瓣多见。

（二）根据单心室性房 - 室连接的方式及心室大动脉的连接形式分型

1. **单心室性房 - 室连接**　单心室性房 - 室连接方式分为单入口型（一组房室瓣）或双入口型（两组房室瓣）（图 8-1）。其特征为一个心室腔同时接受左右心房或共同心房的血液，可以通过两个房室瓣口（双入口），或者是一个共同房室瓣口（单入口）。这个心室腔通常包括一个大的有房 - 室连接关系的主心室腔和一个小的无房 - 室连接关系的残腔或流出腔，部分病例仅仅只有一个心室腔。

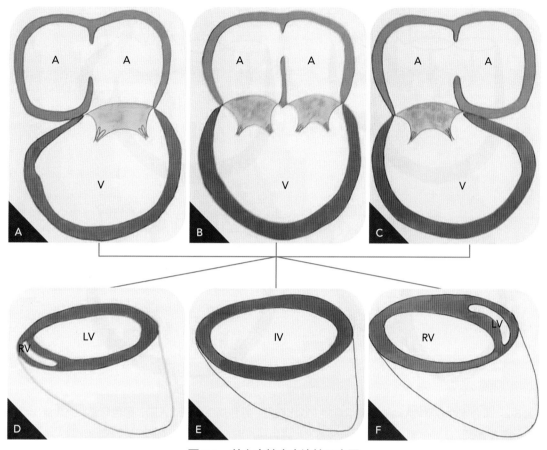

图 8-1　单心室性房室连接示意图

从房室连接序列来看，单心室典型特征表现为一个心室腔可以通过一个共同房室瓣口（单入口，图 A、C）或者是两个房室瓣口（双入口，图 B）同时接受左右心房或共同心房的血液。从心室节段来看，单心室典型特征表现为通常包括一个大的有房 - 室连接关系的主心室腔和一个小的无房 - 室连接关系的残腔或流出腔（图 D、F），部分病例仅仅只有一个心室腔（图 E）（IV：孤立性单心室；A：心房；V：心室）

2. 心室 - 大动脉关系　心室 - 大动脉关系可以表现为双出口或者单出口型。双出口者两大动脉关系正常或者转位，单出口者表现为大动脉共干或者一根大动脉闭锁。

（1）双出口型：此型情况复杂，两大动脉可同时起自主心室或残余流出腔，也可分别起自主心室腔及残余流出腔。后者又可分为心室大动脉连接正常型（主动脉从解剖左心室发出、肺动脉从残余流出腔发出或肺动脉从解剖右心室发出，主动脉从残余流出腔发出）及大动脉转位型（主动脉从解剖右心室发出、肺动脉从流出腔发出或肺动脉从解剖左心室发出，主动脉从流出腔发出）。此型通常合并有一根大动脉梗阻（图 8-2）。

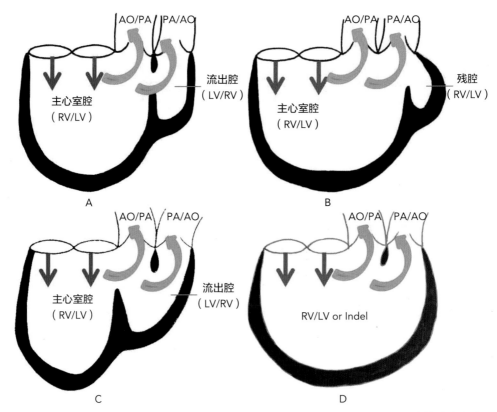

图 8-2　单心室性心室 - 大动脉连接示意图（双出口型，红色箭头代表流入道，绿色弯箭头代表流出道）

A. 一根大动脉发自主心室腔，另一根大动脉发自流出腔；B. 两大动脉均发自主心室腔；C. 两大动脉均发自流出腔；D. 心室为孤立性单心室，两大动脉发自单心室腔

（2）单出口型：一条大动脉起自主心室或流出腔，另一大动脉闭锁；或者以共同动脉干形式发出体循环与肺循环血管。

与以上分型不同，Carla Frescura 等（2014 年）提出了单心室的新概念，认为不能到达双心室修复即两个心室不能分别承担体循环与肺循环的均称为单心室。其中提到的双心室性房 - 室连接合并单根心室大动脉连接的情况，如室间隔完整型主动脉闭锁合并左心室发育不良、室间隔完整型肺动脉闭锁合并右心室发育不良等均属功能性单心室的范畴，不是真正意义上的单心室性房 - 室连接。

三、血流动力学改变

胎儿期由于肺循环阻力大或者合并肺动脉狭窄，肺循环不会过度灌注，胎儿可在宫内存活至出生。但若出现房室瓣大量反流，心腔明显扩大，胎儿会发生心功能衰竭，预后不良。对于单心室新生儿，舒张期左右心房或单心房的血流进入主心室，造成主心室腔容量负荷增大，引起心室扩大、心室壁肥厚。单心室腔的混合血液供应体循环和肺循环，引起低血氧饱和度，引发发绀症状；若肺动脉无狭窄，常导致肺动脉高压。

四、胎儿超声心动图特征

（一）四腔心切面

显示心室为单腔，部分病例可见狭小的残余心室腔或流出腔。左心室型的单心室腔特征为心内膜面光滑，肌小梁细小，腱索通常与乳头肌相连；右室型的单心室腔特征为心内膜面粗糙，肌小梁粗大，腱索多与心室壁连接；未定型单心室腔内可见粗大的肌束，不见室间隔结构。需要注意的，一是单心室腔内常合并有粗大的肌束，易被误认为是缺损的室间隔，容易造成误诊。二是对于残余心室腔，需要与发育不良的心室腔相鉴别，两者的根本区别在于有无房-室序列连接。加上彩色多普勒容易识别单心室性房-室连接为双入口型还是单入口型。单入口型多伴不同程度的房室瓣反流。

（二）流出道切面

观察心室与大动脉的连接为双出口型还是单出口型，双出口型通常合并大动脉的梗阻性病变。单出口型要注意区分是一根大动脉闭锁还是共同动脉干。肺动脉闭锁通常合并有动脉导管血流反向或体-肺侧支循环形成。合并单心房、完全性肺静脉异位引流、主动脉弓缩窄或离断、左侧或右侧异构等心内外结构畸形或者心律失常者则会表现相应的超声心动图特征。

五、典型病例详解

（一）病例26，单心室（形态学右心室型、双入口、双出口），大动脉异位，升主动脉及主动脉弓发育不良

1. **一般资料** 孕妇35岁，单胎，孕23^{+3}周，无特殊病史，无创基因检查无异常，系统超声未发现心外畸形。

2. **病理解剖与超声影像特征**（图8-3~8-8）

该病例为外院送检，胎儿心脏超声图像资料缺如。病理学检测结果表现为心脏位置正常，心尖向左；心房正位，左右各一支肺静脉分别汇入左心房，上下腔静脉分别汇入右心房，可见卵圆孔；双流入道，两组房室瓣；房-室连接呈现为双入口单心室型，两组独立的房室瓣进入共同的主心室腔，部分腱索与心室壁相连，主心室心肌结构疏松，为形态学右心室；主

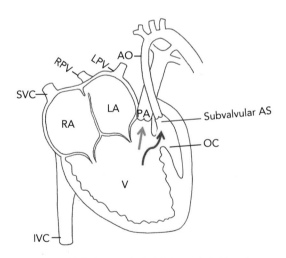

图8-3 单心室，两大动脉起源及走行关系病理解剖示意图

心尖向左，单心室性房室连接，双入口、双出口；大动脉异位。主动脉发自圆锥前方的流出腔（OC，红色弯箭头），主动脉瓣下狭窄（Subvalvular AS）、升主动脉及主动脉弓发育不良；肺动脉发自圆锥后方的主心室腔（V，绿色箭头）、肺动脉干粗大

心室左前方可见一狭长的流出腔，流出腔无房室序列连接；大动脉异位，主动脉位于左前，起自流出腔，主动脉瓣下狭窄；肺动脉位于右后，起自主心室腔；大动脉下肌性圆锥。

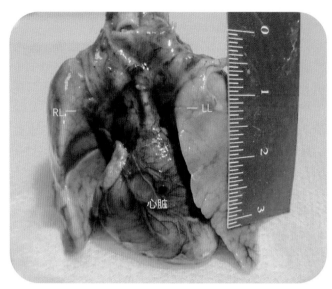

图 8-4 单心室病理解剖标本

带肺叶心脏前面观，心脏位置正常，心尖向左

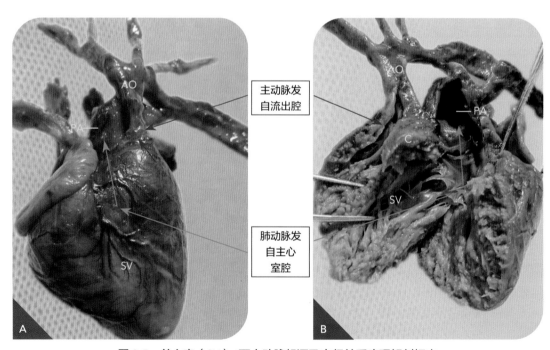

图 8-5 单心室（SV），两大动脉起源及走行关系病理解剖标本

A. 去肺叶心脏前面观，心尖向左，两大动脉呈左前右后并列走行关系，大动脉异位。升主动脉及主动脉弓发育不良，肺动脉干粗大，圆锥部隆起（C）。B. 可见大动脉下肥厚的肌性圆锥；主动脉发自圆锥前方的流出腔（红色箭头），肺动脉发自圆锥后方的主心室腔（绿色箭头）

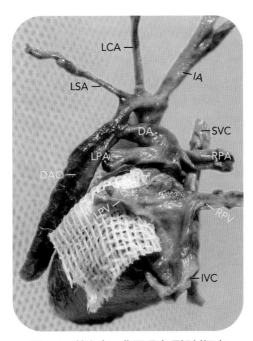

图 8-6 单心室，背面观病理解剖标本

背面观。上下腔静脉汇入右心房，左右两支肺静脉汇分别汇入左心房

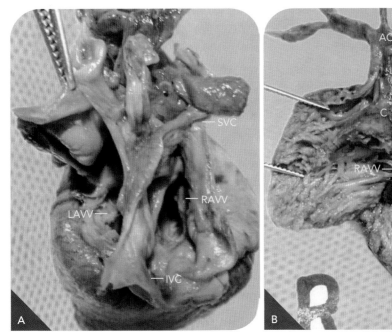
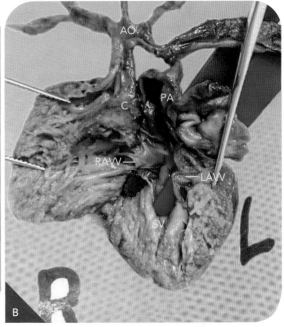

图 8-7 单心室，双入口病理解剖标本

A. 剪开左右心房，显示左、右心房发育正常，可见两组独立的房室瓣，上下腔静脉汇流入右心房，左右肺静脉汇流入左心房；B. 带色标签分别经独立的房室瓣进入共同的主心室腔（红色，左侧房室瓣；蓝色，右侧房室瓣）

LAVV：左侧房室瓣；RAVV：右侧房室瓣；IVC：下腔静脉

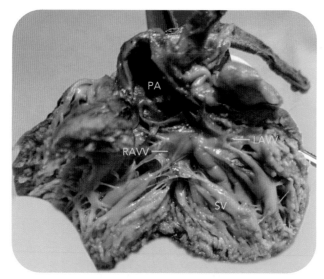

图 8-8　单心室，双入口病理解剖标本

近距离观察，带色标签分别经独立的房室瓣进入共同的心室腔 [红色，左侧房室瓣（RAVV）；蓝色，右侧房室瓣（LAVV）]，部分房室瓣腱索直接与心室壁相连接，主心室结构为形态学右心室

3. 病例分析总结　此病例为典型的单心室，根据主心室腔形态分为 B 型（Van Praagh 分型）或右心室型（Anderson 分型）；根据房 - 室连接分为双入口型；根据心室 - 大动脉连接分为双出口型。主动脉发育不良可能与发自流出腔或残余心室腔有关。超声诊断此病例较容易。

（二）病例 27，单心室（形态学右心室型、单入口、单出口），大动脉关系正常，主动脉闭锁

1. 一般资料　孕妇 29 岁，孕 24 周。无特殊病史，无创基因检查无异常，系统超声未发现心外畸形。

2. 病理解剖与超声影像特征（图 8-9 ～ 8-19，视频 8-1 ～ 8-3）

胎儿超声心动图检查提示单心房、单心室（单入口型）；主动脉闭锁，升主动脉及主动脉弓发育不良，主动脉弓缩窄，主动脉弓 - 动脉导管依赖，肺动脉粗大。病理学检测结果表现为共同心房、左右两根肺静脉汇入心房左侧、左上腔静脉汇入增宽的冠状静脉窦、右上腔静脉及下腔静脉汇入心房右侧、单心室（形态学右心室型）、单入口、单出口，大动脉关系正常，主动脉闭锁，升主动脉及主动脉弓发育不良，主动脉弓 - 动脉导管依赖，肺动脉粗大。

3. 遗传学检测　未检测到与胎儿疾病相关的意义明确的致病性拷贝数变异及致病基因突变。

4. 病例分析总结　产前超声诊断与病理解剖结果一致。由于主动脉闭锁，升主动脉及主动脉弓明显发育不良，其内缺乏前向血流信号，超声难以显示升主动脉影像，但利用彩色多普勒超声仔细观察，可以发现紧贴于动脉导管的主动脉横弓细窄的逆向血流信号。病理解剖结果明确了主动脉根部闭锁、无主动脉瓣叶结构，无心室 - 主动脉相通征象，胎儿的冠状动脉、升主动脉及主动脉弓管腔结构可见，但发育不良，其头颈部、冠状动脉及体循环均依赖于肺动脉经动脉导管血流灌注，因此肺动脉、动脉导管粗大。本病例心脏大血管多发畸形，出生后只能进行姑息治疗，预后差。

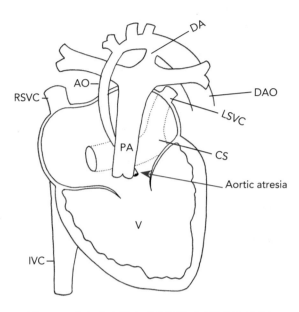

图 8-9　单心室合并主动脉闭锁病理解剖示意图

共同心房、单心室（单入口、单出口），两大动脉关系正常，主动脉闭锁（Aortic atresia），升主动脉及主动脉弓发育不良，主动脉弓 - 动脉导管依赖，肺动脉及动脉导管粗大

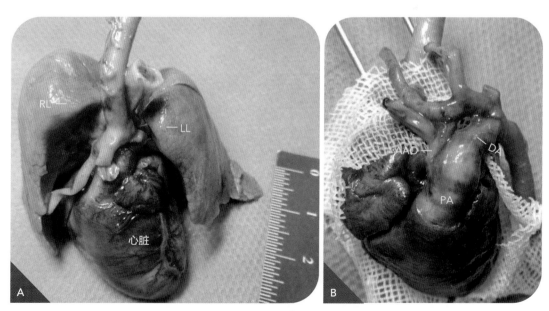

图 8-10　单心室，心脏前面观病理解剖标本

A. 带肺叶心脏前面观，心脏位置正常，心尖向左；B. 去肺叶心脏前面观，两大动脉关系正常，但升主动脉及主动脉弓明显发育不良，肺动脉及动脉导管粗大

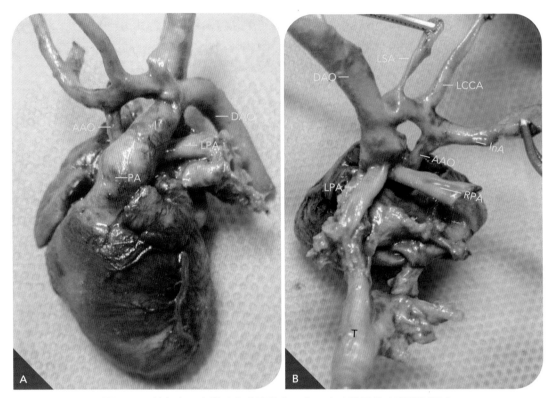

图 8-11 单心室，合并升主动脉发育不良、大动脉异位病理解剖标本

A. 去肺叶心脏前面观。两大动脉关系正常，但升主动脉及主动脉弓明显发育不良，升主动脉较主动脉横弓更细窄，肺动脉及动脉导管粗大；B. 心脏后面观。左右肺动脉分支发育好，升主动脉明显发育不良

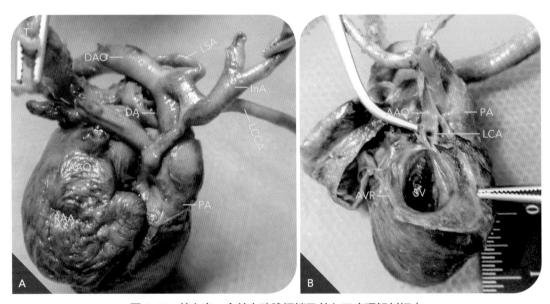

图 8-12 单心室，合并主动脉闭锁及单入口病理解剖标本

A. 心脏后面观，升主动脉位于肺动脉左后方（红色箭头），明显发育不良，升主动脉较主动脉弓更细；主动脉弓发育不良；肺动脉及动脉导管粗大。B. 单心室性房室连接，仅见一个宽大的流入道、单组房室瓣；在房室环的前方可见主动脉根部呈盲端显示，主动脉瓣缺如（红色箭头），左冠状动脉开口可见

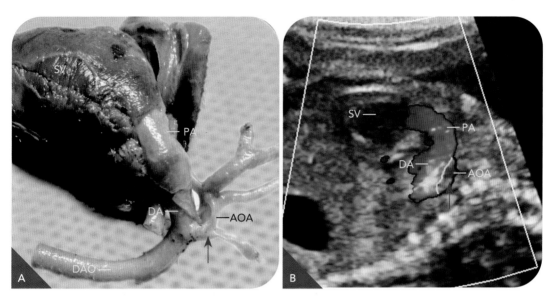

图 8-13 单心室，合并主动脉横弓发育不良、动脉导管依赖病理解剖标本及超声图像

A. 病理标本显示发育不良的主动脉横弓与动脉导管平行伴行（红色箭头）。B. 动脉导管弓切面彩色多普勒超声显示粗大的动脉导管旁伴行细窄的主动脉横弓逆向血流信号（红色箭头）。其病理生理基础在于主动脉闭锁，升主动脉内无前向血流，肺动脉内的血流通过动脉导管逆向进入主动脉弓及升主动脉，供应头颈部以及冠状动脉循环

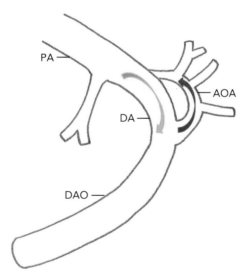

图 8-14 单心室，合并主动脉横弓发育不良、动脉导管依赖血流动力学示意图

由于主动脉闭锁，升主动脉内无前向血流，肺动脉内的血流通过动脉导管逆向进入主动脉弓及升主动脉，供应头颈部以及冠状动脉循环。蓝色弯箭头代表从肺动脉到动脉导管的前向血流，红色弯箭头代表从动脉导管进入主动脉横弓的逆向血流

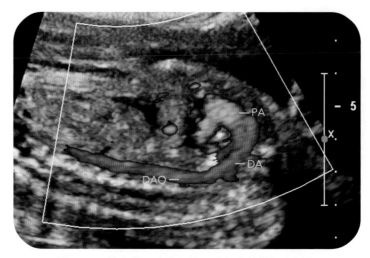

图 8-15 单心室，动脉导管弓彩色多普勒超声图像

胎儿心脏超声于动脉导管弓切面显示粗大的肺动脉、动脉导管及与之相延续的降主动脉（视频 8-1）

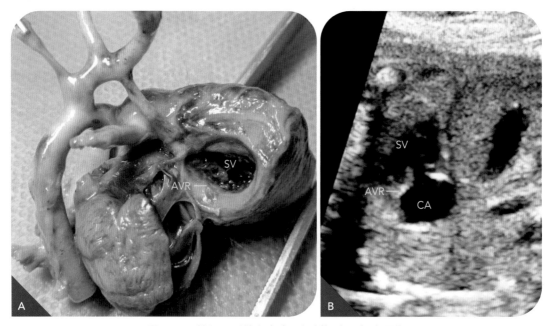

图 8-16 单入口型单心室病理解剖标本及超声图像

A. 剪开房室环，显示宽大的单流入道、单组房室瓣（AVR：房室瓣环）；B. 胎儿超声心动图四腔心切面显示一个流入道、单组房室瓣、共同心房（CA）、心室为单心室（SV）（视频 8-2，8-3）

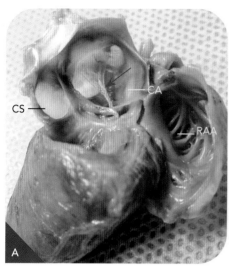
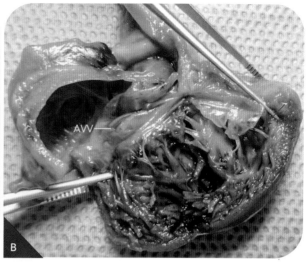

图 8-17 单心室，房室连接及单心室腔病理解剖标本

A. 剪开心房壁，显示为共同心房，心房腔内见残余的房间隔（红色箭头），心房后方见粗大的冠状静脉窦；B. 心室冠状面切开，显示共同房室瓣（AVV），心室呈单腔，心室壁见丰富的肌小梁，部分房室瓣腱索直接与心室壁相连接（红色箭头），心室形态学结构为右心室

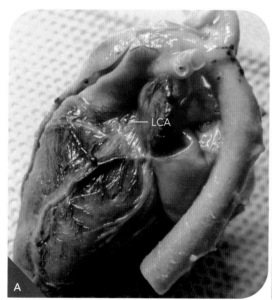
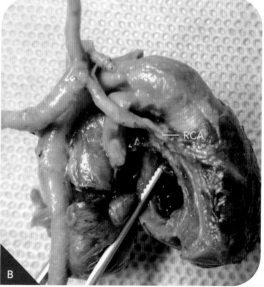

图 8-18 单心室，左、右冠状动脉病理解剖标本

A. 左冠状动脉；B. 右冠状动脉

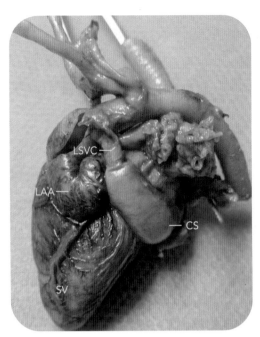

图 8-19 单心室，合并左上腔静脉汇入冠状静脉窦病理解剖标本

显示左上腔静脉汇入冠状静脉窦，伴冠状静脉窦扩张

（三）病例 28，单心室（形态学右心室型、单入口、双出口），大动脉异位，肺动脉瓣下狭窄

1. 一般资料　孕妇 22 岁，孕 25 周。无特殊病史，无创基因检查无异常，系统超声未发现心外畸形。

2. 病理解剖与超声影像特征（图 8-20 ~ 8-25，视频 8-4）

胎儿超声心动图检查提示单心室，单流入道，大动脉异位，冠状静脉窦增宽，双上腔静脉，左上腔静脉汇入冠状静脉窦。病理学检测结果表现为单心室（形态学右心室型）、单入口、双出口，大动脉异位，肺动脉瓣下狭窄。

3. 遗传学检测　检测到与疾病相关的致病性拷贝数变异：（chr5:151620000-175749000）×1。该样品在 5 号染色体长臂（5q34-q35.1）约 24.1M 拷贝数杂合缺失，父母不携带该染色体异常。

4. 病例分析总结　此病例遗传学检测结果显示与疾病相关的致病性拷贝数变异。Decipher 及 ISCA 数据库收录有多个该区段缺失致病的记录。区间内的 *NKX2-5* 基因为单倍剂量不足敏感基因，其无义变异导致的剂量不足可导致先天性心脏病。而 *NKX2-5* 基因属于转录因子，是明确的先天性心脏病致病基因，与其相关的表型主要包括房间隔缺损、室间隔缺损、法洛四联症、主动脉弓缩窄 / 离断、大动脉转位、右心室双出口等。并且 Decipher 及 ISCA 数据库涉及 *NKX2-5* 基因缺失的拷贝数变异患者表型同样包括室间隔缺损、房间隔缺损等。综合以上考虑，该拷贝数缺失为致病性变异。

通过病理解剖和超声影像对照，明确了流出腔的病理特征（无房室序列连接、无房室瓣结构特征，入口与主心室腔相通，出口与大动脉相连接），与流出腔连接的大动脉可以发育良好，正如此病例，流出腔连接的肺动脉发育良好。

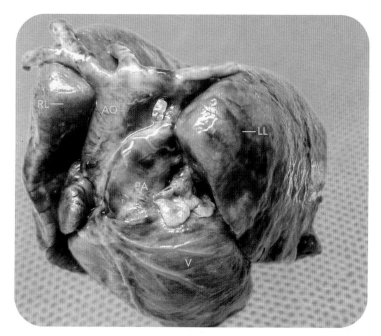

图 8-20　单心室病理解剖标本

带肺叶心脏前面观，显示心尖饱满、向左，大动脉异位，两大动脉并列走行，主动脉位于肺动脉右后侧

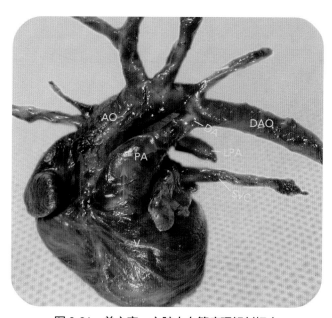

图 8-21　单心室，心脏大血管病理解剖标本

去肺叶心脏前面观，显示心尖饱满、朝向左侧，两大动脉并列走行，主动脉（红色箭头）位于肺动脉（绿色箭头）右侧

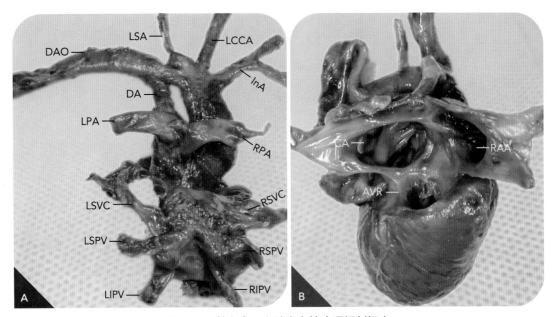

图 8-22　单心室，心脏大血管病理解剖标本

A. 心脏后面观，肺静脉汇流入心房左侧，左上腔静脉引流入冠状静脉窦，右上腔静脉及下腔静脉汇流入心房右侧；左右肺动脉发育正常，主动脉弓发育正常；B. 剪开右心耳壁，可见房间隔未发育，心房为共同心房，只有一个房室环（AVR）、一组房室瓣

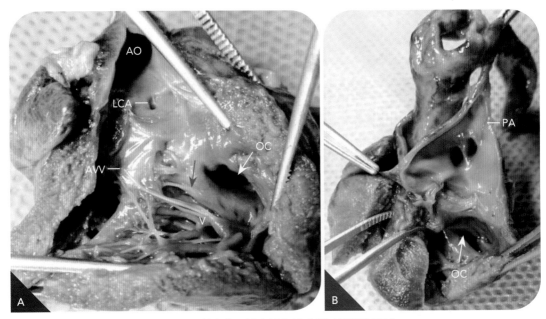

图 8-23　单心室，流入道与流出道病理解剖标本

A. 切开心室壁，显示心室腔右侧为有房室序列连接的主心室腔（V）；房室瓣（AVV）显示完整，部分腱索直接与心室壁相连接（红色箭头），肌小梁丰富，为右心室形态学结构；主动脉发自主心室腔，可见左冠状动脉开口；在其左前方肥厚的圆锥肌下可见一个流出腔（OC）的开口（白色箭头），该流出腔无房室序列连接，无房室瓣腱索结构。B. 肺动脉发自流出腔（白色箭头），肺动脉瓣下狭窄。

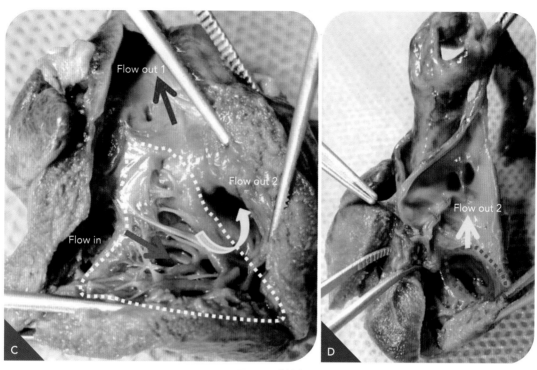

图 8-23（续）

C. 白色虚线框及红色箭头代表流入区域及方向（Flow in），紫色箭头代表主动脉发自主心室腔。黄色弯箭头代表主心室腔向流出腔的流出道（Flow out）。D. 红色虚线框代表流出腔，黄色箭头代表肺动脉发自流出腔，肺动脉瓣下狭窄

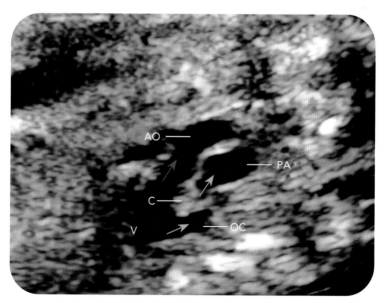

图 8-24　单心室双出口超声图像

胎儿心脏超声于流出道切面显示主动脉发自右侧的主心室腔（V，红色箭头），肺动脉发自左侧的流出腔（OC，绿色箭头），肺动脉瓣下狭窄，见粗大的肌性圆锥（C）

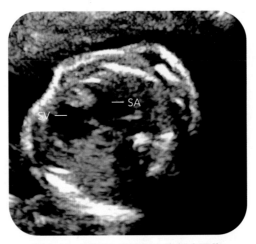

图 8-25 共同心房及单心室超声图像

胎儿心脏超声四腔心切面显示心房为共同心房，心室为单心室，房室序列连接为单流入道、单组房室瓣（视频 8-4）

（四）病例 29，单心室（形态学右心室型、单入口、单出口），肺动脉闭锁（Ⅱ型）

1. 一般资料 孕妇 31 岁，孕 23⁺³ 周。无特殊病史，21 三体综合征低危（1∶10 000），18 三体综合征低危（1∶4 047），神经管畸形低危（1∶256），外院系统超声提示胃泡反位、复杂型先天性心脏病。

2. 病理解剖与超声影像特征（图 8-26～8-32）

胎儿超声心动图检查提示单心室（单入口），肺动脉闭锁（Ⅱ型），肺动脉 - 动脉导管依赖。病理学检测结果表现为共同心房、左右两支肺静脉合成总干以后从心房左侧汇入、上下腔静脉分别从心房右侧汇入，单心室（形态学右心室型）、单入口、单出口，肺动脉闭锁（Ⅱ型）。

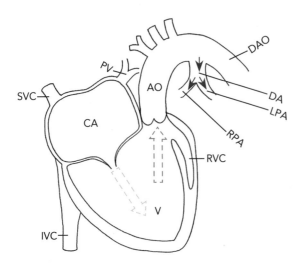

图 8-26 单心室合并肺动脉闭锁病理解剖示意图

共同心房、左右两支肺静脉合成总干以后从心房左侧汇入、上下腔静脉分别从心房右侧汇入；单心室性房室连接，单入口（蓝色虚线箭头）、单出口（红色虚线箭头）；心底部仅见一根大动脉发出，该大动脉与主动脉弓及降主动脉相延续，在主动脉弓部左锁骨下动脉水平远端内侧见动脉导管发出，并延续为左右肺动脉分支（红色实线箭头），未见肺动脉主干发育，为肺动脉闭锁（Ⅱ型）

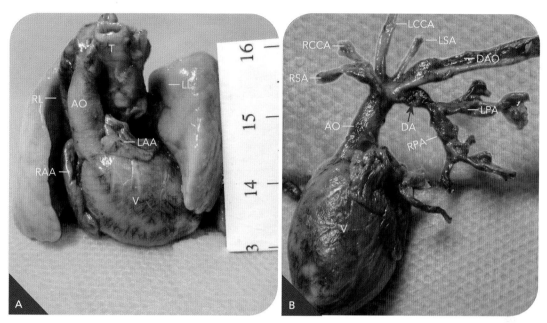

图 8-27　单心室合并肺动脉闭锁，心脏前面观病理解剖标本

A. 带肺叶心脏前面观，左心耳发育差，右心耳扩大，心底部仅见一根大动脉发出；B. 去肺叶心脏前面观，心底部仅见一根大动脉发出，该大动脉与主动脉弓及降主动脉相延续，在主动脉弓部左锁骨下动脉水平内侧见动脉导管发出（红色箭头），并延续为左右肺动脉分支，未见肺动脉主干发育

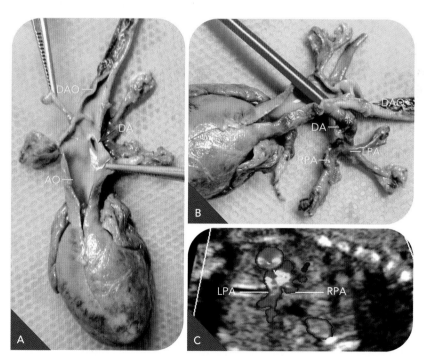

图 8-28　单心室合并肺动脉闭锁病理解剖标本与胎儿心脏超声图像

A. 病理标本显示主动脉弓部左锁骨下动脉水平内侧见动脉导管开口（红色箭头）；B. 红色探条顺着动脉导管开口进入左右肺动脉分支；C. 与图 B 对照，胎儿心脏超声显示左右肺动脉分支血流充盈良好

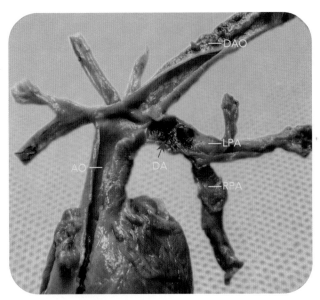

图 8-29　单心室合并肺动脉闭锁，动脉导管与肺动脉分支及主动脉相连接病理解剖标本

剪开右肺动脉及动脉导管，显示动脉导管节段内膜面粗糙，有陈旧性血凝块附着，中间段可见嵴样突起（红色箭头）；主动脉及左右肺动脉内膜面光滑

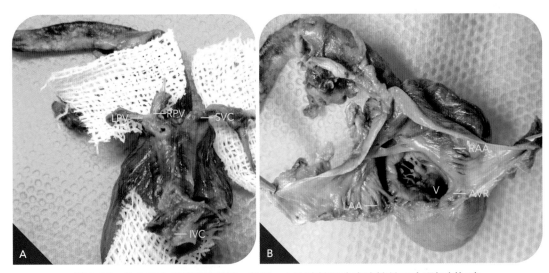

图 8-30　单心室合并肺动脉闭锁，静脉 - 心房连接及房室连接关系病理解剖标本

A. 心脏后面观，左右肺静脉汇成总干以后进入心房左上侧，上下腔静脉分别汇入心房右侧；B. 心房腔为共同腔，可见一个房室环（AVR），一组房室瓣，房室连接序列为单心房 - 单心室连接

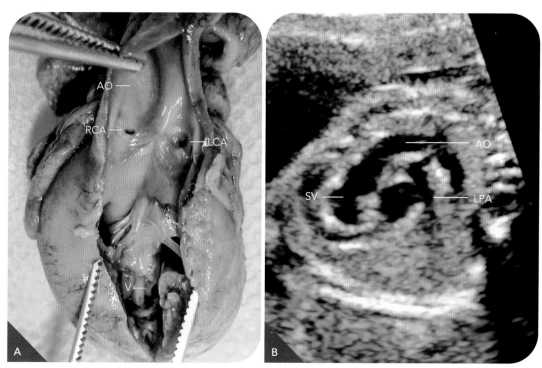

图 8-31　单心室合并肺动脉闭锁，心室 - 大动脉连接关系病理解剖标本与胎儿心脏超声图像

A.纵行剪开主动脉及心室壁，病理标本显示主动脉从单心室右侧发出，主动脉根部可见左右冠状动脉开口；
B.胎儿心脏超声显示主动脉从单心室右上侧发出（流出道），在主动脉的后内侧可见左肺动脉及右肺动脉

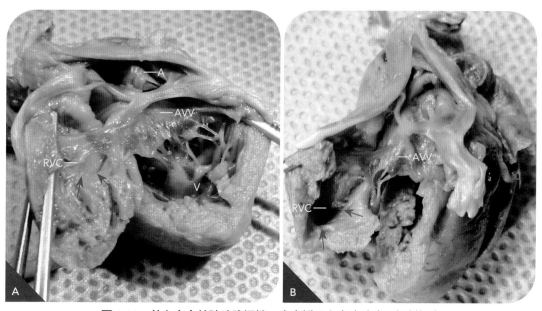

图 8-32　单心室合并肺动脉闭锁，房室瓣及心室残腔病理解剖标本

A.病理标本显示流入道部分及房室瓣（AVV），心室壁心肌疏松，内膜面粗糙，单心室（V）形态学为右心室型；在心室前壁上可见一独立开口，为残余心室腔（RVC）开口（红色箭头）。B.顺着心脏长轴方向剪开残余心室腔直至心尖部，可见其内膜光滑（红色箭头），但无房 - 室序列连接关系，室壁未见腱索附着，亦无心室 - 大动脉连接关系。

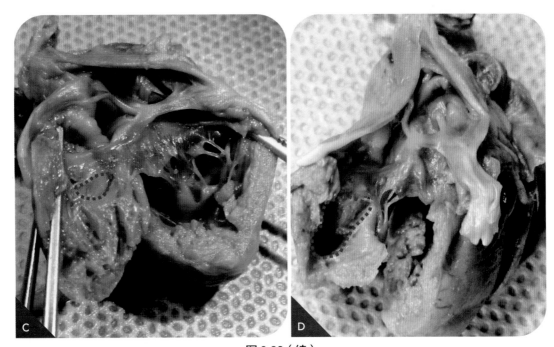

图 8-32（续）

C.红色虚线圈代表参与心室腔开口。D.红色虚线圈代表残余心室腔纵切面

3. 遗传学检测　未检测到与胎儿疾病相关的意义明确的致病性拷贝数变异及致病基因突变。

4. 病例分析总结　此病例为单出口型单心室。产前超声检查未发现肺动脉主干，但可见肺动脉左、右分支影像，此时较难明确该病例为肺动脉闭锁还是大动脉共干。病理解剖结果明确连接主动脉与肺动脉分支之间的血管节段为动脉导管（内膜面粗糙，可见嵴样突起），而不是肺动脉主干（内膜光滑），从而明确肺动脉闭锁的诊断，根据闭锁的部位确定为Ⅱ型肺动脉闭锁（肺动脉瓣及主干均闭锁）。此外，残余心室腔的特征是无大血管相连，产前超声难以显示，该病例通过病理解剖发现了与主心室腔相通的残余心室腔。

（五）病例 30，单心室（形态学左心室型、单入口、双出口），大动脉关系正常，升主动脉及主动脉峡部缩窄

1. 一般资料　孕妇 31 岁，孕 25^{+5} 周。无特殊病史，无创基因检查无异常，系统超声未发现心外畸形。

2. 病理解剖与超声影像（图 8-33 ～ 8-38）

胎儿超声心动图检查提示单心室，单流入道，主动脉缩窄。病理学检测结果为单心室（形态学左心室型）、单入口、双出口（大动脉关系正常），升主动脉及主动脉峡部缩窄。

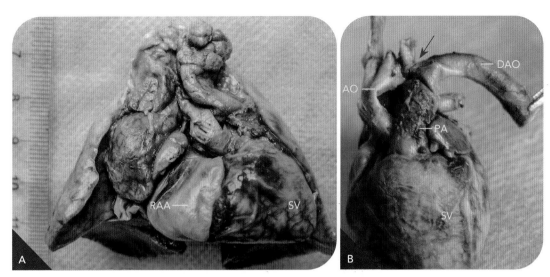

图 8-33　单心室合并主动脉弓缩窄，心脏前面观病理解剖标本

A. 带肺叶及胸腺心脏标本，显示心脏呈横卧位，右心耳增大，心尖向左；B. 去肺叶心脏前面观，主动脉位于肺动脉左后方，主动脉弓降连接部细窄，肺动脉粗大

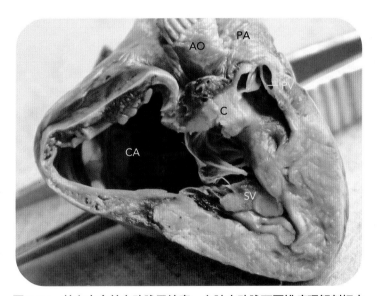

图 8-34　单心室合并主动脉弓缩窄，心脏大动脉下圆锥病理解剖标本

沿心脏长轴切开，显示心室呈单腔，心尖向左，共同心房，一组房室瓣；肺动脉发自前方的流出腔，肺动脉下见粗大的肌性圆锥

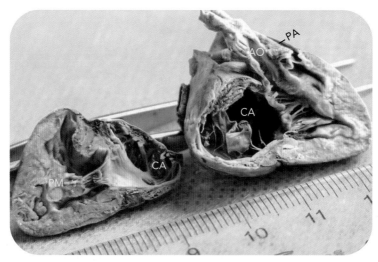

图 8-35　单心室合并主动脉弓缩窄，两大动脉起源及走行关系病理解剖标本

宽大的房室瓣瓣叶连接于粗大的乳头肌（PM）上，心室壁结构致密，形态学为左心室型；切开圆锥肌，主动脉发自后方的主心室腔，升主动脉起始部缩窄

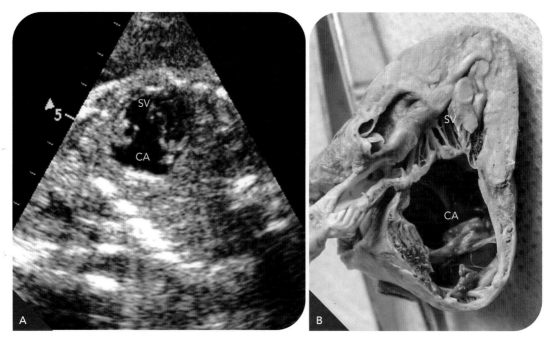

图 8-36　单心室合并主动脉弓缩窄，房室连接关系心脏超声图像及病理解剖标本

A. 胎儿心脏超声显示房室连接关系为单心房 - 单心室连接，单流入道；B. 病理解剖标本显示单心房，单组房室瓣，单心室

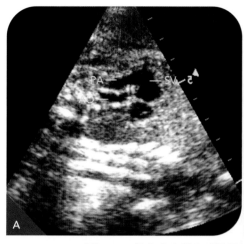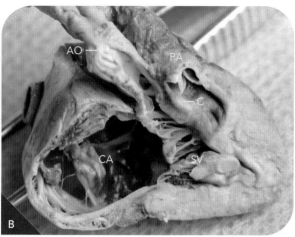

图 8-37　单心室合并主动脉弓缩窄，大动脉关系超声图像及病理解剖标本

A. 胎儿心脏超声显示主动脉位于肺动脉后方，升主动脉起始段缩窄；B. 病理标本显示两大动脉关系正常，主动脉起自后方的主心腔，肺动脉起自前方的流出腔，肺动脉下可见粗大的肌性圆锥。圆锥肌后方的升主动脉起始部缩窄

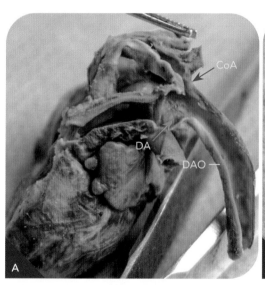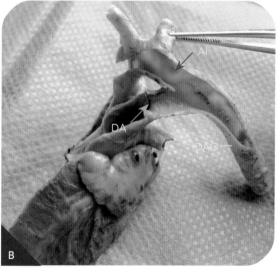

图 8-38　单心室合并主动脉峡部缩窄病理解剖标本（正常对照）

A. 剪开降主动脉、主动脉弓、动脉导管及肺动脉，显示主动脉峡部局部增厚、重度缩窄（CoA，红色箭头），动脉导管内膜局部粗糙（绿色箭头）；B. 孕 35 周正常胎儿心脏对照，主动脉峡部（AI）内膜光滑，管径无局部变细（红色箭头），动脉导管内膜局部粗糙（绿色箭头）

3. 病例分析总结　此单心室为左心室型，单入口、双出口，大动脉走行关系正常，主动脉起自主心室腔，肺动脉起自流出腔。胎儿超声心动图诊断难点在于升主动脉起始处及主动脉峡部的缩窄，超声表现为局部内径细窄、管壁回声增强，其病理基础在于局部肌性增厚或血管内膜局部增厚。

（六）病例 31，单心室（形态学右心室型、单入口、单出口），大动脉异位，主动脉闭锁、升主动脉重度发育不良、主动脉弓缩窄

1. 一般资料 孕妇 25 岁，孕 23 周。无特殊病史，胎儿系统超声提示单心房、单心室；侧脑室增宽。

2. 病理解剖与超声影像 胎儿超声心动图检查提示单心室（单入口），永存动脉干，心动过缓。病理学检测结果为单心室（形态学右心室型）、单入口、单出口（大动脉异位），主动脉闭锁，升主动脉重度发育不良、主动脉弓缩窄（图 8-39）。

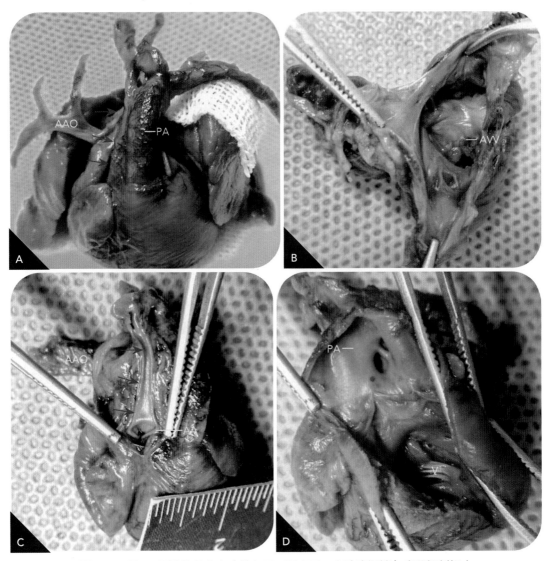

图 8-39 孕 23 周胎儿单心室（单入口、双出口、主动脉闭锁）病理解剖标本

A. 大动脉异位，主动脉位于肺动脉右侧，两大动脉并列走行，升主动脉明显发育不良（红色箭头），肺动脉粗大；B. 房室连接为单心房 - 单心室连接，仅见一个流入道、一组房室瓣；C. 逆行剖开升主动脉，升主动脉明显发育不良，但是管壁光滑无增厚（红色箭头），主动脉起始部为盲端，主动脉闭锁（AA），主动脉瓣缺如；D. 肺动脉发自单心室

3. 遗传学检测 检测到与疾病相关的致病性拷贝数变异：15q26.3（chr15:99800000-102531392）×1、3q26.1q29（chr3:162700000-198022430）×1。

检测结果说明：拷贝数变异。先证者胎儿样品在 15 号染色体长臂检测到 2.73Mb 缺失区域，包含了 *LINS1* 基因 100.00% 的 CDS 区域。*LINS1* 基因的突变与 MRT27（mental retardation，autosomal recessive 27）相关。MRT27 为常染色体隐性遗传，患者主要表现为智力障碍，肌张力减退，面中部发育不全，精神运动发育迟滞，部分患者可能存在小头畸形等。另外，先证者胎儿样品亦在 3 号染色体长臂检测到 35.32M 重复区域，覆盖了 3q29 微重复综合征 100.00% 的区域。目前全世界已报道的 3q29 微重复综合征，病例不超过 30 例，该综合征的体征和症状在不同患者中有所差异，其较为常见的临床表征包括轻度/中度智力障碍、头小畸形、轻度特殊面容（圆脸、球状鼻、睑裂下斜、高腭等）、心脏异常、肥胖等，较为少见的临床表征包括：颅缝早闭，掌纹过多，扁平足，癫痫，严重的智力障碍，肌张力低下，传导性耳聋，肌肉、骨骼畸形，脑瘫等。

4. 病例分析总结 此病例心脏大血管多发畸形，遗传学检测结果异常，预后极差。另外，由于主动脉闭锁、升主动脉发育极差，产前胎儿心脏超声检查容易误诊为永存动脉干。

（七）其他单心室病例见病例 32 ~ 病例 34（图 40 ~ 42）

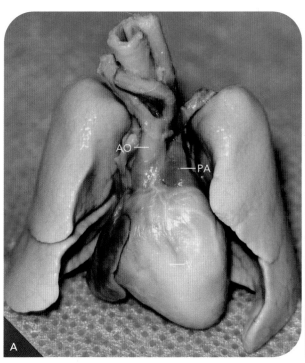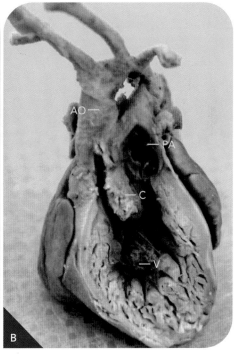

图 8-40 孕 23^{+2} 周胎儿单心室病理解剖标本

A. 心尖向左，大动脉异位。B. 心室 - 大动脉序列为单心室 - 双出口型，大动脉下可见肥大的肌性圆锥，主动脉瓣下狭窄；心室肌结构疏松，肌小梁丰富，为形态学右心室

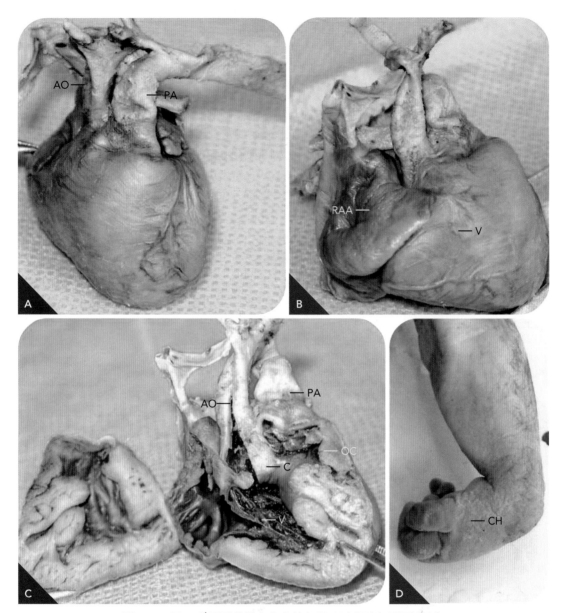

图 8-41　孕 37^{+4} 周胎儿单心室合并左手爪形畸形病理解剖标本

A. 大动脉关系正常，主动脉峡部缩窄。B. 右心耳肥大。C. 可见大动脉下肥大的肌性圆锥；心室 - 大动脉连接为双出口型，主动脉发自圆锥（C）后方的主心室腔（V，形态学左心室），主动脉瓣下狭窄，主动脉壁增厚僵硬；肺动脉发自前方的流出腔（OC），肺动脉瓣增厚卷曲。D. 合并左手爪形畸形（CH）

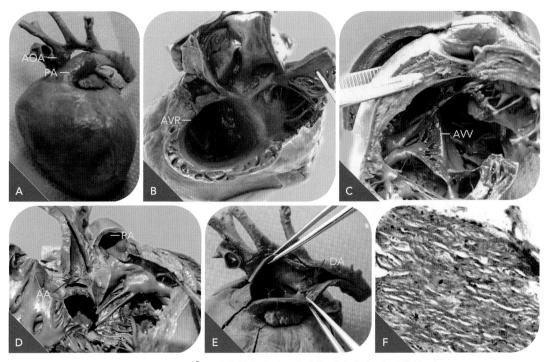

图 8-42 孕 34^{+2} 周胎儿单心室病理解剖标本与组织病理学检测

A. 大动脉关系正常，主动脉横弓明显发育不良；B. 房室连接为单心房 - 单心室连接，仅见一个流入道、
一组房室瓣（单入口）；C. 房室瓣通过粗大的乳头肌（红色箭头）与心室壁连接，单心室为形态学左心室；
D. 主动脉起始部为盲端，主动脉闭锁（AA，红色箭头），升主动脉发育不良，肺动脉瓣下可见肥大的肌
性圆锥；E. 动脉导管局部内膜粗糙（红色箭头）；F. 主动脉起始部管壁组织病理学检测显示玻璃样变

六、鉴别诊断

鉴别的疾病主要是存在一侧心室发育不良的畸形，发育不良的心室易被误认为残余心室腔。

1. 三尖瓣闭锁 常合并右心室发育不良，发育不良的右心室易误诊为单心室的残余
心室腔，鉴别点在于三尖瓣闭锁的右心室存在瓣环结构，室间隔发育良好，常合并有室间
隔缺损，而单心室心腔中仅见肥大的肌束，残余心室腔无房 - 室序列连接。

2. 左心发育不良综合征 是一组以左侧心室和主动脉发育不良为特征的复杂型心脏
畸形，左心室发育不良，可见二尖瓣瓣环及瓣叶；而单心室的残余心室腔无房室瓣结构。

3. 巨大室间隔缺损 因室间隔缺损较大，心尖部室间隔残端相对较短，需与 C 型即
左右心室窦部均发育的单心室鉴别。前者室间隔存在，位于心室中部，心尖水平的心室短
轴切面仍可见双心室结构；而 C 型单心室无室间隔结构，粗大的乳头肌位于游离壁。室间
隔缺损病例有完整的流入道即两组房室瓣，且分别与两个心室连接，而单心室的房室瓣通
常发育异常，瓣上可见反流。

七、预后评估

单心室是一组复杂的、具有多种结构异常的先天性心脏病，多数胎儿在出生后因心力

衰竭和肺动脉高压而死亡，预后极差，因此，产前明确诊断尤为重要。患儿出生后，外科只能行姑息治疗，对于单心室合并肺动脉高压患者，采用肺动脉环缩术，以减少肺血流灌注，保护肺血管，降低肺动脉压力。对于单心室合并肺动脉瓣狭窄、肺动脉发育尚好、肺阻力不高者，4～8个月考虑行一期双向 Glenn 手术，12～18个月考虑行二期 Fontan 手术；大龄患儿也考虑行一期 Fontan 手术。一项 Meta 分析报道 5 859 例单心室患者行 Fontan 手术后，随访平均时间为 8.94±2.64 年，总死亡率为 8.3%，心脏移植率为 1.5%。

单心室超声诊断要点

- 四腔心切面显示心室为单腔；部分病例可见狭小的残余心室腔或流出腔，两者均无流入道或房室瓣结构，注意与发育不良的心室鉴别，后者具有完整的房 - 室连接关系。
- 单心室腔可见粗大的肌束，通过心室短轴切面连续扫查，与缺损的室间隔结构区别，以鉴别房室隔缺损或室间隔缺损。
- 单心室性房 - 室连接分为单入口型和双入口型。
- 心室与大动脉的连接分为双出口型和单出口型，双出口型通常合并大动脉瓣或瓣下狭窄。单出口型要注意区分是一根大动脉闭锁还是共同动脉干。

参 考 文 献

1. Van Praagh R, Plett JA, van Praagh S. Single ventricle. Pathology, embryology, terminology and classification.Herz,1979, 4(2):113-150.

2. Earing MG, Hagler DJ, Edwards WD.Univentricular atrioventricular connection//Allen HD, Drisoll DJ, Shaddy RE, et al. Moss and Adams' Heart Disease in Infants, Children, and Adolescents. 8th ed. Baltimore, MD: Williams & Wilkins, 2012:1175-1194.

3. Van Praagh R, David I, Wright GB, et al. Large RVplus small LV is notsingle LV. Circulation, 1980,61(5):1057-1058.

4. Dobell AR, Van Praagh R. The Holmes heart: historic associations and pathologic anatomy. Am Heart J,1996,132(2 Pt 1):437-445.

5. 朱晓东 , 张宝仁 . 心脏外科学 . 北京 : 人民卫生出版社 ,2007.

6. Frescura C, Thiene G. The new concept of univentricular heart. Front Pediatr, 2014, 2(62):1-17.

7. 王新房 , 谢明星 . 超声心动图学 . 5 版 . 北京 : 人民卫生出版社 ,2016.

8. 接连利 , 许燕 . 胎儿心脏畸形解剖与超声对比诊断 . 北京 : 人民卫生出版社 ,2016.

9. Weber RW, Stiasny B, Ruecker B, et al.Prenatal Diagnosis of SingleVentricle Physiology Impacts on Cardiac Morbidity and Mortality.PediatrCardiol,2019, 40(1):61-70.

10. Crispi F, Martinez JM.89-Double-Inlet Single Ventricle. Obstetric Imaging Fetal Diagnosis & Care, 2018:405-406.

11. Schwartz I, McCracken CE, Petit CJ, et al.Late outcomes after the Fontan procedure in patients with single ventricle: a meta-analysis. Heart,2018, 104(18):1508-1514.

12. Anderson RH, Franklin RCG, Spicer DE.Anatomy of the Functionally Univentricular Heart. World J PediatrCongenit Heart Surg, 2018, 9(6):677-684.

第九章

房室隔缺损

一、概述

房室隔缺损（atrioventricular septal defect，AVSD）指一组具有共同房室瓣的复杂型先天性心脏畸形，病理改变为房室瓣发育异常，原发孔房间隔缺损及流入道室间隔缺损可分别单独存在或共同存在。AVSD 又称为房室通道缺损（atrioventricular canal defect）或心内膜垫缺损（endocardial cushion defect）。该病较常见，约占所有先天性心脏病患儿的 7%，占胎儿先天性心脏病的 18%。40% ~ 50% 的 AVSD 合并唐氏综合征。唐氏综合征合并 AVSD 的发生率为 25%。内脏异位综合征者常合并 AVSD（右房异构中，完全型 AVSD 的发病率为 90%；左房异构中，部分型 AVSD 的发病率为 60% ~ 70%）。从遗传角度看，AVSD 与 21- 三体高度相关，此外，AVSD（合并或不合并唐氏综合征）的发生也与 3 号染色体上 *CRELD1* 基因的不完全外显相关。

二、病理解剖学

胚胎发育第 4 ~ 8 周，心内膜垫的形成由位于心室流出道及房室沟心内膜的内皮细胞 - 间质细胞转化；随后，内皮细胞 - 间质细胞逐步延伸，致心内膜垫相互融合，最终形成瓣膜及瓣膜周围的间隔。因此，胚胎发育早期，任何影响心内膜垫发育的环节都有可能导致 AVSD 的发生。

根据房室间隔、房室瓣发育异常的程度及范围，国际儿科和先天性心脏病法典（International Paediatric and Congenital Cardiac Code，IPCCC）将 AVSD 分为部分型、过渡型及完全型三种类型（图 9-1）。值得指出的是，各种类型 AVSD 的共同病理解剖学特征为仅有一个房室环，房室瓣发育异常，因此，所有瓣叶位于同一瓣环水平。

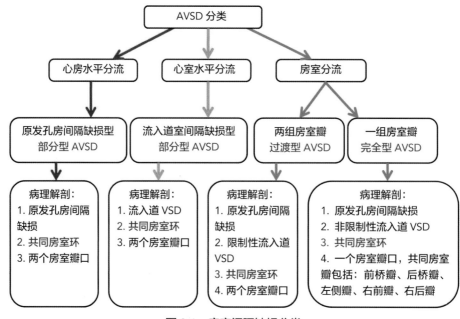

图 9-1　房室间隔缺损分类

VSD：室间隔缺损；AVSD：房室间隔缺损

IPCCC 也描述了均衡型与非均衡型 AVSD。非均衡型 AVSD 表现为左右心室的比例失调，可发生于完全型、部分型、过渡型三种 AVSD 中，常见于内脏异位综合征患者。

AVSD 患者的房室结位置异常，较正常心脏靠后下，使得希氏束过长，可发生右束支传导阻滞、一度房室传导阻滞、二度房室传导阻滞、三度房室传导阻滞，后两种罕见。

（一）部分型房室隔缺损

部分型房室隔缺损有两种类型（图 9-2），即原发孔房间隔缺损（流入道室间隔完整，此型常见）、流入道室间隔缺损（原发孔处房间隔完整，此型少见）。两者均只有一个房室环，但具有两个房室孔，原因在于前后桥瓣间的舌带发育良好，将共同房室环分为左右两个房室孔，形成左侧房室瓣及右侧房室瓣。这种靠舌带分隔形成的左、右侧房室瓣，其邻近室间隔的瓣叶几乎均存在不同程度的"裂隙"，造成不同程度的房室瓣反流。这个"裂隙"实际上为前桥瓣、后桥瓣、舌带三者围成的缝隙，并非真正的瓣叶裂。当然，瓣叶发育异常变化多端，可短小、部分缺如，甚至合并单乳头肌，造成瓣膜的反流或狭窄。

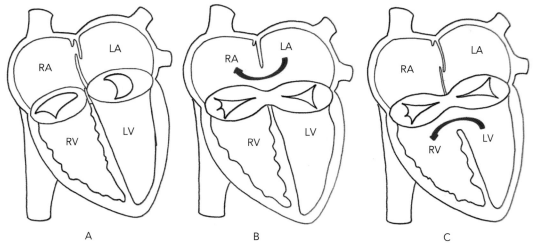

图 9-2　部分型 AVSD 及正常房室通道示意图

A. 正常房室通道示意图；B. 部分型 AVSD 之原发孔缺损型，共同房室环，两个房室瓣口，出现心房水平分流（红色箭头）；C. 部分型 AVSD 之限制性流入道室间隔缺损型，共同房室环，两个房室瓣口，出现心室水平分流（红色箭头）

（二）过渡型房室隔缺损

过渡型房室隔缺损的病理特征为原发孔房间隔缺损并限制性流入道室间隔缺损；一个房室环，两个房室孔；左、右侧瓣叶"裂隙"。瓣叶发育异常同样变化多端，可短小、部分缺如（图 9-3）。

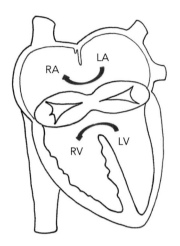

图 9-3　过渡型 AVSD 示意图

病理特征表现为原发孔缺损及限制性流入道室间隔缺损、共同房室环、两个房室瓣口，出现心房水平及心室水平分流（红色箭头）

（三）完全型房室隔缺损

此型最常见，占 56% ~ 75%，更多见于内脏异位综合征患者。其病理特征为原发孔房间隔缺损、非限制性流入道室间隔缺损、一个房室环、一个房室孔（图 9-4）。附着在房室环的 5 个瓣叶分别为前桥瓣（紧邻主动脉，对应左、右心室的前壁）、后桥瓣（对应左、右心室的后壁）、左侧瓣（对应左心室后侧壁）、右后瓣（对应右心室后侧壁）、右前瓣（对应右心室前壁）。

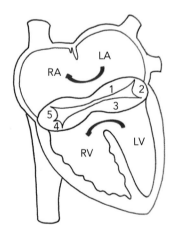

图 9-4　完全型 AVSD 示意图

病理特征表现为原发孔缺损、非限制性流入道室间隔缺损、共同房室环、一个房室瓣口，出现心房水平及心室水平分流（红色箭头）。共同房室瓣分为五个瓣叶，包括前桥瓣（1），左侧瓣（2），后桥瓣（3），右后瓣（4）及右前瓣（5）

三、血流动力学改变

部分型或过渡型 AVSD，心房水平及心室水平分别存在左右心血流交通，胎儿期房间隔水平右向左分流量增加，室间隔水平呈右向左为主的双向分流，由于左右心压力相当及房室瓣反流量少，通常不会引起心脏扩大；若合并较大的房室瓣裂，则出现房室瓣较大反流、心房增大等。完全型 AVSD 四个腔室血流直接相互交通，房室瓣通常有明显反流，心脏因容量负荷增加而扩大，若合并房室传导阻滞致心室率缓慢，胎儿期会发生心功能不全，致胎儿水肿、浆膜腔积液。

四、胎儿超声心动图特征

（一）四腔心切面为诊断 AVSD 最佳切面，最早于 12 周左右可作出诊断

各种类型 AVSD 均具有且最敏感的超声影像特征为两侧房室瓣位于同一瓣环水平，失去二尖瓣附着点略高于三尖瓣的正常表现，左右侧房室瓣或共同房室瓣均可见不同程度的反流，完全型 AVSD 的反流多较严重。此切面通过观察左右心室发育是否对称，判断 AVSD 为均衡型还是非均衡型。

1. 部分型 AVSD　原发孔房间隔缺损型部分型 AVSD 超声表现为房间隔下部回声中断。室间隔缺损型部分型 AVSD 的超声表现为较小的流入道室间隔回声中断，心室水平分流。房室瓣为两组，瓣膜"裂隙"较难显示，但可观察到轻度的反流。

2. 过渡型 AVSD　超声表现为房间隔下部回声中断，室间隔上部较小的回声中断，但四个腔室血流不直接相通。房室瓣为两组，瓣膜"裂隙"较难显示，通常观察到轻度的反流。

3. 完全型 AVSD　超声表现为十字交叉结构消失，房间隔下部至室间隔上部较大范围回声中断，四个腔室血流直接相互交通。房室瓣表现为一组，可通过心室短轴的连续扫查观察共同房室瓣的形态，观察前桥瓣的骑跨情况，进行 Rastelli 分型。

（二）多切面观察是否合并其他心脏畸形

AVSD 合并的心脏畸形包括法洛四联症、心室双出口、动脉干畸形、心房异构、肺动脉狭窄或闭锁、主动脉狭窄或闭锁、肺静脉异常连接等。同时注意观察是否合并缓慢型心律失常。

五、典型病例详解

病例 35，完全型 AVSD；右心室双出口；卵圆孔闭锁；肺动脉瓣二叶瓣畸形，肺动脉瓣下及瓣口狭窄；动脉导管缺如。

1. 一般资料　孕妇 28 岁，单胎，孕 28^{+5} 周，无特殊病史，无创基因检查无异常，系统超声提示完全型房室隔缺损，未发现心外畸形。

2. 病理解剖与超声影像特征 心脏正位，心尖向左。肺静脉汇流正常，左上腔静脉汇流到左心房，右上腔静脉及下腔静脉汇流到右心房；卵圆孔闭锁；完全型 AVSD；右心室双出口；主动脉位于肺动脉右侧；肺动脉瓣二叶瓣畸形，肺动脉瓣下及瓣口狭窄；动脉导管缺如（图 9-5 ～ 9-13，视频 9-1 ～ 9-7）。

3. 遗传学检测 未检测到与胎儿疾病相关的意义明确的致病性拷贝数变异及致病基因突变。

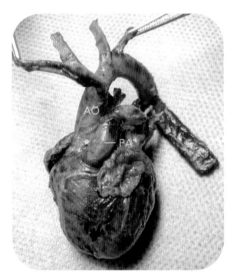

图 9-5 完全型 AVSD 合并右心室双出口，心脏正面观解剖标本

心脏正面观显示两大动脉均从右侧发出，主动脉位于肺动脉右侧，动脉导管缺如；主动脉弓左位走行，主动脉弓发育正常

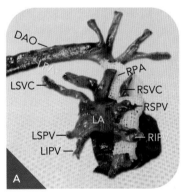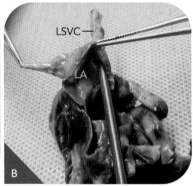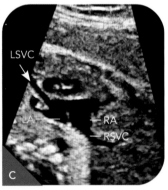

图 9-6 完全型 AVSD 合并右心室双出口，静脉回流病理解剖标本与超声图像

A. 心脏背面观显示四支肺静脉汇流到左心房，左上腔静脉回流到左心房，右上腔静脉回流到右心房；B. 红色探条证实左上腔静脉与左心房相通；C. 胎儿心脏超声显示左上腔静脉汇流到左心房（白色箭头），右上腔静脉汇流到右心房（视频 9-1，9-2）

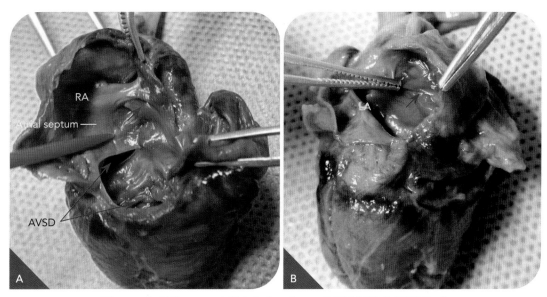

图 9-7 完全型 AVSD 合并右心室双出口，卵圆孔闭锁病理解剖标本

A. 右心房面显示卵圆窝处卵圆孔闭锁（红色箭头），房间隔（Atrial septum）下部缺损；B. 左心房面显示房间隔继发孔闭锁（红色箭头）

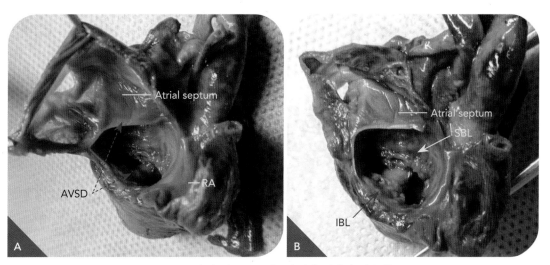

图 9-8 完全型 AVSD 病理解剖标本与超声图像

A. 从右心房（RA）面显示房间隔（Atrial septum）近心内膜垫处至室间隔上部缺损（AVSD，红色箭头）；
B. 从心房侧观察共同房室瓣的前桥瓣（SBL，黄色箭头）与后桥瓣（IBL，红色箭头）；

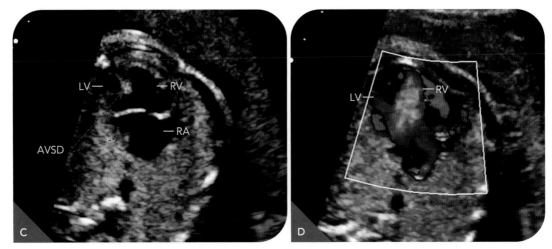

图 9-8（续）

C. 胎儿心脏超声四腔心切面显示心脏的十字交叉结构消失，房间隔下部至室间隔上部较大范围的回声中断（红色箭头），房室瓣为一组共同房室瓣（视频9-3）；D. 彩色多普勒超声显示四个腔室血流直接相互交通（视频 9-4）

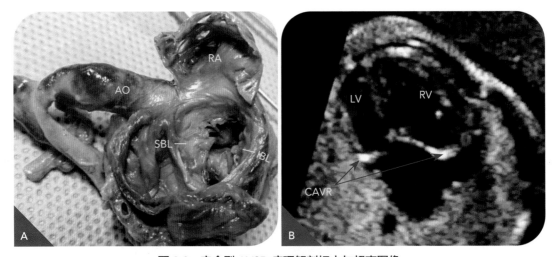

图 9-9　完全型 AVSD 病理解剖标本与超声图像

A. 从心房侧显示共同房室瓣环及瓣叶（SBL：前桥瓣；IBL：后桥瓣）；B. 胎儿心脏超声四腔心切面显示共同房室瓣瓣环（CAVR，红色箭头）；

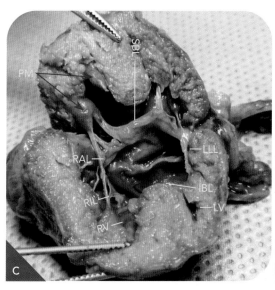
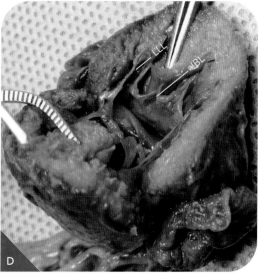

图 9-9（续）

C. 从心室侧观察共同房室瓣的前桥瓣（SBL）、右前瓣（RAL）及右后瓣（RIL）瓣叶，前桥瓣与右前瓣交界处的腱索连接于右心室粗大的乳头肌上（红色箭头）；D. 从心室侧观察后桥瓣（IBL）及左侧瓣（LLL）瓣叶

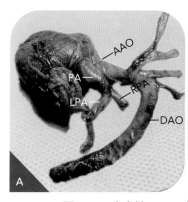
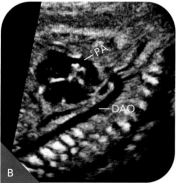
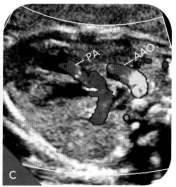

图 9-10　完全性 AVSD 合并右心室双出口，两大动脉走行病理解剖标本与超声图像

A. 两大动脉从右心室发出，并列走行，主动脉位于肺动脉右侧，未见动脉导管发育征象，主动脉弓发育正常；B. 主动脉弓长轴切面显示主动脉在肺动脉右侧走行（视频 9-5）；C. 彩色多普勒超声证实两大动脉并列走行（视频 9-6，9-7）

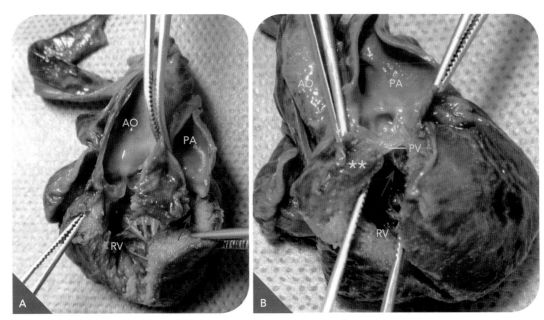

图 9-11　完全性 AVSD 合并右心室双出口，两大动脉起源病理解剖标本

A.纵行剪开两大动脉及流出道，显示两大动脉均从右心室发出，呈并列走行，主动脉位于肺动脉右侧，肺动脉瓣下局部狭窄（红色箭头）；B.肺动脉瓣下见肥厚的肌性圆锥（黄色星号），肺动脉瓣下狭窄（红色箭头）

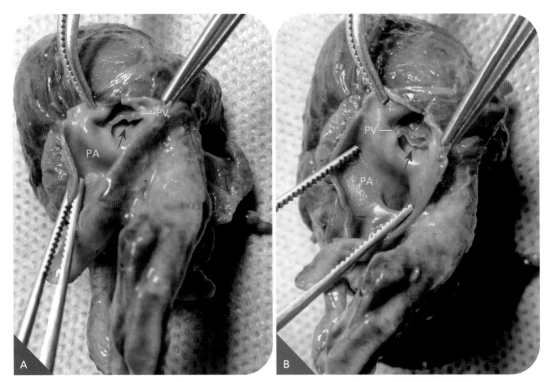

图 9-12　完全性 AVSD 合并右心室双出口、肺动脉瓣二叶瓣畸形并狭窄病理解剖标本

A.肺动脉瓣（PV）呈直条形特征，将肺动脉窦部分为前窦和后窦（红色箭头）；B.将红色探条从右心室流出道探入肺动脉瓣口，可见肺动脉瓣为二叶特征，前后瓣叶紧密贴合，但未闭锁，肺动脉瓣口狭窄（红色箭头）

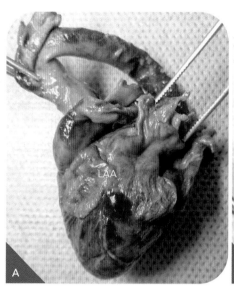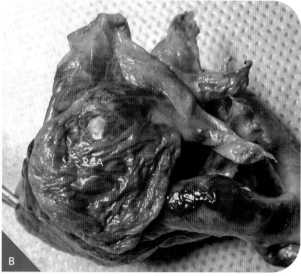

图 9-13　完全性 AVSD 合并右心室双出口，左右心耳病理解剖标本

A. 显示左心耳可见分叶；B. 心室右心耳

4. 病例分析总结　完全型房室隔缺损与右心室双出口为此病例的主要病理改变，预后差，与产前超声的主要诊断一致。病理解剖能清晰显示共同房室环的形态和五个瓣叶的附着位置及发育情况。通过病理解剖还发现了其他超声难以发现的合并畸形，包括左上腔静脉汇入左心房、卵圆孔闭锁、肺动脉瓣二叶瓣畸形、肺动脉瓣下狭窄，这些畸形不影响对此病例预后的判断。其中左上腔静脉在无冠状静脉窦扩张时，超声难以发现；肺动脉瓣的狭窄，胎儿期彩色血流可能表现为正常；肺动脉瓣下粗大圆锥肌往往导致瓣下狭窄，产前超声若观察到瓣下流出道细窄，管壁增厚、回声增强，可以考虑瓣下狭窄的诊断。此外，该病例的房室隔缺损较大，且为非均衡型完全型 AVSD，同时合并右心室双出口，很容易诊断为单心室（单入口、双出口型），需要多切面连续观察。

六、鉴别诊断

1. 原发孔型房间隔缺损应注意与增宽的冠状静脉窦区别。原发孔型房间隔缺损在各个切面上均可见缺损部位；而冠状静脉窦在避开左心房时可见。

2. 非均衡型 AVSD，尤其是一侧心室明显发育不良的病例需要与单心室进行鉴别。鉴别的关键有两点：①是否存在室间隔。非均衡型 AVSD 存在室间隔，心室短轴切面从心尖至心室中部均可见室间隔；单心室不存在室间隔，可见附着于心室游离壁的肥大肌束。②小腔室是否有流入道或瓣膜结构。非均衡型 AVSD 两个心室均有流入道，可见瓣膜直接附着或骑跨；单心室的残余心腔或流出腔无流入道及瓣膜结构。

七、预后评估

房室隔缺损的预后与缺损类型、是否合并心内外畸形及染色体异常有关。完全型房室隔缺损的预后较差，总生存率约为 32%。非均衡型房室隔缺损与单心室修复有关。而 AVSD 合并 21- 三体的早期死亡率并未增加，甚至略低，且较少合并其他心内畸形。AVSD 的手术方式为修补心房及心室间隔、重建房室瓣。AVSD 术后 10 年的存活率为 70%～100%。再次手术率为 1.8%～28.9%。再次手术是 AVSD 患者晚期死亡的危险因素。再次手术指征为左侧房室瓣反流或左心室流出道梗阻。Ginde 等研究显示完全型 AVSD 术后 10 年、20 年、30 年的生存率分别为 85%、82%、71%；10 年、20 年、30 年的再次手术率分别为 12%、17%、22%。

房室隔缺损超声诊断要点

♦ AVSD 者只有一个房室环。根据房室隔、房室瓣发育异常的程度及范围，将 AVSD 分为部分型（原发孔房间隔缺损型或流入道室间隔缺损型，两个房室孔）、过渡型（原发孔房间隔缺损并较小的流入道室间隔缺损，两个房室孔）、完全型（原发孔房间隔缺损并流入道室间隔缺损，一个房室孔）。四腔心切面观，部分型或过渡型 AVSD 表现为两侧房室瓣位于同一瓣环水平，原发孔房间隔或流入道室间隔回声中断，瓣上可见不同程度的反流；完全型 AVSD 表现为一组房室瓣，十字交叉结构完全消失，四个腔室血流直接相互交通，大部分患者房室瓣反流严重。

♦ 注意观察左右心室发育是否对称。

♦ 原发孔房间隔缺损型 AVSD 应注意与增宽的冠状静脉窦区别。

♦ 注意是否有心房异构，是否合并肺静脉异位引流、圆锥动脉干畸形等。

参 考 文 献

1. Ginde S, Lam J, Hill GD, et al. Long-term outcomes after surgical repair of complete atrioventricular septal defect. Thorac Cardiovasc Surg, 2015,150(2):369-374.

2. Hoffman JIE, Kaplan S, Liberthson RR. Prevalence of congenital heart disease.Am Heart J, 2013, 80(4):337-339.

3. Reller MD, Strickland MJ, Riehle-Colarusso T, et al. Prevalence of Congenital Heart Defects in Metropolitan Atlanta, 1998-2005. J Pediatr, 2008, 153(6):807-813.

4. Calkoen EE, Hazekamp MG, Blom NA, et al. Atrioventricular septal defect: From embryonic development to long-term follow-up. Int J Cardiol, 2016, 202:784-795.

5. Rastelli G, Kirklin JW, Titus JL.Anatomic observations on complete form of persistent common atrioventricular canal with special reference to atrioventricular valves. Mayo Clin Proc,1966,41(5):296-308.

6. Machado MV, Crawford DC, Anderson RH, et al. Atrioventricular septal defect in prenatal life. Br Heart J, 1988, 59 (3):352-355.

7. Fahed AC, Gelb BD, Seidman JG, et al.Genetics of congenital heart disease: the glass half empty. Circ Res, 2013,112 (4) :707-720.

8. （美）阿尔弗莱德·阿布汗默德,（德）拉宾·查欧里.胎儿超声心动图实用指南:正常和异常心脏.第 3 版.刘琳,主译.北京:北京科学技术出版社,2017.

9. 接连利,许燕.胎儿心脏畸形解剖与超声对比诊断.北京:人民卫生出版社,2016.

10. Geva T, Hornberger LK, Sanders SP. Echocardiographic predictors of left ventricular outflow tract obstruction after repair of interrupted aortic arch. J Am Coll Cardiol, 1993,22(7):1953-1960.

11. ArunamataA, Balasubramanian S, Mainwaring R,et al. Right-Dominant Unbalanced Atrioventricular Septal Defect: Echocardiography in Surgical Decision Making. J Am Soc Echocardiogr, 2017,30(3):216-226.

第十章

单纯性房间隔通道受限

一、概述

    房间隔的胚胎发育是由左心房侧的原发隔及右心房侧的继发隔形成，其中卵圆孔是继发隔上形成的空隙，原发孔是原发隔上形成的空隙。最终，原发孔闭合，原发隔呈薄膜样（也称为卵圆孔瓣）覆盖卵圆孔，在左心房侧形成继发孔（图 10-1）。胎儿时期，房间隔右向左分流通道包括了作为入口的右心房侧卵圆孔，以及作为出口的左心房侧继发孔（图 10-2）。根据上述房间隔的解剖结构，卵圆孔受限（restrictive foramen ovale，RFO），更确切地说是房间隔通道受限。

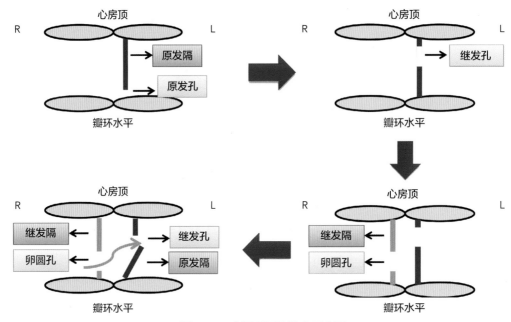

图 10-1　房间隔胚胎发育示意图

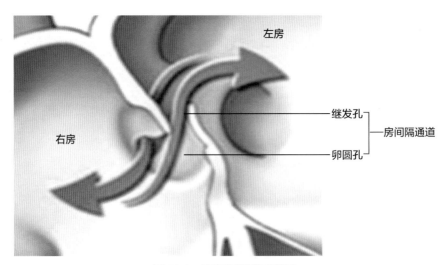

图 10-2　房间隔通道示意图

　　房间隔通道是胎儿期左右心房间重要的血流通道，约 76% 的左心室血液由该通道分流贡献。房间隔通道的有效开放既平衡了左右心房的压力，维持正常的右心负荷，又保证了左心室血流灌注，有利于左心的发育。一旦因房间隔发育异常或卵圆孔瓣开放受限致房间隔通道血流受限，将出现血流动力学改变，从而使心脏结构和功能发生异常，影响胎儿的妊娠结局。Uzun 等报道不合并心脏结构畸形的孤立性房间隔通道受限的发病率为 1.4%，笔者医院的检出率为 0.55%。

二、胎儿正常房间隔的解剖及超声影像

　　正常胎儿心脏的大体标本观，分别从右心房面和左心房面去观察房间隔的结构。从右心房面观察，重点关注继发隔、卵圆孔、上腔静脉、冠状静脉窦的结构及位置关系。卵圆孔（红色箭头）位于继发隔上，原发隔呈薄膜样覆盖大部分卵圆孔，冠状静脉窦位于卵圆孔下方（图 10-3）；从左心房面观察，重点关注原发隔、继发隔、继发孔。继发孔位于原发隔上，继发隔覆盖大部分继发孔（图 10-4）。

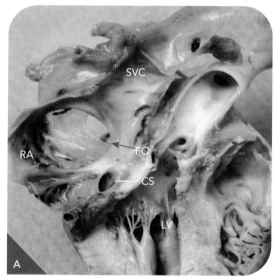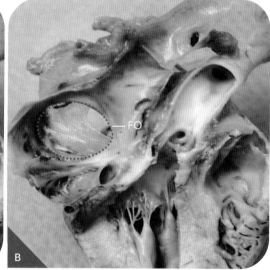

图 10-3　正常胎儿心脏房间隔通道解剖标本

A. 从右心房面观察房间隔结构，重点关注继发隔、卵圆孔、上腔静脉、冠状静脉窦（CS）的结构及位置关系。卵圆孔（红色箭头）位于继发隔上，原发隔呈薄膜样覆盖大部分卵圆孔，冠状静脉窦位于卵圆孔下方。B. 白色虚线圈区域为卵圆孔

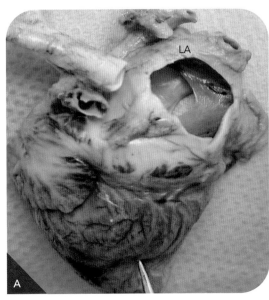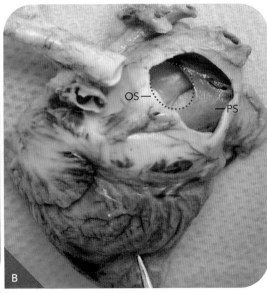

图 10-4 正常胎儿心脏房间隔通道解剖标本

A. 从左心房面观察房间隔结构，重点关注原发隔（PS）、继发隔（SS）、继发孔（OS）；继发孔位于原发隔上，继发隔覆盖大部分继发孔。B. 白色虚线圈区域为继发孔

超声检测：主动脉弓双心房切面、横向四腔心切面、横向两心房切面可清晰显示房间隔通道的形态及血流特征。二维超声显示原发隔（卵圆孔瓣）长度适中、活动自如（图10-5A，视频10-1）。彩色多普勒超声可见下腔静脉瓣及卵圆孔瓣同向引导下腔静脉血流经过房间隔通道（白色星号）进入左心房（图10-5B，视频10-2）。房间隔通道右向左分流的正常频谱形态类似下腔静脉，峰值流速 < 40cm/s（图10-6）。

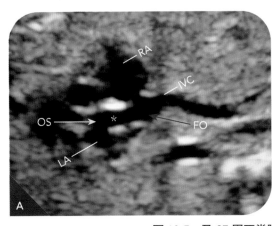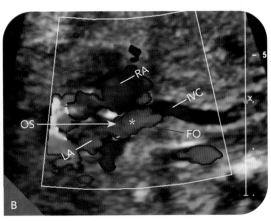

图 10-5 孕 27 周正常胎儿主动脉弓双心房切面

A. 二维超声显示原发隔与继发隔间的房间隔通道（长 5.0mm、宽 3.0mm，白色星号）、卵圆孔（红色箭头）、继发孔（黄色箭头），附视频；B. 彩色多普勒超声显示，下腔静脉的血流经房间隔通道（白色星号）进入左心房，右向左分流的入口为卵圆孔（红色箭头），出口为继发孔（红色箭头，附视频）

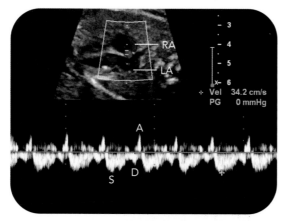

图 10-6　正常胎儿房间隔通道右向左分流频谱

横向四腔心切面房间隔通道分流频谱形态类似下腔静脉，峰值流速为 34.2cm/s

S：心室收缩期；D：心室舒张早期；A：心室舒张晚期（心房收缩期）

三、血流动力学改变

房间隔通道血流受限时，一方面，右心负荷增加会出现右心房、右室增大，肺动脉增宽、三尖瓣反流，若右心功能进行性损害，会出现心胸比例增大，三尖瓣重度反流，心包腔积液增多，甚至发展为右心功能衰竭、胎儿水肿。另一方面，左心系统血容量减少，造成左心房、左心室缩小，主动脉变细，通常左心功能正常。

四、胎儿超声心动图特征

诊断单纯性房间隔通道受限，需要按胎儿超声心动图指南全面扫查，排除心脏结构畸形。笔者总结了 40 例房间隔通道受限的超声心动图特征（表 10-1）。所有病例均可见房间隔右向左的分流束细窄（分流束 < 2.5mm）、右心房增大，右室与左心室横径比值以及肺动脉主干与升主动脉内径比值均 > 1.2。房间隔通道受限的直接二维超声征象中，卵圆孔瓣开放受限（28 例，70%）多见于卵圆孔径缩小（< 2.5mm）（12 例，30%）、房间隔膨出瘤（25 例，62.5%）、卵圆孔瓣冗长（23 例，57.5%）、动脉导管改变（23 例，57.5%）等（图 10-7 ~ 10-10，视频 10-3 ~ 10-5）。

表 10-1　房间隔通道受限胎儿心脏结构及功能改变

心脏结构及功能	病例数(N,%)	范围	均值 ± 标准差
房间隔			
房间隔分流束宽 < 2.5mm	40（100%）	1.00 ~ 2.40	1.94 ± 0.35
卵圆孔径 < 2.5mm	12（30%）	1.00 ~ 4.30	2.92 ± 0.74
卵圆孔瓣开放受限	28（70%）		
房间隔分流峰值速度 > 40cm/s	22（55%）	31 ~ 98	50.93 ± 15.49

心脏结构及功能	病例数（N,%）	范围	均值 ± 标准差
房间隔膨出瘤	25（62.5%）		
卵圆孔瓣冗长	23（57.5%）		
腔室结构			
心胸比 > 0.35	7（17.5%）	0.26 ~ 0.45	0.32 ± 0.04
右心房增大	40（100%）	13 ~ 26	16.70 ± 3.17
右心室横径 Z 值 > 2	19（47.5%）	− 0.32 ~ 4.80	1.92 ± 1.51
左心房缩小	15（37.5%）	6.80 ~ 14.40	11.61 ± 2.19
左心室横径 Z 值 < − 2	4（10%）	− 2.33 ~ 0.88	− 1.01 ± 0.81
右心室横径 / 左心室横径 > 1.2	40（100%）	1.22 ~ 2.29	1.45 ± 0.21
动脉结构			
主肺动脉内径 / 升主动脉内径 > 1.2	40（100%）	1.22 ~ 2.10	1.52 ± 0.19
主动脉峡部 < 2.5mm	7（17.5%）	1.9 ~ 3.8	3.06 ± 0.19
动脉导管			
走行迂曲	19（47.5%）		
提前收缩	4（10%）		
三尖瓣重度反流	11（27.5%）		
心功能			
右心室 FS < 28%	1（2.5%）		
心律失常	3（7.5%）		
心包积液	5（12.5%）		

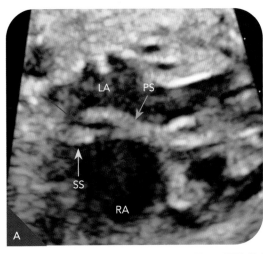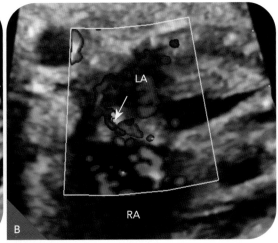

图 10-7　孕 40 周胎儿房间隔通道受限超声心动图

视频10-3

A. 胎儿双心房切面显示卵圆孔瓣原发隔（PS，绿色箭头）与继发隔贴合（SS，黄色箭头），卵圆孔瓣开放受限，房间隔通道细窄（红色箭头，附视频）；B. 房间隔通道右向左细窄分流束（白色箭头），束宽 1.3mm

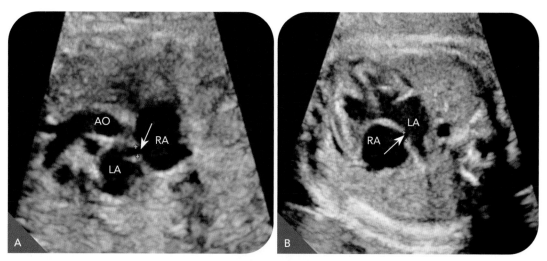

图 10-8　孕 30⁺² 周胎儿房间隔通道受限超声心动图

A. 主动脉弓双心房切面显示卵圆孔径细窄（白色箭头），最大径 2.3mm；B. 心尖四腔心切面显示卵圆孔细窄（白色箭头），最大径 2.4mm

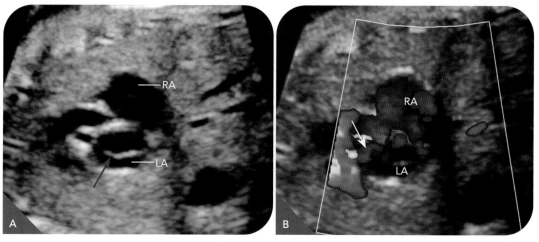

图 10-9　孕 27⁺² 周胎儿房间隔通道受限超声心动图

A. 主动脉弓双心房切面显示原发隔（卵圆孔瓣）冗长（红色箭头），贴近左心房壁，左心房受压（视频 10-4）；B. 冗长的卵圆孔瓣阻挡大部分右向左的分流，有效右向左分流束宽 1.8mm（白色箭头，视频 10-5）

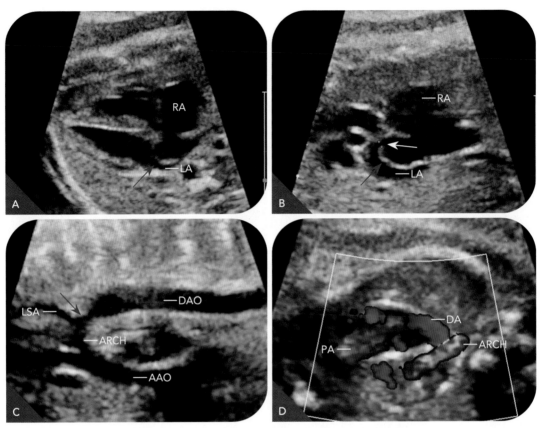

图 10-10 孕 33⁺² 周胎儿房间隔通道受限超声心动图

A. 四腔心切面显示，房间隔膨出瘤（红色箭头），卵圆孔瓣开放受限；B. 主动脉弓双心房切面显示房间隔膨出瘤（红色箭头），卵圆孔瓣末端开放受限，最大开口径 1.6mm（白色箭头）；C. 主动脉弓长轴切面显示主动脉弓（ARCH）容量性缩窄，弓部内径约 3.0mm，峡部内径约 2.2mm（红色箭头），但峡部内径仍大于左锁骨下动脉起始段内径（1.8mm）；D. 三血管切面显示主动脉比例偏细，肺动脉主干与主动脉弓内径比值为 1.55

五、典型病例详解

（一）病例 36，房间隔通道受限，右心增大，三尖瓣重度反流，心包腔少量积液

1. 基本资料 孕妇 27 岁，单胎，无特殊病史，无创基因检查无异常。系统超声提示三尖瓣重度反流。孕 29 周胎儿超声心动图检查提示房间隔通道受限，右心房、右心室增大，三尖瓣重度反流，心包腔少量积液（图 10-11）。本病例排除了确切的三尖瓣器质性病变，虽然存在明显的房间隔通道受限，右心负荷加重导致三尖瓣重度反流，但是预后良好，建议在产科专家指导下密切观察。孕 33⁺⁴ 周胎儿超声心动图检查提示房间隔通道明显受限，右心房、右心室进一步增大，三尖瓣反流加重，心包腔积液增加（图 10-12）。33⁺⁴ 周行紧急剖宫产，新生儿产后评分 1、5、10 分钟评分均为 10 分。出生后 2 天超声心动图检查提示右心房、右心室增大，三尖瓣重度反流，新生儿肺动脉高压，卵圆孔已闭合（图 10-13、10-14）。出生后 3 个月、6 个月复查超声心动图提示心脏四腔心比例正常，三尖瓣

轻度反流，肺动脉压力恢复正常（图 10-15、10-16）。

2. 超声影像　见图 10-11～10-16，视频 10-6～10-13。

3. 病例分析总结　该病例以三尖瓣重度反流就诊，多切面扫查均未发现心脏结构畸形，单纯性房间隔通道受限诊断明确。此病例，右心负荷明显增加，表现为右心增大、三尖瓣重度反流、心包腔积液，笔者医院首次超声检查的孕周为 29 周，考虑肺发育不成熟，紧急剖宫产出生的弊大于利，建议在产科专家指导下继续妊娠、密切随访观察。第二次检查孕周为 33^{+4} 周，胎儿右心进一步增大，三尖瓣反流加重，心包积液较前次增多，考虑继续妊娠可能导致右心功能进行性下降，出现胎儿水肿，且 33^{+4} 周胎儿的肺发育接近成熟，笔者医院也具备新生儿重症监护中心，此时紧急剖宫产出生的利大于弊。最终，胎儿于 33^{+4} 周紧急剖宫产娩出，但刚出生时由于新生儿肺动脉高压，右心仍增大，并三尖瓣重度反流，随着肺部的发育成熟，肺血管压力降低，右心在 3 个月内恢复正常大小。因此，在超声的密切监测下，房间隔通道受限胎儿一旦出现右心功能恶化，应积极采取分娩措施，可获得良好的预后。

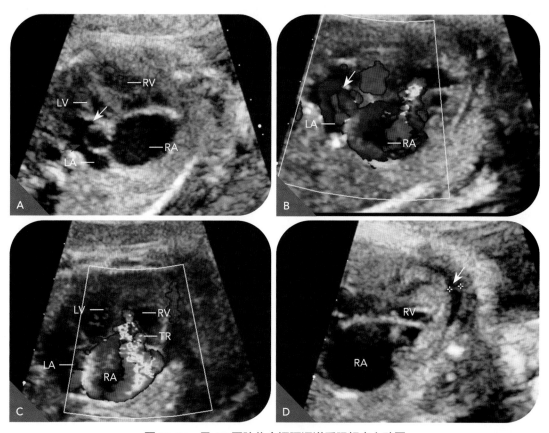

图 10-11　孕 29 周胎儿房间隔通道受限超声心动图

A. 心尖四腔心切面显示，卵圆孔瓣膨向左房侧（红色箭头），末端与继发隔粘连，开放受限，最大开口径 1.6mm（白色箭头），右心房、右心室增大（附视频）；B. 彩色多普勒显示房间隔通道细窄的右向左分流，分流束宽 1.6mm（白色箭头，附视频）；C. 彩色多普勒显示三尖瓣重度反流（TR，附视频）；D. 心包腔少量积液，间距约 2.8mm（白色箭头）

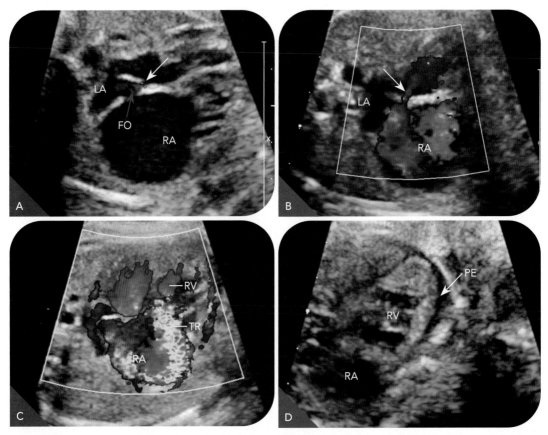

图 10-12 孕 33^{+4} 周胎儿房间隔通道受限超声心动图

A. 双心房切面显示，卵圆孔瓣与继发隔粘连，开放明显受限，最大开口径 1.3mm（白色箭头），卵圆孔径正常（红色箭头），右心房、右心室进一步增大（视频 10-9）；B. 彩色多普勒显示房间隔通道右向左分流束进一步变窄，宽 1.3mm（白色箭头，视频 10-10）；C. 彩色多普勒显示三尖瓣反流加重（视频 10-11）；D. 心包腔积液量增加，间距约 4.6mm

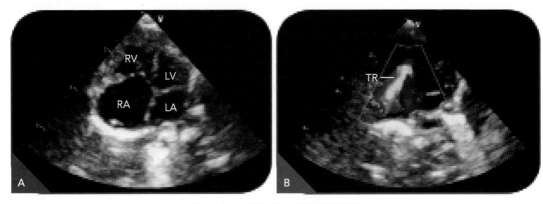

图 10-13 出生后 2 天超声心动图

A. 四腔心切面显示，右心房、右心室仍增大，但心包腔未见积液；B. 彩色多普勒显示三尖瓣重度反流；

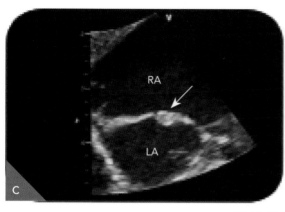
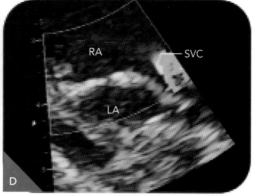

图 10-13（续）

C. 双心房切面显示卵圆孔已完全闭合，房间隔膨出瘤已消失（白色箭头，视频 10-12）；D. 房间隔平面未见分流（白色箭头，视频 10-13）

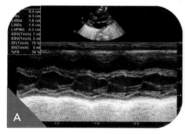
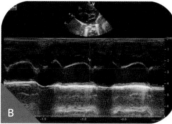
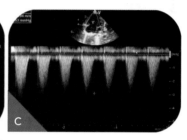

图 10-14 出生后 2 天超声心动图

A. 左心室收缩功能正常，EF70%；B. 右心室收缩功能正常，右心室侧壁三尖瓣环位移 7.4mm；C. 三尖瓣反流速度 274cm/s，反流压差 34.5mmHg

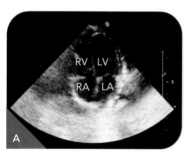
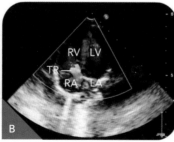
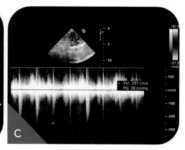

图 10-15 出生后 3 月超声心动图

A. 心尖四腔心比例正常；B. 彩色多普勒显示三尖瓣轻度反流；C. 三尖瓣反流速度 257cm/s，反流压差 26mmHg，与前次（出生后 2 天）比较明显下降

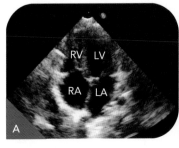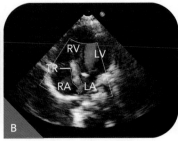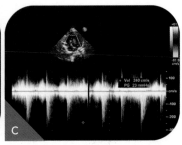

图 10-16　出生后 6 月超声心动图

A. 心尖四腔心比例正常；B. 彩色多普勒显示三尖瓣轻度反流；C. 三尖瓣反流速度 240cm/s，反流压差 23mmHg

（二）病例 37，房间隔通道受限，全心增大，三尖瓣重度反流，房性期前收缩二联律，右心功能受损

1. **基本资料**　孕妇 33 岁，单胎，无特殊病史，无创基因检查无异常。本病例由房间隔通道受限导致右心功能受损，预后差。病程：孕 33^{+6} 周（图 10-17）胎儿超声心动图检查提示房间隔通道受限，全心及心胸比例增大，三尖瓣重度反流，暂无心包腔积液及胸水、腹水、皮肤水肿等情况，孕妇及家属选择继续妊娠，因此建议密切观察。孕 34^{+6} 周（图 10-18）胎儿超声心动图检查提示房间隔通道加重，全心进一步增大，三尖瓣反流加重，房性期前收缩二联律。孕 34^{+6} 周行紧急剖宫产，出生后 1 分钟新生儿评分 6 分，心率 60 ~ 80 次 /min，血压无法测得；5 分钟、10 分钟行心肺复苏及气管插管抢救；12 分钟转入新生儿重症监护室；12 小时死亡。

2. **超声影像**　见图 10-17、10-18，视频 10-14。

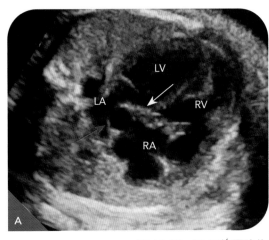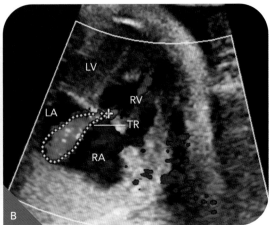

图 10-17　孕 33^{+6} 周胎儿房间隔通道受限超声心动图

视频10-14

A. 胎儿四腔心切面显示全心增大，卵圆孔瓣膨向左房侧（红色箭头），与继发隔粘连，开放受限（白色箭头，视频 10-14）；B. 彩色多普勒超声显示三尖瓣重度反流

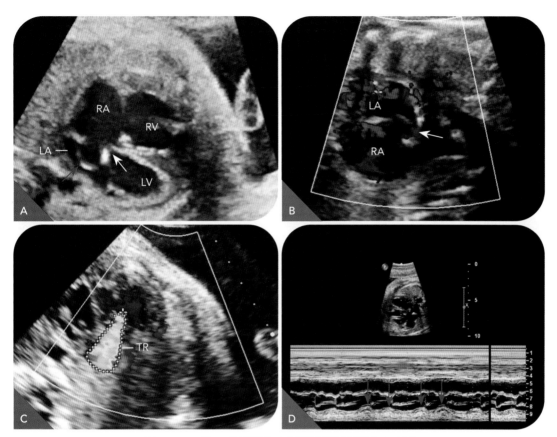

图 10-18 孕 34^{+6} 周胎儿房间隔通道受限超声心动图

A. 胎儿四腔心切面显示全心增大，以右心增大明显，心胸面积比例增大约 45%；卵圆孔瓣膨向左心房侧（红色箭头），末端与继发隔粘连，开放受限（白色箭头）。B. 房间隔通道狭窄，彩色多普勒显示细窄的右向左分流，束宽 1.9mm（白色箭头）。C. 彩色多普勒显示三尖瓣反流加重。D. 胎儿心律不齐，呈房性期前收缩二联律（红色箭头）

3. 病例分析总结 该病例在笔者医院首次产前超声心动图检查即提示右心功能失代偿，心胸比例增大，三尖瓣重度反流，暂无心包腔积液及胸水、腹水、皮肤水肿等情况，孕妇及家属选择继续妊娠。一周后复诊时出现房性期前收缩二联律，右心室室壁动度减弱。此胎儿未发现心内外结构畸形，也无母体相关病因，分析推测房间隔通道受限出现在较早孕周，但孕妇没有进行早期检测。相关文献也报道，较早出现房间隔通道受限，易出现右心功能失代偿、胎儿水肿。此外，房性期前收缩二联律导致心功能进一步恶化，因此，预后差。

（三）病例 38，房间隔通道受限，左心系统容量性缩小

1. 基本资料 孕妇 27 岁，单胎，无特殊病史，无创基因检查无异常。本病例是由房间隔通道受限所致的左心系统容量性缩小，心功能正常，预后良好。外院诊断左心发育不良，主动脉缩窄？孕 31^{+2} 周于笔者医院行胎儿超声心动图检查提示房间隔通道受限，卵圆孔瓣向左心房侧膨出，压迫左心房，致左心系统容量性缩小，建议密切观察。孕 33^{+4}、35

周、36周均于笔者医院行胎儿超声心动图检查，随着孕周增加，右心房与左心房横径、右室与左心室横径、肺动脉与主动脉内径比值逐渐增加，房间水平右向左分流逐渐变窄，但均未出现心包腔中量以上积液、胸腹腔积液、胎儿皮肤水肿、心律失常、三尖瓣重度反流、心功能受损等表现。孕36周，胎儿肺脏发育已成熟，建议孕妇立即剖宫产分娩。电话随访，该孕妇在当地医院于孕36周行剖宫产分娩，出生后2天行新生儿超声心动图提示心脏各腔室大小正常，卵圆孔闭合。于出生后3个月到笔者医院复查超声心动图，未见异常。

2. 超声影像 见图10-19～10-26，视频10-15～10-19。

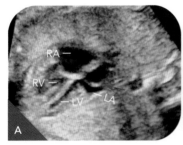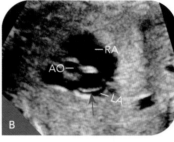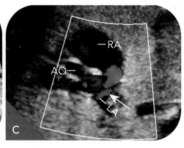

图 10-19 孕 31⁺² 胎儿房间隔通道受限超声心动图

A. 胎儿四腔心切面显示，卵圆孔瓣膨向左心房侧（红色箭头），挤压左心房，致左心房、左心室容量性缩小，RA/LA = 1.50，RV/LV = 1.51，但左心室上下径与右心室相当，心尖部由左心室构成；B. 胎儿双心房切面显示，卵圆孔瓣冗长，贴近左心房壁（红色箭头）；C. 房间隔水平细窄的右向左分流，束宽1.9mm（白色箭头），提示房间隔通道受限

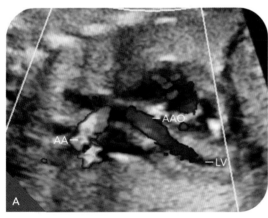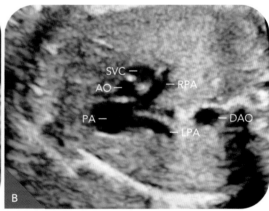

图 10-20 孕 31⁺² 胎儿房间隔通道受限超声心动图

A. 左心室流出道切面显示主动脉从根部至弓部偏窄，由左心系统容量性减少所致；B. 三血管肺动脉分叉切面显示肺动脉比例增宽，PA/AO = 1.44，提示右心容量负荷增加、左心容量减少；

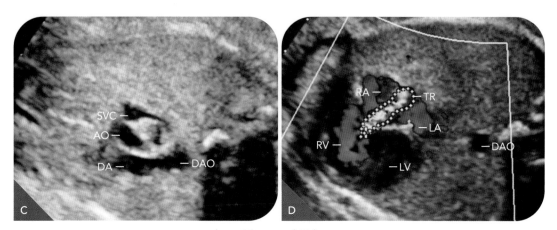

图 10-20（续）

C. 三血管切面显示动脉导管增宽；D. 三尖瓣中度反流，反流面积占右心房面积 40%

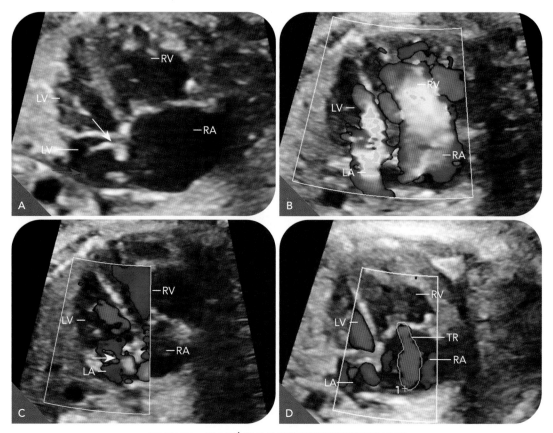

图 10-21　孕 33^{+4} 胎儿房间隔通道受限超声心动图

A. 四腔心切面显示卵圆孔瓣呈瘤样膨向左房侧（红色箭头），左心房受压，卵圆孔瓣与继发隔粘连（白色箭头），右心增大，RA/LA = 1.52，RV/LV = 1.54；B. 二尖瓣口舒张期血流充盈束明显窄于三尖瓣（视频 10-15）；C. 房间隔通道细窄的右向左分流，束宽 1.8mm（白色箭头）；D. 三尖瓣中度反流，反流面积占右房面积 41%，与前次检查比较，无明显加重

视频10-15

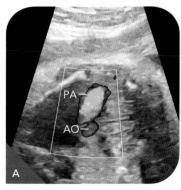
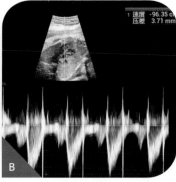
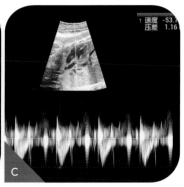

图 10-22　孕 33^{+4} 周胎儿房间隔通道受限超声心动图

A. 三血管切面显示，肺动脉比例明显增宽，PA/AO = 1.62；B、C. 主动脉收缩期流速低于肺动脉，提示右心容量负荷增加，左心容量减少

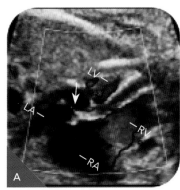
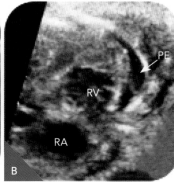
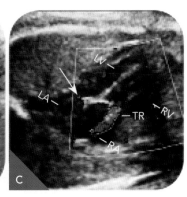

图 10-23　孕 35 周胎儿房间隔通道受限超声心动图

A. 卵圆孔瓣与继发隔粘连，开放受限，继发孔最大开口径 1.3mm（白色箭头），右心比例增大，RA/LA = 1.61，RV/LV = 1.68（视频 10-16）；B. 心包腔出现少量积液，约 3.8mm（白色箭头）；C. 三尖瓣中度反流，反流面积占右房面积 32%，并可见房间隔右向左细窄分流，束宽 1.7mm（白色箭头）

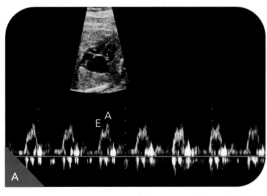
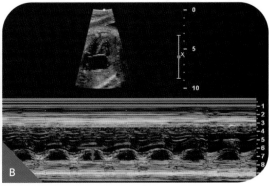

图 10-24　孕 35 周胎儿房间隔通道受限超声心动图

A. 三尖瓣舒张期血流频谱形态正常，E 峰流速 < A 峰流速，提示右心室舒张功能正常；B. 右心室侧壁三尖瓣环位移 8mm（红色标识），提示右心室收缩功能正常

E：心室舒张早期峰值流速；A：心室舒张晚期（心房收缩期）峰值流速

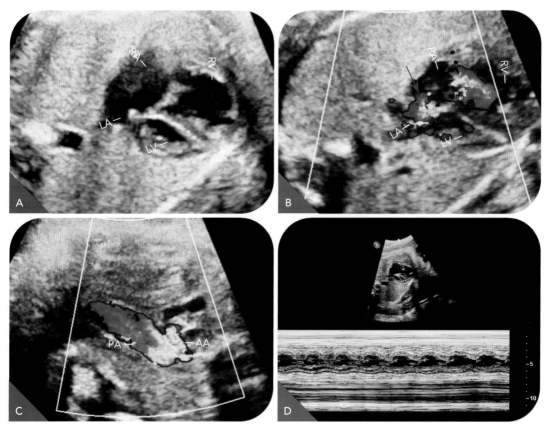

图 10-25　孕 36 周胎儿房间隔通道受限超声心动图

A. 四腔心切面显示右心比例进一步增大，RA/LA = 1.75，RV/LV = 1.78（视频 10-17）；B. 房间隔水平细窄的右向左分流（红色箭头），宽 1.5mm；C. 三血管切面显示肺动脉比例进一步增大，PA/AO = 1.8，主动脉弓出现舒张期反向血流，提示主动脉容量减低（视频 10-18）；D. 右心室壁运动尚可，心律正常

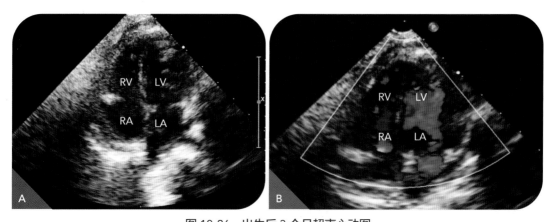

图 10-26　出生后 3 个月超声心动图

A. 心尖四腔心比例正常；B. 三尖瓣无反流（视频 10-19）；

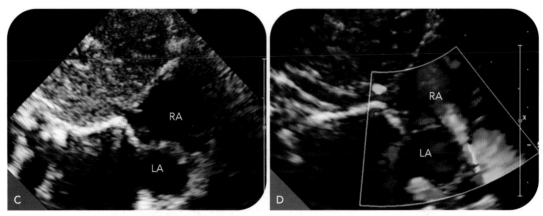

图 10-26（续）

C.剑突下双心房切面显示卵圆孔闭合良好；D.剑突下双心房切面彩色多普勒超声显示房间隔无分流

3. 病例分析总结 该病例以左心容量性缩小为主要超声表现，孕 36 周时出现了主动脉弓舒张期血流反向。随着孕周增加，左右心血流动力学的不平衡呈进行性发展趋势，表现为胎儿的右心房与左心房横径比、右室与左心室横径比、肺动脉主干与升主动脉内径比逐渐增加。产前 4 次超声心动图提示胎儿心脏功能正常，三尖瓣反流为轻 - 中度，因此随访观察至肺发育成熟后娩出，预后良好。

六、鉴别诊断

基于房间隔通道受限的超声影像特征，检查者需要与右心增大、左心缩小及三尖瓣反流相关疾病进行鉴别。房间隔通道受限为排他性诊断，通常按照胎儿超声心动图指南进行全面扫查，可排除心脏及大血管的结构畸形，如三尖瓣下移畸形所致的右心房增大、三尖瓣反流，肺动脉闭锁所致的三尖瓣反流等。值得注意的是与左心发育不良综合征相鉴别。左心发育不良综合征预后极差，因此产前超声的明确诊断尤为重要，与房间隔通道受限所致的左心容量性偏小鉴别要点见表 10-2。

表 10-2 左心室发育不良综合征与左心容量性缩小的鉴别诊断

鉴别点	左心发育不良综合征	左心容量性缩小
心尖构成	右心室构成	左心室构成
左心室上下径	通常小于右室的 1/2	与右心室大致相等
左心室壁	增厚或内膜纤维弹性组织增生	正常
二尖瓣发育	重度狭窄或闭锁	正常
主动脉瓣发育	狭窄或闭锁	正常
主动脉弓发育	管状发育不良、缩窄、离断	容量性变窄
房间隔血流方向	左向右	右向左
左心室功能	减低	正常

七、预后评估

未合并心脏畸形且发生于孕晚期的房间隔通道受限预后良好，关键在于超声的密切监测。若胎儿心功能尚可，未出现三尖瓣中度或重度反流，可 1 ~ 2 周随访一次超声心动图，并严密监测胎心及胎动，期待足月分娩；若随访过程中出现右心功能恶化征象，超声提示三尖瓣重度反流时，结合肺发育情况，应尽早分娩。通常可获得良好的预后。

单纯性房间隔通道受限超声诊断要点

- 主动脉弓双心房切面是观察房间隔通道的最佳切面，房间隔通道受限的直接二维征象表现为卵圆孔瓣开放受限或卵圆孔细窄，彩色多普勒征象表现为右向左细窄分流（反流束宽度 < 2.5mm）。
- 房间隔水平右向左分流量减少导致右心系统容量性增大，表现为右心房、右室增大，肺动脉内径增宽；左心系统容量性缩小，表现为左心房、左心室缩小，主动脉内径变窄，注意与左心梗阻性病变鉴别，后者房间隔通道分流多为双向或左向右分流。
- 三尖瓣重度反流，心包腔积液增多，右心比例进行性增大，提示右心容量负荷加重，若胎儿肺发育成熟，建议尽早分娩。应密切超声监测胎儿心脏的形态及功能变化。

参 考 文 献

1. Furtado LV, Putnam AR, Erickson LK, et al. Premature closure of the foramen ovale secondary to congenital aortic valvular stenosis in a stillborn.Fetal Pediatr Pathol, 2012,31(2):43-49.

2. Uzun O, Babaoglu K, Ayhan YI, et al. Diagnostic ultrasound features and outcome of restrictive foramen ovale in fetuses with structurally normal hearts. Pediatr Cardiol, 2014, 35(6):943-952.

3. 李垂平, 刘传玺, 边琴, 等. 胎儿房间隔膨出瘤的彩色多普勒超声诊断. 中华超声影像学杂志,2001, 10(4):253.

4. Gupta U, Abdulla RI, Bokowski J. Benign outcome of pulmonary hypertension in neonates with a restrictive patent foramen ovale versus result for neonates with an unrestrictive patent foramen ovale. Pediatr Cardiol, 2011,32(7):972-976.

5. 满婷婷, 何怡华, 孙琳, 等. 左心发育不良综合征的鉴别诊断与预后分析. 中国超声医学杂志, 2015, 31(8):708-711.

6. Kumar M, Priyam.Ultrasonography and autopsy correlation of fetal hypoplastic left heart syndrome.J Clin Ultrasound, 2018, 46(7):480-482.

7. Jantzen DW, Moon-Grady AJ, Morris SA, et al.Hypoplasticleftheart syndrome with intact or restrictive atrial septum: A report from the international fetal cardiac intervention registry.Circulation, 2017, 136(14):1346-1349.

8. Channing A, Szwast A, Natarajan S, et al. Maternal hyperoxygenation improves left heart filling in fetuses with atrial septal aneurysm causing impediment to left ventricular inflow.Ultrasound Obstet

Gynecol,2015,45(6):664-669.

9. Gu X, Zhang Y, Han J, et al. Isolated premature restriction or closure of foramen ovale in fetuses: Echocardiographic characteristics and outcome. Echocardiography, 2018, 35(8):1189-1195.

10. 李泞珊,夏红梅,邓曦,等.不合并心脏畸形的卵圆孔血流受限胎儿超声影像特征及预后.中华超声影像学杂志,2019,28(1):28-33.

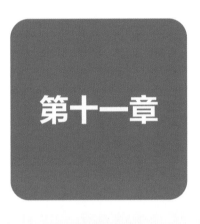

第十一章

血管环

一、概述

血管环是指主动脉弓及其主要分支或肺动脉在起源、位置及走向的先天性异常，在解剖上围绕气管和（或）食管而成环状结构的一组疾病。在先天性心脏病中约占 0.8% ~ 1.3%。患儿出生后根据压迫的严重程度不同，临床症状不一，较轻者可无症状；有症状者可表现为吸入性喘鸣音（易误诊为哮喘），反复上呼吸道感染及吞咽困难。血管环可孤立存在，也可合并心内外畸形及染色体异常。血管环的分类及预后见表 11-1。

表 11-1　血管环分类、类型及预后

血管环种类	类型	预后评估
双主动脉弓	完全性	部分出现症状
右位主动脉弓 + 左位动脉导管		
镜像分支	部分性	少数出现症状
迷走左锁骨下动脉		
迷走锁骨下动脉		
右位主动脉弓 + 动脉导管 + 左迷走锁骨下动脉	部分性	"极少"出现症状
左位主动脉弓 + 左动脉导管 + 右迷走锁骨下动脉		
肺动脉吊带	不完全性	早期出现症状

注：双主动脉弓可合并 18- 三体、21- 三体等染色体异常；右位主动脉弓合并染色体异常包括非整倍体畸形、22q11 染色体微缺失、21- 三体综合征等，孤立性右位主动脉弓染色体异常者较少

二、病理解剖学

（一）双主动脉弓

胚胎时期左、右主动脉弓持续存在形成双主动脉弓。解剖上来看，左、右主动脉弓分别发出左颈总动脉、左锁骨下动脉和右颈总动脉、右锁骨下动脉。双侧的主动脉弓包绕气管、食管，并在其后方汇入降主动脉，形成完全性血管环结构。根据双弓的发育情况，分为对称型、右弓优势型（多见）、左弓优势型（罕见）。双主动脉弓出现一侧弓闭锁（通常为左弓）时，易与右位主动脉弓混淆。双主动脉弓左侧闭锁可能出现在左锁骨下动脉远端（常见），也可能在左颈总动脉与左锁骨下动脉之间（罕见）。据文献报道，双主动脉弓合并心内畸形以室间隔缺损最多见，右心室双出口次之，永存左上腔静脉第三。

（二）右位主动脉弓、左位动脉导管

1. 右位主动脉弓镜像分支、左位动脉导管　右位主动脉弓合并镜像分支：主动脉弓位于气管及脊柱的右侧，依次发出左无名动脉、右颈总动脉、右侧锁骨下动脉，其中左无名动脉发出左颈总动脉、左锁骨下动脉。与正常的左位主动脉弓（依次发出右无名动脉、左颈总动脉、左侧锁骨下动脉）呈镜像关系。但值得注意的是，左位动脉导管如果连接左无名动脉，则不形成血管环（见第三章病例 13、第四章病例 18 及第五章病例 21）。

2. 右位主动脉弓、左位动脉导管、迷走左锁骨下动脉　右位主动脉弓依次发出左颈总动脉、右颈总动脉、右锁骨下动脉、左锁骨下动脉。迷走的左锁骨下动脉从气管、食管后方向左上肢走行。

（三）迷走锁骨下动脉（伴同侧主动脉弓、动脉导管）

1. 迷走右锁骨下动脉（左位主动脉弓、左位动脉导管）　左位主动脉弓依次发出：右颈总动脉、左颈总动脉、左锁骨下动脉、右锁骨下动脉。迷走右锁骨下动脉从气管、食管后方走行，向右上肢走行，形成半个血管环，对气管、食管的左侧形成包绕。

2. 迷走左锁骨下动脉（右位主动脉弓、右位动脉导管）　迷走左锁骨下动脉于气管、食管后方向左上肢走行，形成半个血管环，包绕气管、食管的右侧。

（四）肺动脉吊带

左肺动脉主干或分支异常起源于右肺动脉后方，跨越右支气管后方，从主气管与食管之间进入左肺门，引起主气管、右支气管及食管的不同程度压迫症状。

三、血流动力学改变

血管环病例中，主动脉弓远端无梗阻，多无明显血流动力学异常改变，合并心内畸形的病例，可出现相应的血流动力学改变。

四、胎儿超声心动图特征

（一）三血管 - 气管切面（3VT）

三血管 - 气管切面是产前超声诊断血管环的最佳切面（表 11-2）。正常胎儿三血管 - 气管切面呈"V"字形，从左至右分别为：左位动脉导管、左位主动脉弓、上腔静脉；气管、食管位于左位主动脉弓与左位主动脉弓两者右侧、脊柱前方（图 11-1，视频 11-1）。血管环形成胎儿可见大血管排列异常，通过不同形状的（"O""9""V""U""Q"）解剖结构，诊断不同类型的血管环。"O""9"型为双主动脉弓，"U"型为主动脉弓与动脉导管异侧，"V"型为主动脉弓与动脉导管同侧，"Q"型常合并迷走锁骨下动脉。肺动脉分叉切面显示左肺动脉起源于右肺动脉则为肺动脉吊带。

表 11-2　血管环类型、分支、导管情况及 3-VT 切面血管环形态

	分支情况	导管情况	3-VT 切面情况
左位主动脉弓	迷走右锁骨下动脉	左位导管	"V"型，半血管环
右位主动脉弓	镜像分支	左位导管	"U"型，半血管环
右位主动脉弓	迷走左锁骨下动脉	左位导管	"U"型，半血管环
	迷走左锁骨下动脉	右位导管	"V"型，半血管环

	分支情况	导管情况	3-VT 切面情况
肺动脉吊带	左肺动脉起源于右肺动脉	左位导管	"λ"型,半血管环
双主动脉弓	左、右弓各自两个分支	左位导管	"O""9"型,全血管环

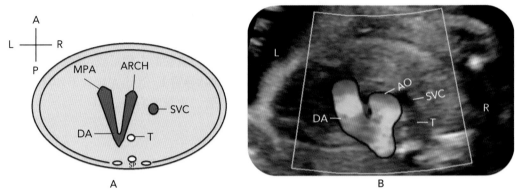

图 11-1 正常胎儿 3VT 切面示意图与超声图

A. 3VT 切面示意图,从左至右依次为左位动脉导管(DA)、左位主动脉弓(ARCH)、上腔静脉(SVC),气管(T)位于左位动脉导管、左位主动脉弓两者右侧;B. 3VT 切面超声图,从左至右依次为左位动脉导管、左位主动脉弓、上腔静脉,气管位于左位动脉导管、左位主动脉弓两者的右侧

L:左侧;R:右侧;A:前方;P:后方

1. 双主动脉弓 双主动脉弓分为对称型(图 11-2)、右弓优势型(多见,图 11-3)、左弓闭锁型(图 11-4)、左弓优势型(罕见),呈"O"型或"9"字形血管环,气管、食管位于左位主动脉弓与右位主动脉弓之间。

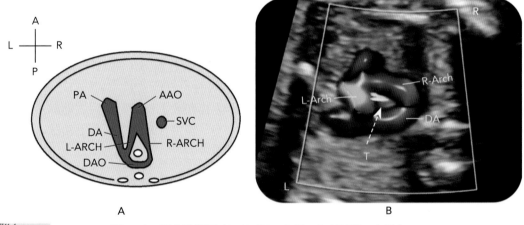

视频11-1

图 11-2 双主动脉弓(L-ARCH:左弓;R-ARCH:右弓)
对称型胎儿 3VT 切面示意图与超声图(视频 11-1)

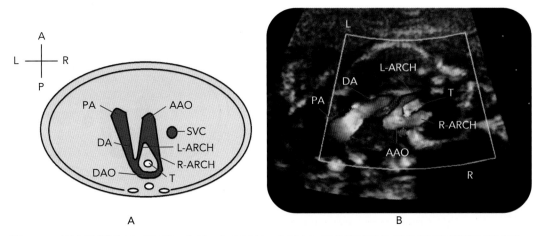

图 11-3　双主动脉弓（L-ARCH：左弓；R-ARCH：右弓）右弓优势型胎儿 3VT 切面示意图与超声图

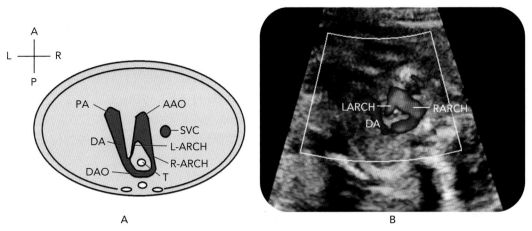

图 11-4　双主动脉弓左弓（L-ARCH：左弓；R-ARCH：右弓）闭锁型胎儿 3VT 切面示意图与超声图
A. 从左至右依次为左位动脉导管、左位主动脉弓（闭锁）、右位主动脉弓、上腔静脉，气管位于左位主动脉弓和右位主动脉弓之间，左弓解剖学上呈一类似韧带样结构；B. 双主动脉弓左弓闭锁型 3VT 切面超声血流能量图，可见左位主动脉弓，远端未见血流信号，血流能量图呈盲端显示

　　2. 右位主动脉弓、左位动脉导管（镜像分支或迷走左锁骨下动脉）　血管环呈"U"型，从左至右分别为：左位动脉导管、右位主动脉弓、上腔静脉；气管、食管位于动脉导管与右位主动脉弓之间（图 11-5）。

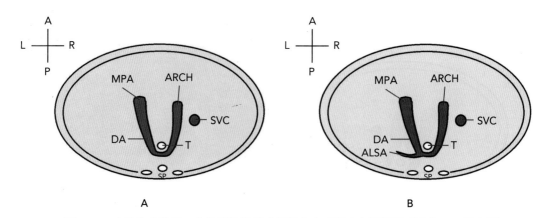

图 11-5　右位主动脉弓、左位动脉导管（镜像分支或迷走左锁骨下动脉）3VT 示意图

A. 右位主动脉弓（ARCH）、左位动脉导管（DA，镜像分支）3VT 切面示意图；B. 右位主动脉弓、左位动脉导管（迷走左锁骨下动脉，ALSA）3VT 切面示意图

3. 迷走锁骨下动脉（伴同侧主动脉弓、动脉导管）　血管环呈"V"字形。右位主动脉弓、右位动脉导管合并迷走左锁骨下动脉 3VT 切面从左至右分别为右位动脉导管、右位主动脉弓、上腔静脉；迷走左锁骨下动脉发自降主动脉左侧绕气管后方向左上肢走行，气管位于右位动脉导管与迷走左锁骨下动脉之间（图 11-6A）。左位主动脉弓、左位动脉导管合并迷走右锁骨下动脉 3VT 切面从左至右分别为左位动脉导管、左位主动脉弓、上腔静脉；迷走右锁骨下动脉发自降主动脉右侧绕气管后方向右上肢走行，气管位于左位主动脉弓与迷走右锁骨下动脉之间（图 11-6B）。

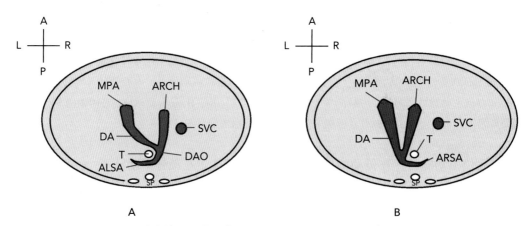

图 11-6　迷走锁骨下动脉（伴同侧主动脉弓、动脉导管）3VT 示意图

A. 右位主动脉弓（ARCH）、右位动脉导管合并迷走左锁骨下动脉（ALSA）3VT 切面示意图；B. 左位主动脉弓、左位动脉导管合并迷走右锁骨下动脉（ARSA）3VT 切面示意图

（二）主动脉弓长轴切面

1. 双主动脉弓　可以获得两个主动脉弓长轴切面，即左位主动脉弓、右位主动脉弓：左位主动脉弓依次发出左颈总动脉、左锁骨下主动脉；右位主动脉弓依次发出右颈总动

脉、右锁骨下主动脉。

2. 右位主动脉弓伴镜像分支　动脉弓长轴位于脊柱偏右侧，大弯侧可见三个分支，依次为：左无名动脉、右颈总动脉、右锁骨下动脉。

3. 右位主动脉弓合并迷走左锁骨下动脉　主动脉弓长轴位于脊柱偏右侧，大弯侧可见四个分支，依次为：左颈总动脉、右颈总动脉、右锁骨下动脉、迷走左锁骨下动脉。因迷走左锁骨下动脉起始部距前三个分支稍远，四个分支常不能在同一切面显示。

4. 左位主动脉弓合并迷走右锁骨下动脉　主动脉弓大弯侧可见四个分支，依次为：右颈总动脉、左颈总动脉、左锁骨下动脉、迷走右锁骨下动脉。因迷走右锁骨下动脉起始部距前三个分支稍远，四个分支常不能在同一切面显示。

（三）主动脉弓冠状切面

此切面对双主动脉弓诊断有特殊意义，可获得两个对称的主动脉弓，可见左右主动脉弓的分支：左、右颈总动脉向胎儿头侧走行，左锁骨下动脉向左上肢走行，右锁骨下动脉向右上肢走行。

（四）肺动脉分叉切面

此切面对于肺动脉吊带诊断具有特殊意义。不能显示正常的肺动脉分叉征象，仅见右肺动脉自肺动脉主干发出，而左肺动脉自右肺动脉根部发出，走行于气管和食管之间，血管环呈半圆形，将气管包绕。

五、典型病例详解

（一）病例 39，双主动脉弓（对称型），"O"型血管环形成

1. 一般资料　孕妇 22 岁，双胎，孕 22 周，无特殊病史，系统超声无心外畸形。无创基因筛查无异常。

2. 超声影像特征　胎儿短轴切面显示双主动脉弓"O"型血管环，左、右主动脉弓于脊柱前方包绕气管形成完全性血管环（图 11-7A）。升主动脉长轴切面显示主动脉近端即分出左、右两个分支，为左、右主动脉弓。两个主动脉弓内径基本相等，为对称型双主动脉弓（图 11-7B）。降主动脉冠状切面（图 11-8A），可见左、右两个主动脉弓汇入降主动脉（箭头处指左、右主动脉弓的远端）。主动脉弓冠状切面（图 11-8B）可见左主动脉弓、右主动脉弓分支及远端汇入降主动脉；左锁骨下动脉向左上肢走行，左颈总动脉和右颈总动脉向胎儿头侧走行；右锁骨下动脉因未在同一冠状切面原因未显示。左位主动脉弓长轴切面（图 11-8C）显示左位主动脉弓及其两个分支：左颈总动脉和左锁骨下动脉。右主动脉弓长轴切面（图 11-8D 显示右位主动脉弓及其两个分支：右颈总动脉和右锁骨下动脉。

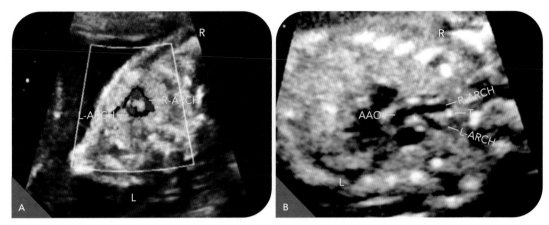

图 11-7　双主动脉弓"O"型血管环及升主动脉长轴切面

A. 胎儿短轴切面显示双主动脉弓"O"型血管环，左、右主动脉弓（L-ARCH：左位主动脉弓；R-ARCH：右位主动脉弓）于脊柱前方包绕气管形成完全性血管环；B. 升主动脉长轴切面显示主动脉近端即分出左、右两个分支，为左、右主动脉弓，两个主动脉弓内径基本相等，为对称型双主动脉弓

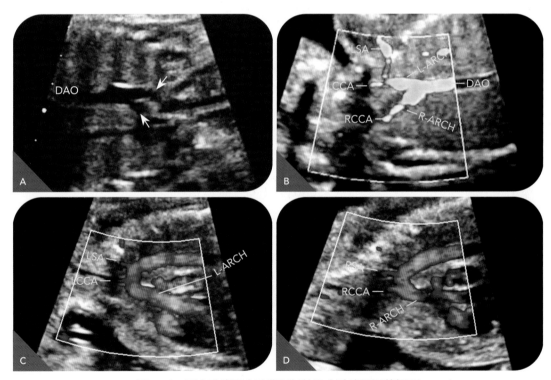

图 11-8　双主动脉弓主动脉弓长轴及主动脉弓冠状切面

A. 降主动脉冠状切面，降主动脉可见左、右两个主动脉弓（L-ARCH：左位主动脉弓；R-ARCH：右位主动脉弓）汇入（箭头处指左、右主动脉弓的远端）。B. 主动脉弓冠状切面可见左主动脉弓、右主动脉弓分支及远端汇入降主动脉；左锁骨下动脉向左上肢走行，左颈总动脉和右颈总动脉向胎儿头侧走行；右锁骨下动脉因未在同一冠状切面原因未显示。C. 左位主动脉弓长轴切面显示左位主动脉弓及其两个分支：左颈总动脉和左锁骨下动脉。D. 右位主动脉弓长轴切面显示右位主动脉弓及其两个分支：右颈总动脉和右锁骨下动脉

（二）病例 40，右位主动脉弓、左位动脉导管、迷走左锁骨下动脉

1. 一般资料 孕妇 25 岁，单胎，孕 24⁺⁴ 周，无特殊病史，系统超声无心外畸形，无创基因筛查结果为低风险。

2. 超声影像特征 右位主动脉弓、左位动脉导管合并迷走左锁骨下动脉 3VT 切面从左至右依次为左位动脉导管、右位主动脉弓、上腔静脉，气管位于左位动脉导管、右位主动脉弓两者之间，呈"U"型血管环，迷走左锁骨下动脉不参与血管环构成（图 11-9）。

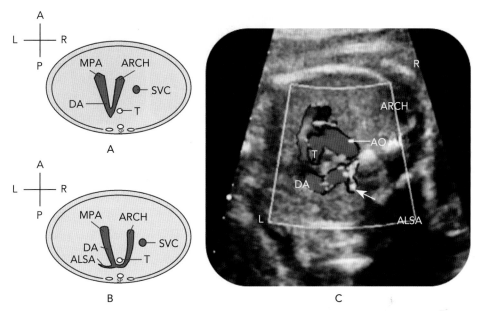

图 11-9 正常胎儿 3VT 切面示意图、右位主动脉弓 + 左位动脉导管合并迷走左锁骨下动脉示意图与超声对照

A. 正常胎儿 3VT 切面示意图，从左至右依次为左位动脉导管（DA）、左位主动脉弓（ARCH）、上腔静脉（SVC），气管位于左位动脉导管、左位主动脉弓两者右侧；B. 右位主动脉弓 + 左位动脉导管合并迷走左锁骨下动脉（ALSA）3VT 切面示意图，从左至右依次为左位动脉导管、右位主动脉弓、上腔静脉，气管位于左位动脉导管、右位主动脉弓两者之间，呈"U"型血管环，迷走左锁骨下动脉不参与血管环构成；C. 右位主动脉弓 + 左位动脉导管合并迷走左锁骨下动脉超声图像

（三）病例 41，右位主动脉弓、左位动脉导管（镜像分支），合并心内畸形：法洛四联症

1. 一般资料 孕妇 32 岁，单胎，孕 23⁺² 周，无特殊病史，系统超声无心外畸形，唐氏筛查结果为低风险。

2. 超声影像特征 右位主动脉弓、左位动脉导管合并镜像分支 3VT 切面从左至右依次为左位动脉导管、右位主动脉弓、上腔静脉，气管位于左位动脉导管、右位主动脉弓两者之间，呈"U"型血管环，为不完全性血管环（图 11-10）。

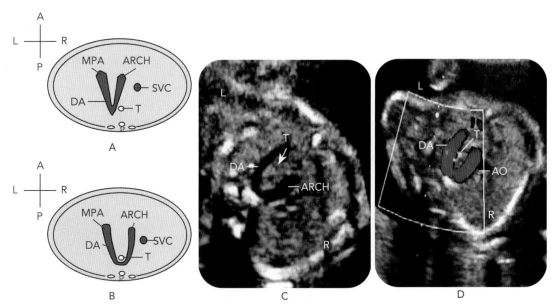

图 11-10　正常胎儿 3VT 切面示意图、右位主动脉弓 + 左位动脉导管合并镜像分支示意图与超声对照

A. 正常胎儿 3VT 切面示意图：从左至右依次为左位动脉导管、左位主动脉弓、上腔静脉，气管位于左位动脉导管、左位主动脉弓两者右侧；B. 右位主动脉弓 + 左位动脉导管合并镜像分支 3VT 切面示意图：从左至右依次为左位动脉导管、右位主动脉弓、上腔静脉，气管位于左位动脉导管、右位主动脉弓两者之间，呈 "U" 型血管环；C、D. 右位主动脉弓 + 左位动脉导管合并迷走镜像分支 3VT 切面超声二维及彩色图像，可见左位动脉导管及右位主动脉弓于气管后方、脊柱前方汇合，形成 "U" 型血管环，将气管包绕其中，为不完全性血管环

（四）病例 42，左位主动脉弓、左位动脉导管合并迷走右锁骨下动脉

1. 一般资料　孕妇 24 岁，单胎，孕 22⁺⁴ 周，无特殊病史，系统超声无心外畸形，唐氏筛查结果为低风险。

2. 超声影像特征　左位主动脉弓、左位动脉导管合并迷走右锁骨下动脉 3VT 切面从左至右依次为左位动脉导管、左位主动脉弓、上腔静脉，呈 "V" 字形，迷走右锁骨下动脉于气管后方、脊柱前方向右侧走行，不形成完全性血管环。彩色血流图像可见迷走右锁骨下动脉于气管后方、脊柱前方向右侧走行，不形成完全性血管环，部分包绕气管后方，未见压迫征象（图 11-11）。

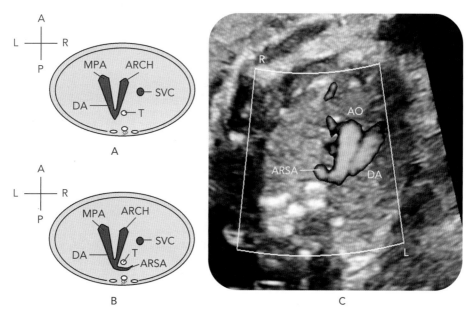

图 11-11　正常胎儿 3VT 切面示意图、左位主动脉弓＋左位动脉导管合并迷走右锁骨下动脉示意图与超声对照

A. 正常胎儿 3VT 切面示意图：从左至右依次为左位动脉导管、左位主动脉弓、上腔静脉，气管位于左位动脉导管、左位主动脉弓两者右侧；B. 左位主动脉弓＋左位动脉导管合并迷走右锁骨下动脉（ARSA）3VT 切面示意图：从左至右依次为左位动脉导管、左位主动脉弓、上腔静脉，呈"V"字形，迷走右锁骨下动脉于气管后方、脊柱前方向右侧走行，不形成完全性血管环；C. 左位主动脉弓＋左位动脉导管合并迷走右锁骨下动脉 3VT 切面超声彩色血流图像：可见迷走右锁骨下动脉于气管后方、脊柱前方向右侧走行，不形成完全性血管环，部分包绕气管后方，未见压迫征象

（五）病例 43，右位主动脉弓、右位动脉导管合并迷走左锁骨下动脉

1. 一般资料　孕妇 28 岁，单胎，孕 24⁺⁴ 周，无特殊病史，系统超声无心外畸形。

2. 超声影像特征　右位主动脉弓、右位动脉导管合并迷走左锁骨下动脉 3VT 切面从左至右依次为右位动脉导管、右位主动脉弓、上腔静脉，呈略夸大的"V"字形，迷走左锁骨下动脉于气管后方、脊柱前方向左侧走行，不形成完全性血管环。彩色血流图像可见迷走左锁骨下动脉于气管后方、脊柱前方向左侧走行，不形成完全性血管环，部分包绕气管后方，未见压迫征象（图 11-12）。

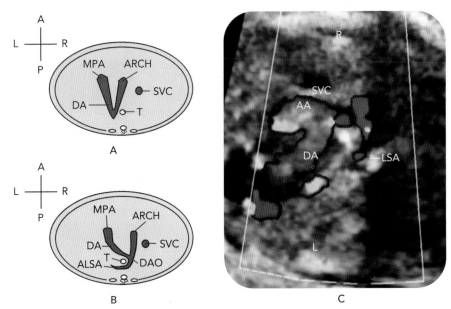

图 11-12　正常胎儿 3VT 切面示意图、右位主动脉弓 + 右位动脉导管合并迷走左锁骨下动脉示意图与超声对照

A. 正常胎儿 3VT 切面示意图：从左至右依次为左位动脉导管、左位主动脉弓、上腔静脉，气管位于左位动脉导管、左位主动脉弓两者右侧；B. 右位主动脉弓 + 右位动脉导管合并迷走左锁骨下动脉 3VT 切面示意图：从左至右依次为右位动脉导管、右位主动脉弓、上腔静脉，呈略夸大的 "V" 字形，迷走左锁骨下动脉于气管后方、脊柱前方向左侧走行，不形成完全性血管环；C. 右位主动脉弓 + 右位动脉导管合并迷走左锁骨下动脉 3VT 切面超声彩色血流图像：可见迷走左锁骨下动脉于气管后方、脊柱前方向左侧走行，不形成完全性血管环，部分包绕气管后方，未见压迫征象

（六）病例 44，肺动脉吊带，部分型血管环形成。心内无合并畸形

1. 一般资料　孕妇 32 岁，单胎，孕 26 周，无特殊病史，系统超声无心外畸形。

2. 超声影像特征　二维超声图像显示左肺动脉异常起源于右肺动脉后方，从主气管的后方、食管前方进入左肺门，引起主气管及食管不同程度受压迫；右肺动脉向右肺门走行，动脉导管远端汇入降主动脉；多普勒能量图显示左肺动脉自右肺动脉发出后于气管后方向左肺走行，将气管包绕其中，形成部分型血管环（图 11-13）。

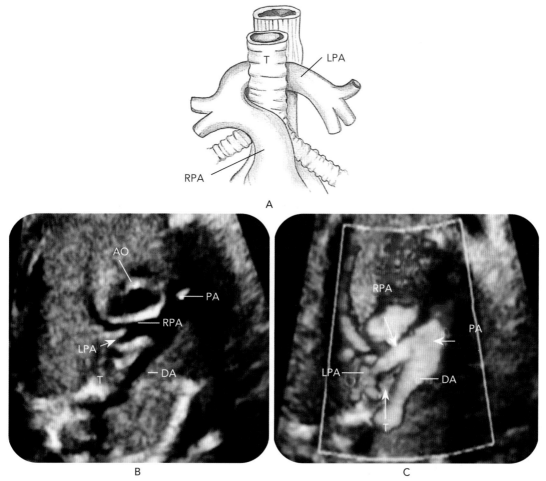

图 11-13　肺动脉吊带示意图、肺动脉分叉气管水平横切面肺动脉吊带超声图像及正常对照

A.肺动脉吊带示意图：左肺动脉异常起源于右肺动脉后方，从主气管的后方、食管前方进入左肺门，引起主气管及食管不同程度受压迫；B.肺动脉吊带二维超声图像显示左肺动脉起源于右肺动脉根部，肺动脉分叉处仅见右肺动脉及动脉导管发出，右肺动脉向右肺门走行，动脉导管远端汇入降主动脉；C.多普勒能量图显示左肺动脉自右肺动脉发出后于气管后方向左肺走行，将气管包绕其中，形成部分型血管环

六、鉴别诊断

　　双主动脉弓与右位主动脉弓的鉴别，从超声图像上，三血管气管切面显示，右位主动脉弓呈"U"形，双主动脉弓呈"O"形或"9"形，但超声难以鉴别左弓闭锁的双主动脉弓与右位主动脉弓。双主动脉弓较少合并心内畸形，右位主动脉弓伴镜像分支常合并心内畸形（90%），以法洛四联症（57%）、室间隔缺损多见。

　　双主动脉弓与永存第五弓的鉴别主要在于两弓的位置及弓的分支。永存第五弓的两个主动脉弓呈上下排列，且在气管同侧；双主动脉弓两个主动脉弓呈左右排列，且分居于气管两侧。永存第五弓的主动脉弓分支均在第四弓上，残存的第五弓无分支；双主动脉弓的分支为两个主动脉弓各有两个分支。

迷走右锁骨下动脉需要与前方奇静脉鉴别，鉴别要点：奇静脉血流最终汇入心内，迷走右锁骨下动脉血液流向右上肢。

肺动脉吊带需与肺动脉狭窄合并分支发育不良相鉴别：肺动脉狭窄合并肺动脉分支发育不良胎儿通常左、右肺动脉起源正常，肺动脉主干及分支内血流速度增快。肺动脉吊带胎儿左肺动脉起源于右肺动脉，但肺动脉主干及分支内血流速度基本正常。

七、预后评估

双主动脉弓出生后有症状者，应尽早手术，如不合并气管狭窄及软化，效果良好。合并气管狭窄及软化，效果较差。经我中心检查诊断为双主动脉弓胎儿中有 6 例出生。其中 4 例未出现症状，2 例出现症状（1 例呼吸困难，经血管分离术治疗后症状消失；1 例咳嗽，经治疗后缓解，未手术）。Trobo 等报道的 35 例双主动脉弓患者中，72.4% 的患儿生后出现呼吸道及消化道症状，孤立性双主动脉弓的患儿手术效果较好。

右位主动脉弓伴镜像分支常合并心内外畸形，预后与合并的畸形有关。右位主动脉弓合并左锁骨下动脉迷走及左位动脉导管患儿出生后多无明显症状，较大儿童可能出现吞咽困难，较少出现气管压迫症状。

肺动脉吊带患儿出生后应尽快行肺动脉吊带矫治术。单纯肺动脉吊带可行肺动脉移植术，预后良好。伴气管狭窄、软化者需同时行气管成形术，难度大，效果差。但胎儿期超声评估气管狭窄及软化困难。胎儿出生以后，因受切面及解剖结构的影响，超声心动图不能有效显示肺动脉分支与气管的空间关系，CTA 及气道重建可以显示左肺动脉与气管、食管的位置关系，了解受压迫程度，有助于手术方案的选择。我中心诊断的 3 例肺动脉吊带胎儿，均未合并心内畸形，其中 2 例出生后均接受外科手术治疗，术后患儿随访 1 年，恢复情况良好。另 1 例失访。

血管环超声诊断要点

- 血管环病理类型较多，三血管 - 气管切面是产前超声诊断血管环的最佳切面。可见大血管排列异常，通过不同形状的（"O""9""V""U""Q"）解剖结构，诊断不同类型的血管环。"O""9"型为双主动脉弓，"U"型为主动脉弓与动脉导管异侧，"V"型为主动脉弓与动脉导管同侧，"Q"型常合并迷走锁骨下动脉。肺动脉分叉切面显示左肺动脉起源于右肺动脉则为肺动脉吊带。
- 于升主动脉长轴切面可见双主动脉弓自升主动脉分叉，于主动脉弓长轴切面见双弓汇入降主动脉。
- 肺动脉吊带者于肺动脉分叉切面显示右肺动脉发自肺动脉主干，而左肺动脉发自右肺动脉根部。

参 考 文 献

1. 杨贵岚, 罗友, 王茜, 等. 超声心动图诊断双主动脉弓的临床价值. 中国超声医学杂志,2016,32(8):764-766.

2. Trobo D, Bravo C,Alvarez T,et al. Prenatal Sonographic Features of a Double Aortic Arch.J Ultrasound Med, 2015,34(11):1921-1927.

3. 董凤群. 胎儿先天性心脏病超声筛查手册. 北京: 人民卫生出版社, 2016.

4. Van Praagh R, Van Praagh S. Persistent fifth arterial arch in man: congenital double-lumen aortic arch.Am J Cardiol,1969,24(2):279.

5. 任书堂, 陈元禄, 黄云洲, 等. 一种少见主动脉弓畸形 - 永存第 5 对主动脉弓的临床及影像学诊断. 中国医学影像学,2010,18(2):187-190.

6. Galindo A, Nieto O, Nieto MT, et al. Prenatal diagnosis of right aortic arch: associated findings, pregnancy outcome, and clinical significance of vascular rings. Prenat Diagn, 2009,29(10):975-981.

7. 张新, 吴晓云, 吕铁伟, 等. 先天性血管环 99 例病例系列报告. 中国循证儿科杂志,2016,11(4):275-279.

第十二章

复杂性先天性心脏病胎儿心脏大血管
数字化连续性薄层断层数据集采集

目前，先天性心脏病是最常见的先天性缺陷之一，是导致新生儿死亡的首要原因。产前超声对胎儿心脏结构全面系统评价的准确性有赖于临床超声医师对胎儿心脏解剖结构掌握的坚实基础。

随着医学与计算机技术的应用和发展，数字医学的研发和应用越来越受到人们的重视。数字医学是20世纪后期兴起的一项信息技术，是以现代医学和数字化高新技术相结合，涵盖了医学、计算机科学、数学、信息学、电子学、机械工程学等多学科交叉、综合的一门新兴前沿学科领域。数字化可视人体（digitized visible human）是将数以千计的人体横断面数据信息在计算机里整合，依靠三维重建技术构建出可视化人体器官结构计算机模型。在此基础上赋予人体器官结构的相应的物理属性和生理属性等，即建立数字化虚拟人（digitized virtual human）。1994年11月，美国Colorado大学医学院人体可视化仿真中心（the center for human simulation）完成了世界首例成年男性可视化人体数据集（visible human female dataset），该数据集分辨率为2048×2048像素，轴向解剖断层间的间隔为1mm，所获得的解剖图为1878幅，总数据量（包括MRI、CT影像及解剖断面图）为15GB。该数据集已被43个国家、1000多个研究机构引用。2001年2月，韩国亚洲大学获得了韩国可视化人体数据集，为世界上首例具有东方人种特征的成人体数据集。该数据集来源于成年男性，切片间距0.2mm，共8590个解剖断面，分辨率为3 040×2 008像素，其数据量为154.7GB。数字化医学的研究将从传统医学依赖于动物和人体临床实验模式，转为利用现代信息技术进行计算机模拟方式。可为临床医学提供术前规划设计、计算机辅助术中导航及虚拟手术等新兴技术信息，同时在临床影像医学和解剖学教学方面具有广泛的应用前景。张绍祥课题组自2002年相继完成了中国首例成年男性和女性数字化可视人体数据集的采集和可视化研究。本课题组在此基础上，于2011年完成了数字化右心室双出口合并肺动脉闭锁胎儿心脏大血管薄层断层连续切片数据集采集，完成了首例心脏复杂畸形胎儿数字化人体结构数据集采集和心脏大血管三维重建。

一、心脏大血管薄层断层连续切片数据集采集（石蜡切片）

病例45，右心室双出口合并室间隔缺损、肺动脉闭锁。

（一）一般资料

孕妇26岁，妊娠27^{+4}周，单胎。产前超声提示大量胸腔积液；脑积水；根据双顶径、股骨长等多个因素估测胎儿实际大小相当于胎龄25^{+2}周。胎儿心脏超声提示复杂性先天性心脏病（右心室双出口、室间隔缺损、肺动脉闭锁、肺动脉主干及分支发育不良）。家属选择终止妊娠引产，并签署捐献同意书。本研究获得新桥医院伦理委员会论证授权。

（二）心脏大血管连续薄层石蜡切片数据集采集

1. 心脏大血管大体病理结构（图12-1）

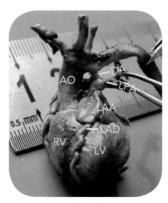

图 12-1　病例 45，妊娠 27⁺⁴ 周，右心室双出口、室间隔缺损、肺动脉闭锁心脏大血管病理标本

心脏前面观，显示两大动脉均从右心室发出，呈并列走行，主动脉位于肺动脉右前方。肺动脉主干及分支明显发育不良。升主动脉增宽。肺动脉主干外径 2.0mm，升主动脉外径 6mm，动脉导管外径 1mm
LAD：左前降支

2. 心脏大血管整体连续性切片　从心尖部至心底部上缘消失共计 332 层，每层厚 10μm，每层切片图像文件大小约为 3.35MB，分辨率为 2 362×2 362 像素，整个数据集大小为 1.641GB。胎儿心脏结构完整，HE 染色清晰，显示良好。本书自心尖部向心底部连续显示病理切片（图 12-2～12-59）。

（1）心尖切面：从心尖第一张到左心室出现共 36 层（图 12-2～12-9，编号 1～编号 36），这些切面结构简单，显示心尖处心肌、右心室腔及左冠状动脉左前降支。可见心尖部的肌小梁粗大，经肉眼或光镜可观察到心肌纤维的走行及方向。图中标注字母（a、b、c、d）为切片定标（取自胎儿前臂静脉，与胎儿心脏同时进行常规固定、脱水处理）。后面所有切片同此。

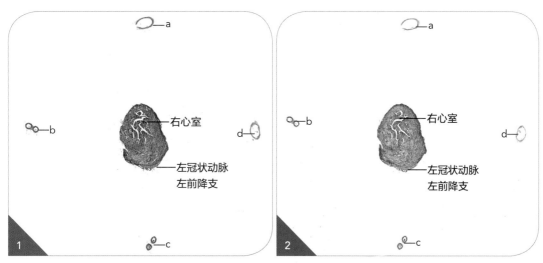

图 12-2　病例 45，妊娠 27⁺⁴ 周，右心室双出口胎儿心脏心尖部病理切片

心尖部病理切片，显示心尖部心肌、右心室腔及左冠状动脉前降支。可见右心室心尖部的肌小梁粗大（a、b、c、d 为切片定标）

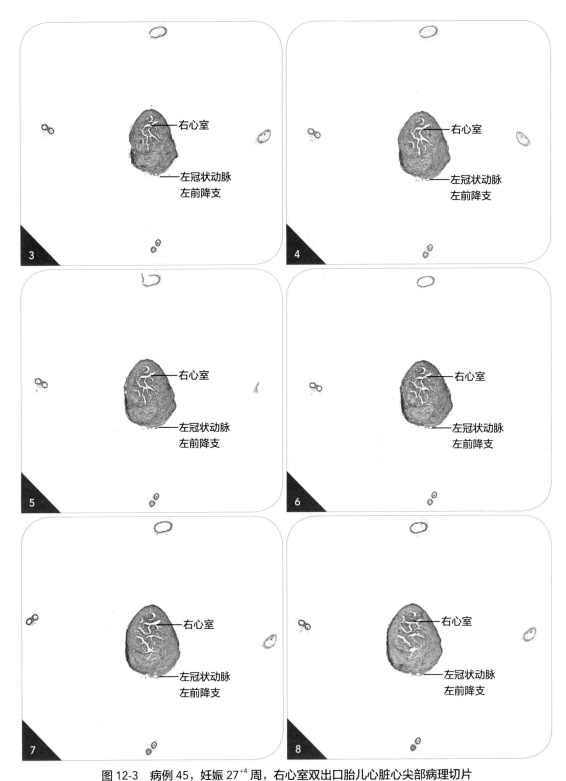

图 12-3　病例 45，妊娠 27^{+4} 周，右心室双出口胎儿心脏心尖部病理切片

心尖部病理切片，显示心尖部心肌、右心室腔及左冠状动脉前降支。可见右心室心尖部的肌小梁粗大

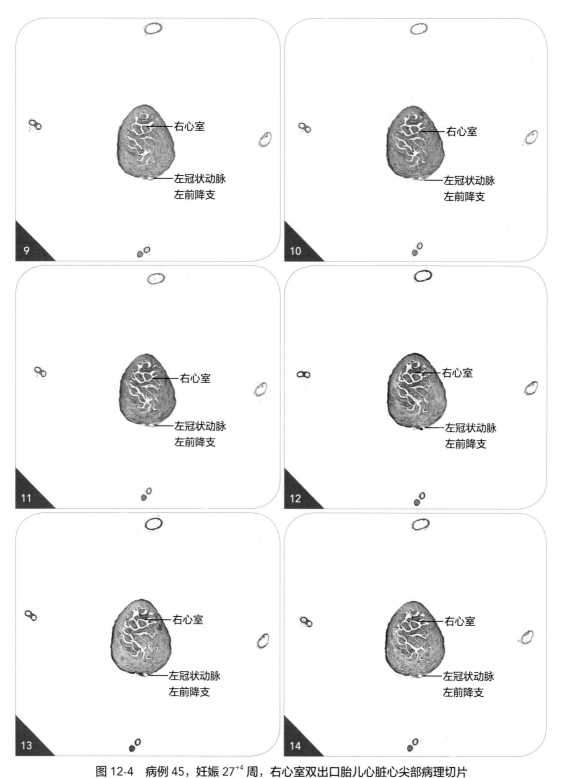

图 12-4　病例 45，妊娠 27^{+4} 周，右心室双出口胎儿心脏心尖部病理切片

心尖部病理切片，显示心尖部心肌、右心室腔及左冠状动脉前降支。可见右心室心尖部的肌小梁粗大

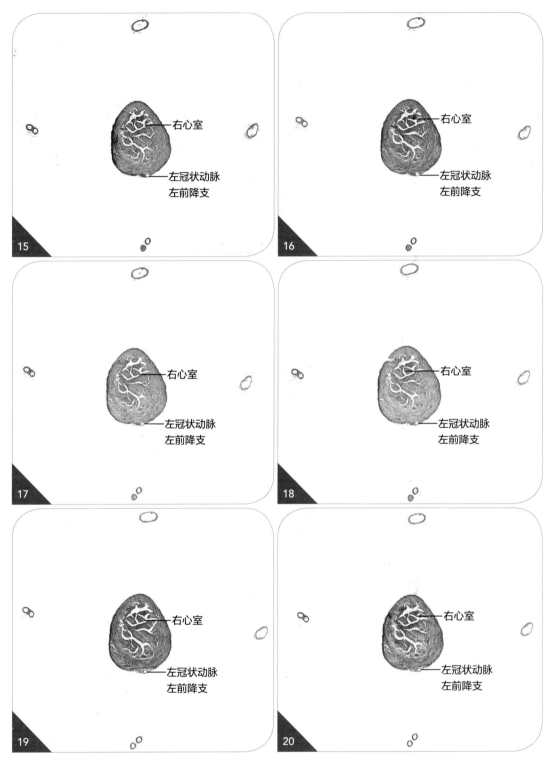

图 12-5　病例 45，妊娠 27^{+4} 周，右心室双出口胎儿心脏心尖部病理切片

心尖部病理切片，显示心尖部心肌、右心室腔及左冠状动脉前降支。可见右心室心尖部的肌小梁粗大

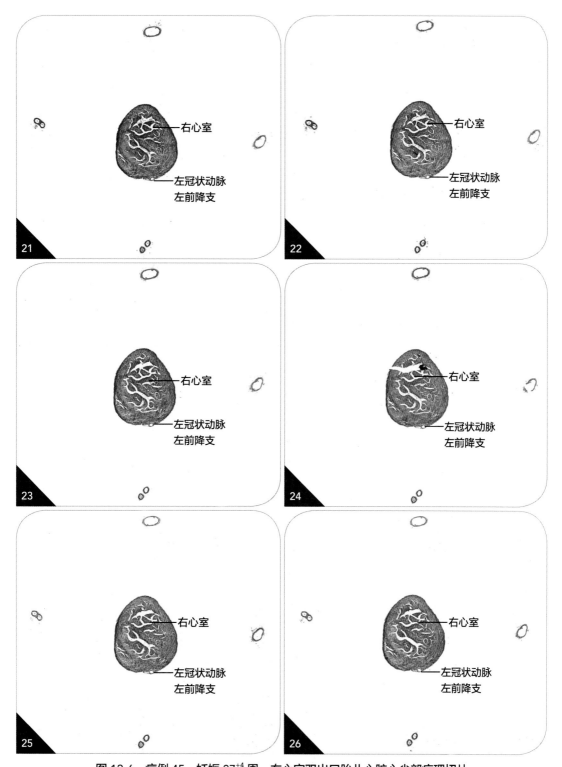

图 12-6　病例 45，妊娠 27^{+4} 周，右心室双出口胎儿心脏心尖部病理切片

心尖部病理切片，显示心尖部心肌、右心室腔及左冠状动脉前降支。可见右心室心尖部的肌小梁粗大

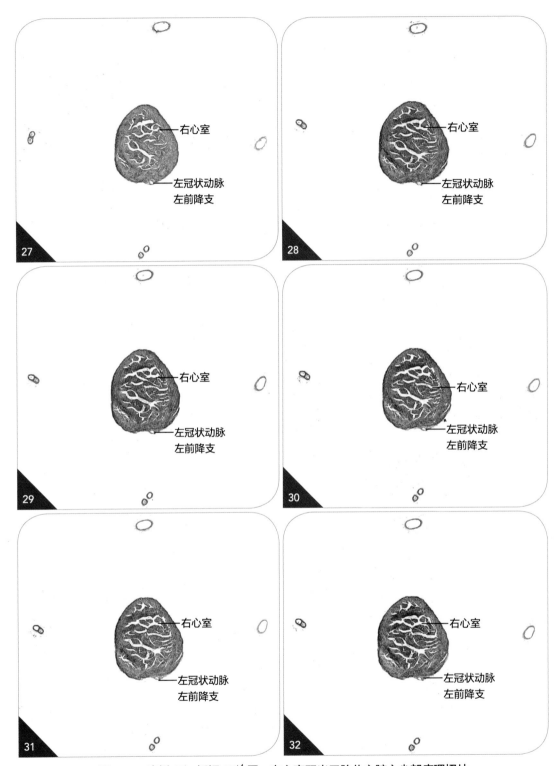

图 12-7　病例 45，妊娠 27⁺⁴ 周，右心室双出口胎儿心脏心尖部病理切片

心尖部病理切片，显示心尖部心肌、右心室腔及左冠状动脉前降支。可见右心室心尖部的肌小梁粗大

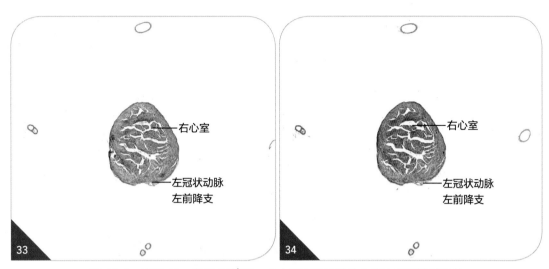

图 12-8　病例 45，妊娠 27^{+4} 周，右心室双出口胎儿心脏心尖部病理切片

心尖部病理切片，显示心尖部心肌、右心室腔及左冠状动脉前降支。可见右心室心尖部的肌小梁粗大

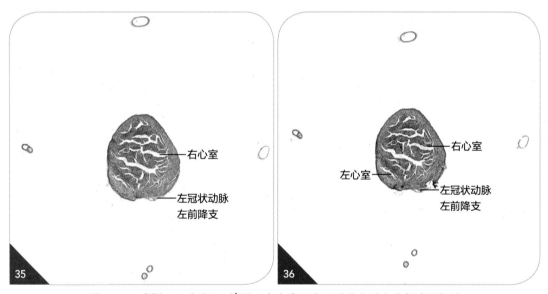

图 12-9　病例 45，妊娠 27^{+4} 周，右心室双出口胎儿心脏心尖部病理切片

心尖部病理切片，左心室腔开始出现，并显示室间隔、心尖部心肌、右心室腔及左冠状动脉前降支。可见右心室心尖部的肌小梁粗大

（2）左、右心室及室间隔切面：从左心室出现到主动脉出现共计 144 层（图 12-10 ～ 12-33，编号 37 ～ 编号 180）。这些层面的切片可以清晰地显示左心室、右心室、室间隔以及流出道，直至逐渐显示室间隔缺损以及主动脉瓣。区分左、右心室主要标志为小梁部的肌小梁结构。解剖形态学左心室的肌小梁比较整齐、纤细，心室腔内膜面较光滑。解剖形态学右心室的肌小梁粗大、相互交错，心室腔内膜面不光滑，可见粗大的调节束。

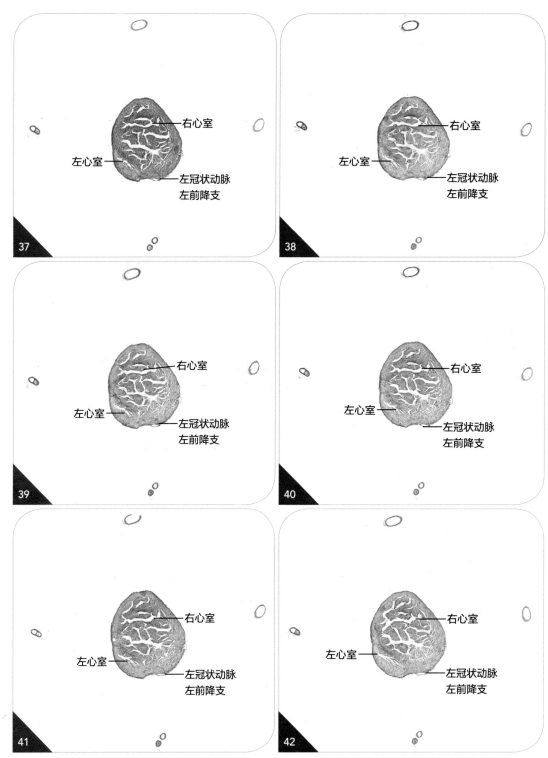

图 12-10 病例 45，妊娠 27⁺⁴ 周，右心室双出口胎儿心脏双心室病理切片

双心室病理切片，显示心尖部心肌、左心室腔、室间隔、右心室腔及左冠状动脉前降支。可见右心室心尖部的肌小梁粗大

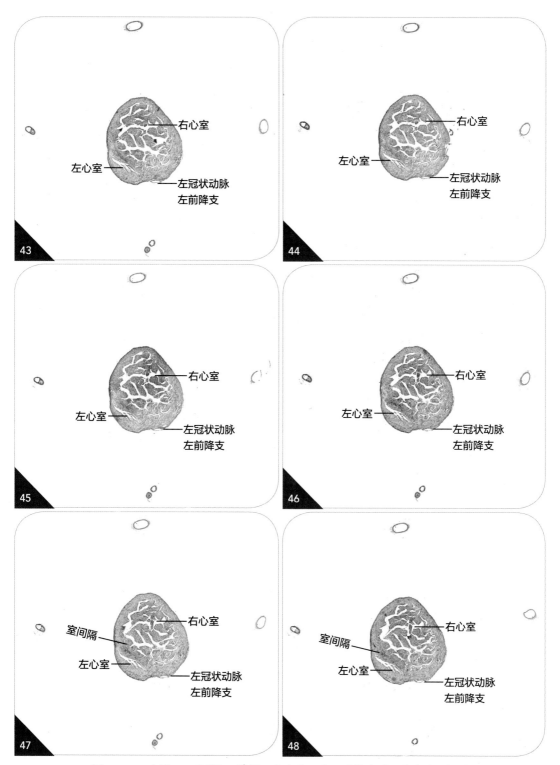

图 12-11　病例 45，妊娠 27^{+4} 周，右心室双出口胎儿心脏双心室病理切片

双心室病理切片，显示左心室腔、室间隔、心尖部心肌、右心室腔及左冠状动脉前降支。可见右心室心尖部的肌小梁粗大；左心室内膜面光滑，左心室心肌结构致密

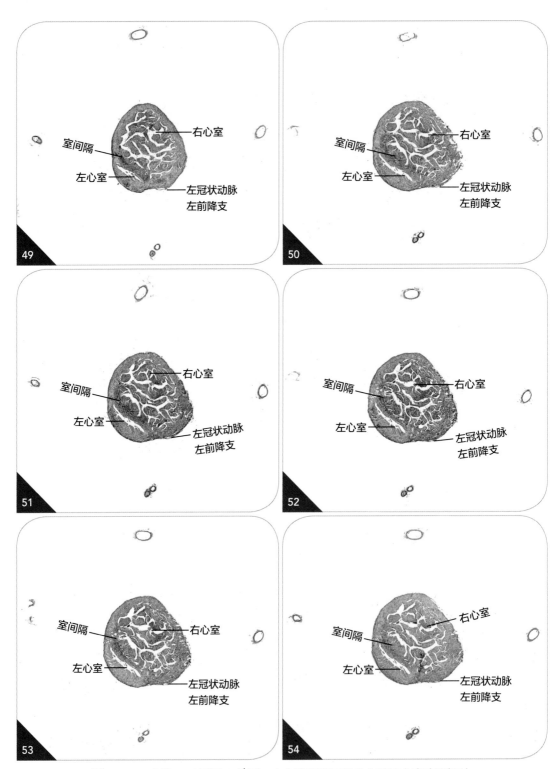

图 12-12　病例 45，妊娠 27^{+4} 周，右心室双出口胎儿心脏双心室病理切片

双心室病理切片，显示左心室腔、室间隔、心尖部心肌、右心室腔及左冠状动脉前降支。可见右心室心尖部的肌小梁粗大；左心室内膜面光滑，左心室心肌结构致密

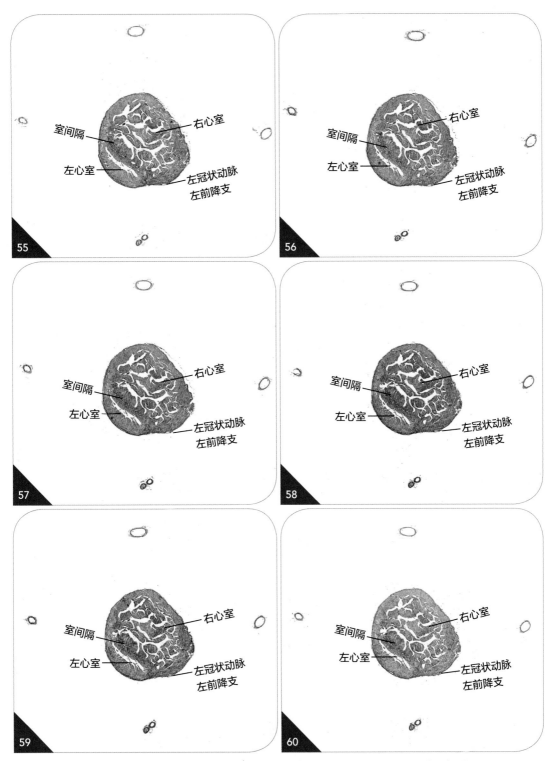

图 12-13　病例 45，妊娠 27⁺⁴ 周，右心室双出口胎儿心脏双心室病理切片

双心室病理切片，显示左心室腔、室间隔、心尖部心肌、右心室腔及左冠状动脉前降支。可见右心室心尖部的肌小梁粗大；左心室内膜面光滑，左心室心肌结构致密

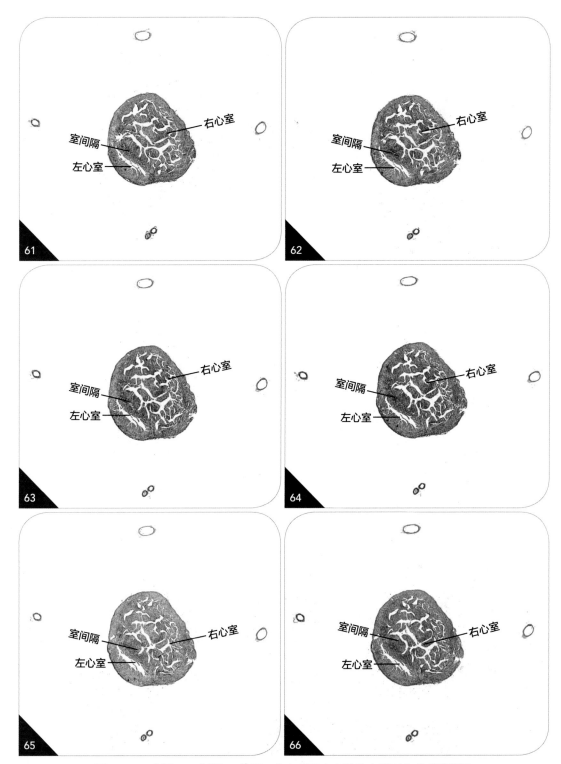

图 12-14　病例 45，妊娠 27^{+4} 周，右心室双出口胎儿心脏双心室病理切片

双心室病理切片，显示左心室腔、室间隔、心尖部心肌、右心室腔及左冠状动脉前降支。可见右心室心尖部的肌小梁粗大；左心室内膜面光滑，左心室心肌结构致密

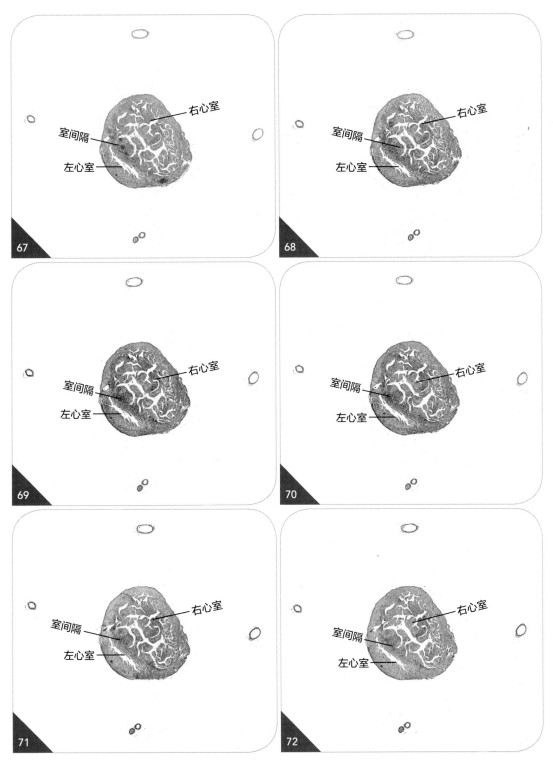

图 12-15 病例 45，妊娠 27^+4 周，右心室双出口胎儿双心室病理切片

双心室病理切片，显示左心室腔、室间隔、心尖部心肌、右心室腔。可见右心室心尖部的肌小梁粗大；左心室内膜面光滑，左心室心肌结构致密

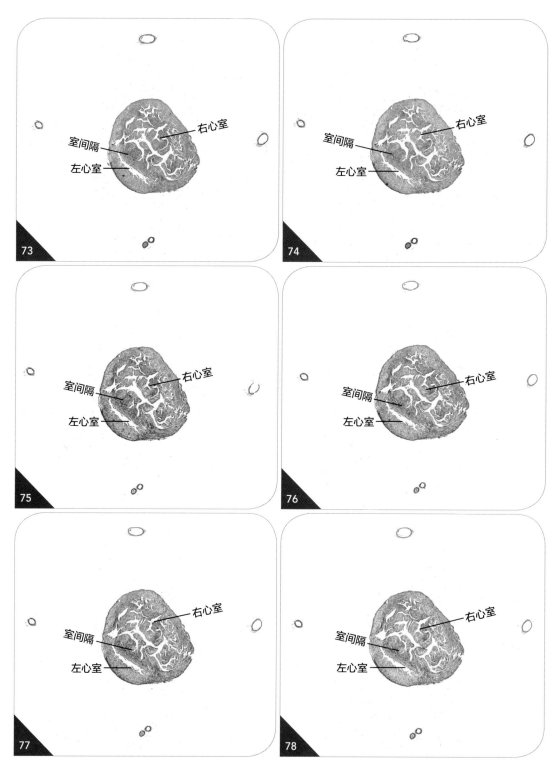

图 12-16　病例 45，妊娠 27^{+4} 周，右心室双出口胎儿双心室病理切片

双心室病理切片，显示左心室腔、室间隔、心尖部心肌、右心室腔。可见右心室心尖部的肌小梁粗大；左心室内膜面光滑，左心室心肌结构致密

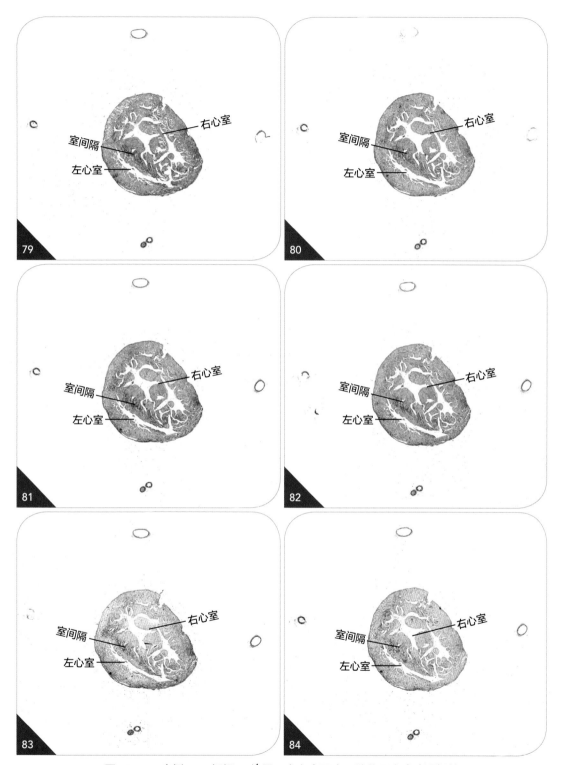

图 12-17　病例 45，妊娠 27^{+4} 周，右心室双出口胎儿双心室病理切片

双心室病理切片，显示左心室腔、室间隔、心尖部心肌、右心室腔。可见右心室心尖部的肌小梁粗大；
左心室内膜面光滑，左心室心肌结构致密

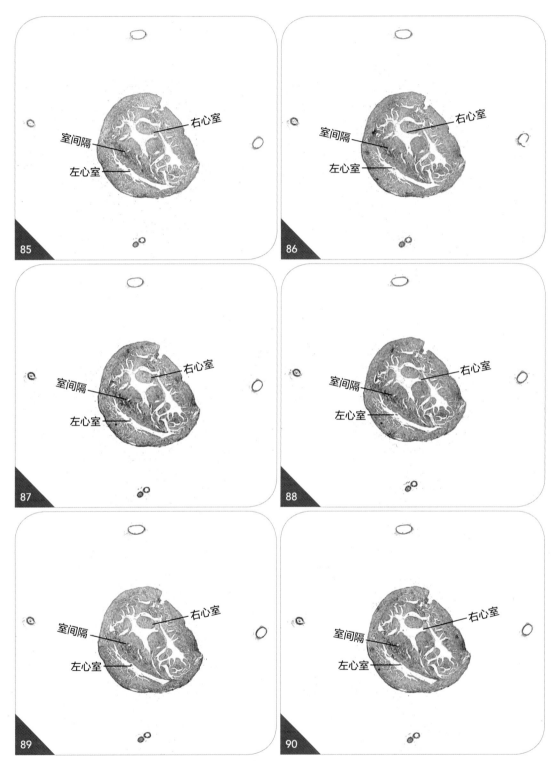

图 12-18　病例 45，妊娠 27^{+4} 周，右心室双出口胎儿双心室病理切片

双心室病理切片，显示左心室腔、室间隔、心尖部心肌、右心室腔。可见右心室心尖部的肌小梁粗大；左心室内膜面光滑，左心室心肌结构致密

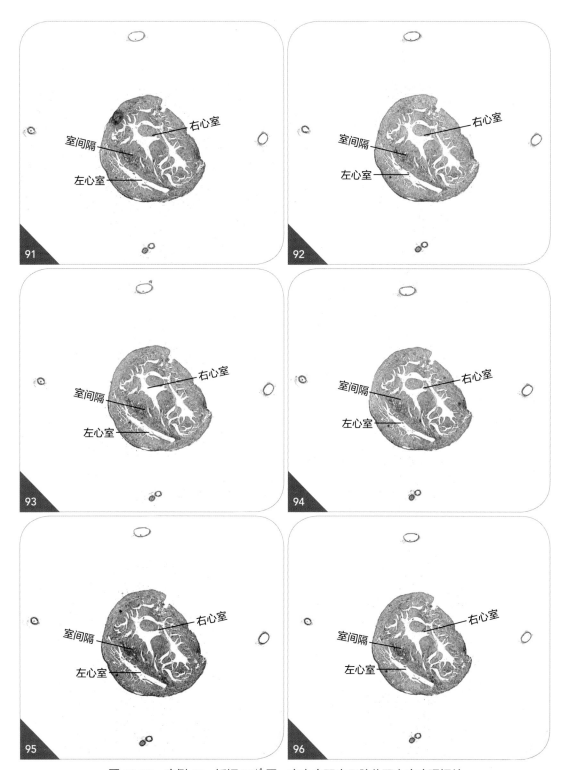

图 12-19　病例 45，妊娠 27^{+4} 周，右心室双出口胎儿双心室病理切片

双心室病理切片，显示左心室腔、室间隔、心尖部心肌、右心室腔。可见右心室心尖部的肌小梁粗大；左心室内膜面光滑，左心室心肌结构致密

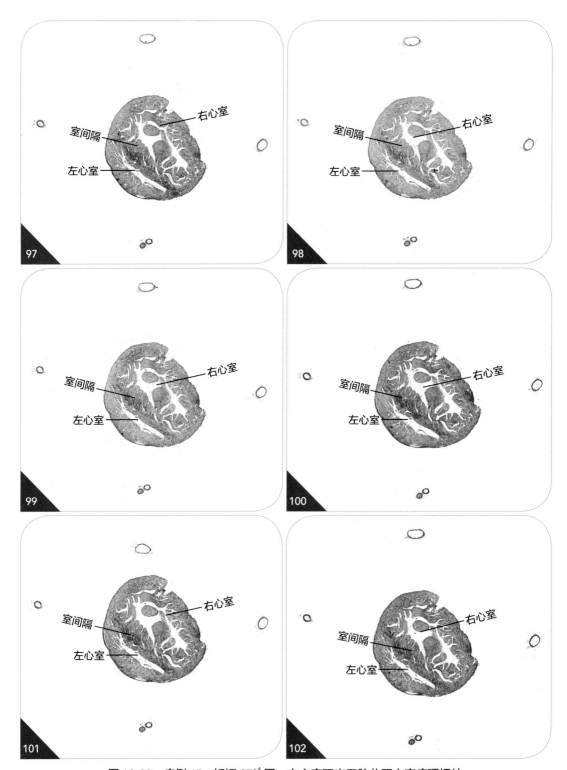

图 12-20 病例 45，妊娠 27^{+4} 周，右心室双出口胎儿双心室病理切片

双心室病理切片，显示左心室腔、室间隔、心尖部心肌、右心室腔。可见右心室心尖部的肌小梁粗大；左心室内膜面光滑，左心室心肌结构致密

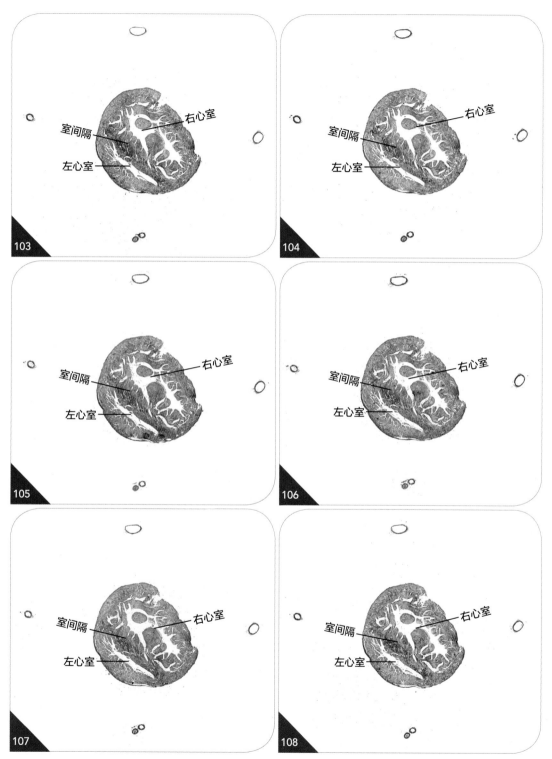

图 12-21　病例 45，妊娠 27^{+4} 周，右心室双出口胎儿双心室病理切片

双心室病理切片，显示左心室腔、室间隔、心尖部心肌、右心室腔。可见右心室心尖部的肌小梁粗大；左心室内膜面光滑，左心室心肌结构致密

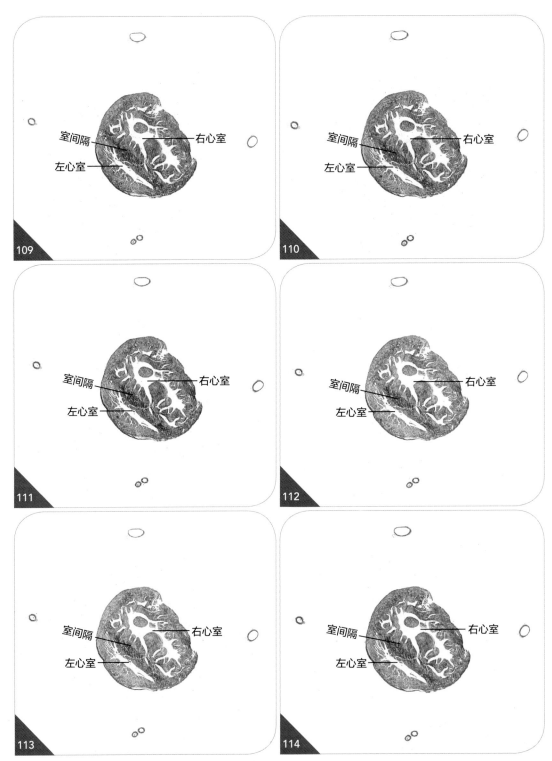

图 12-22　病例 45，妊娠 27⁺⁴ 周，右心室双出口胎儿双心室病理切片

双心室病理切片，显示左心室腔、室间隔、心尖部心肌、右心室腔。可见右心室心尖部的肌小梁粗大；左心室内膜面光滑，左心室心肌结构致密

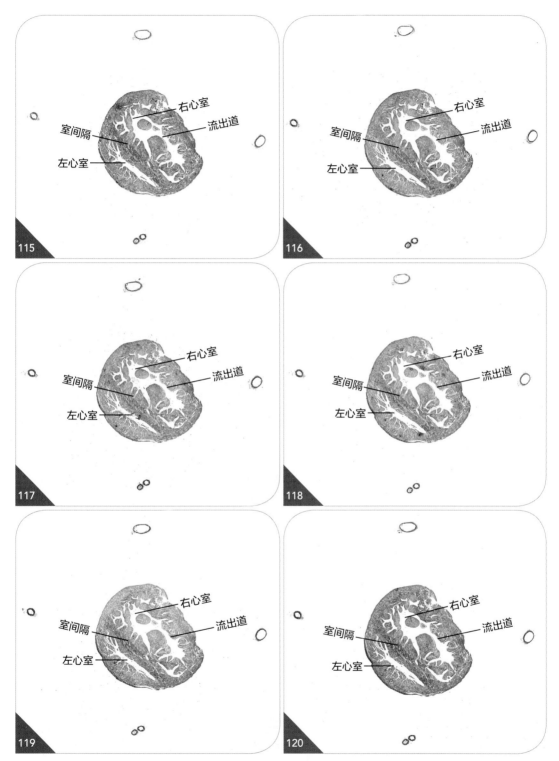

图 12-23　病例 45，妊娠 27^{+4} 周，右心室双出口胎儿双心室病理切片

双心室病理切片，显示左心室腔、室间隔、心尖部心肌、右心室腔及流出道。可见右心室心尖部的肌小梁粗大；左心室内膜面光滑，左心室心肌结构致密

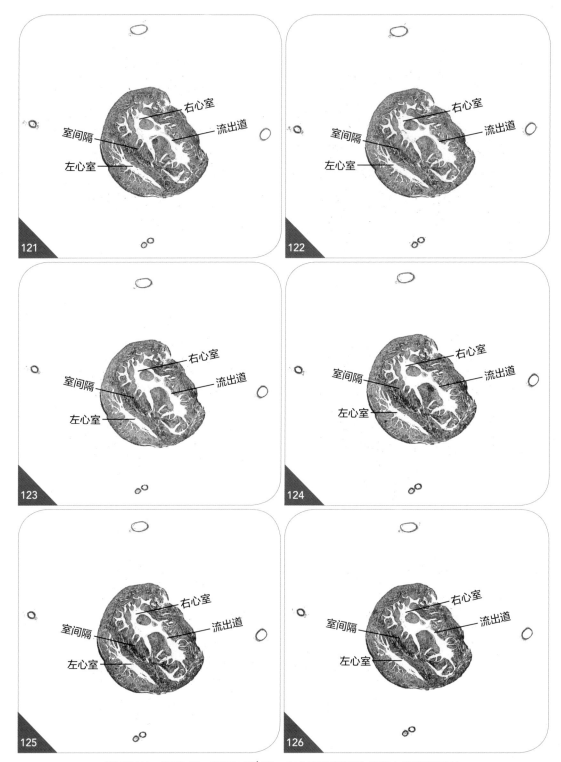

图 12-24 病例 45，妊娠 27^{+4} 周，右心室双出口胎儿双心室病理切片

双心室病理切片，显示左心室腔、室间隔、心尖部心肌、右心室腔及流出道。可见右心室心尖部的肌小梁粗大；左心室及流出道内膜面光滑，左心室心肌结构致密

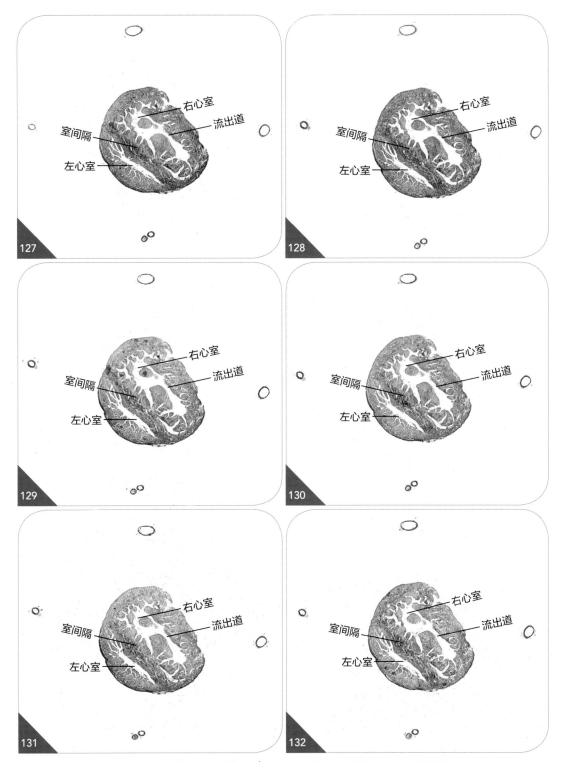

图 12-25　病例 45，妊娠 27⁺⁴ 周，右心室双出口胎儿双心室病理切片

双心室病理切片，显示左心室腔、室间隔、心尖部心肌、右心室腔及流出道。可见右心室心尖部的肌小梁粗大；左心室及流出道内膜面光滑，左心室心肌结构致密

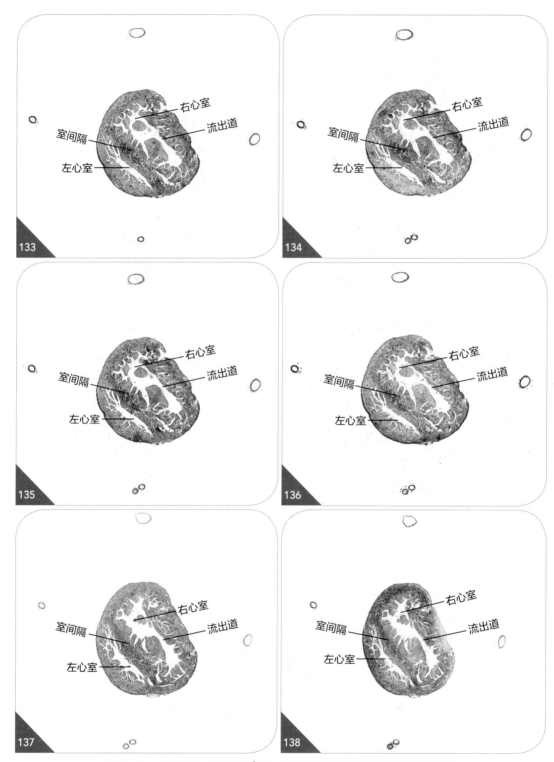

图 12-26　病例 45，妊娠 27^{+4} 周，右心室双出口胎儿双心室病理切片

双心室病理切片，显示左心室腔、室间隔、右心室腔及流出道。可见右心室肌小梁粗大、流出道内膜面光滑

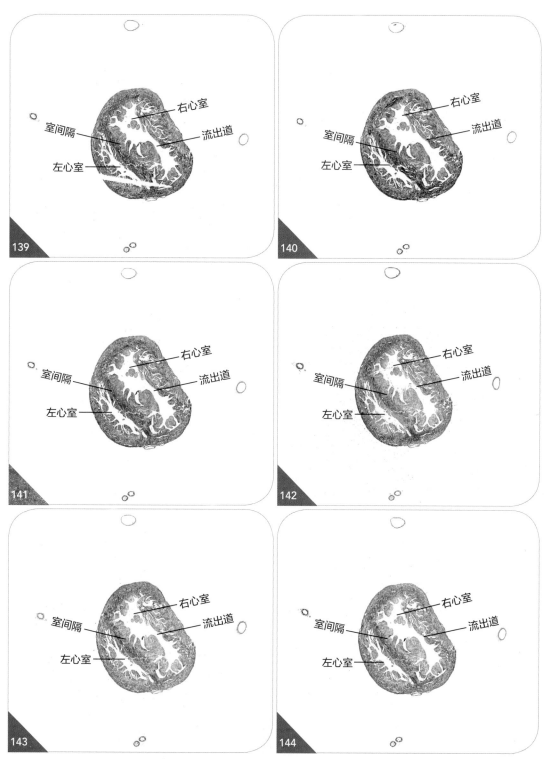

图 12-27　病例 45，妊娠 27^{+4} 周，右心室双出口胎儿双心室病理切片

双心室病理切片，显示左心室腔、室间隔、右心室腔及流出道。可见右心室肌小梁粗大、流出道内膜面光滑

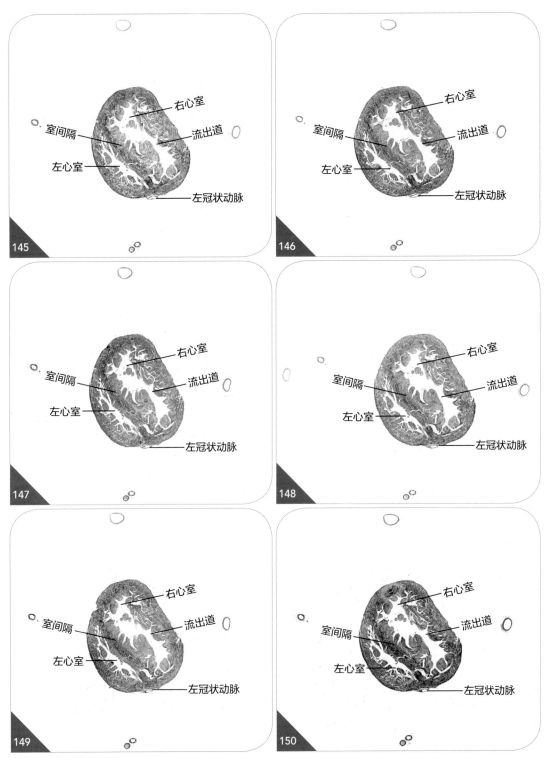

图 12-28　病例 45，妊娠 27^{+4} 周，右心室双出口胎儿双心室病理切片

双心室病理切片，显示左心室腔、室间隔、右心室腔、流出道及左冠状动脉。可见右心室肌小梁粗大、流出道内膜面光滑

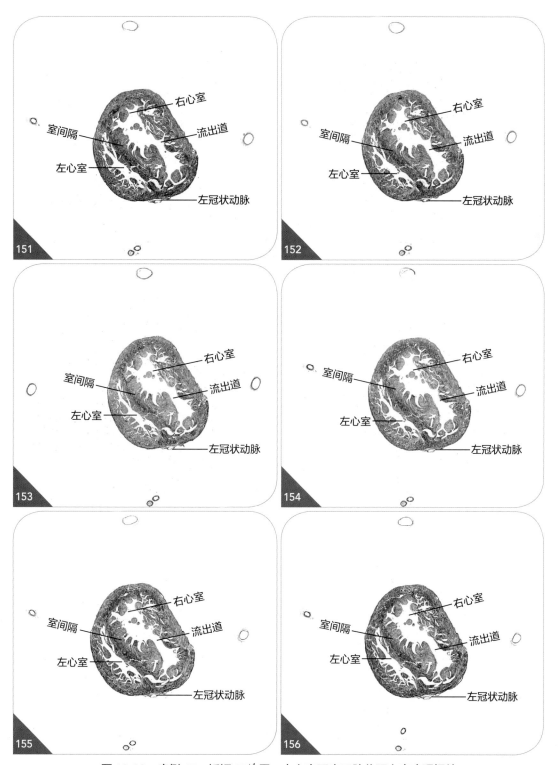

图 12-29　病例 45，妊娠 27^{+4} 周，右心室双出口胎儿双心室病理切片

双心室病理切片，显示左心室腔、室间隔、右心室腔、流出道及左冠状动脉。可见右心室肌小梁粗大、流出道内膜面光滑

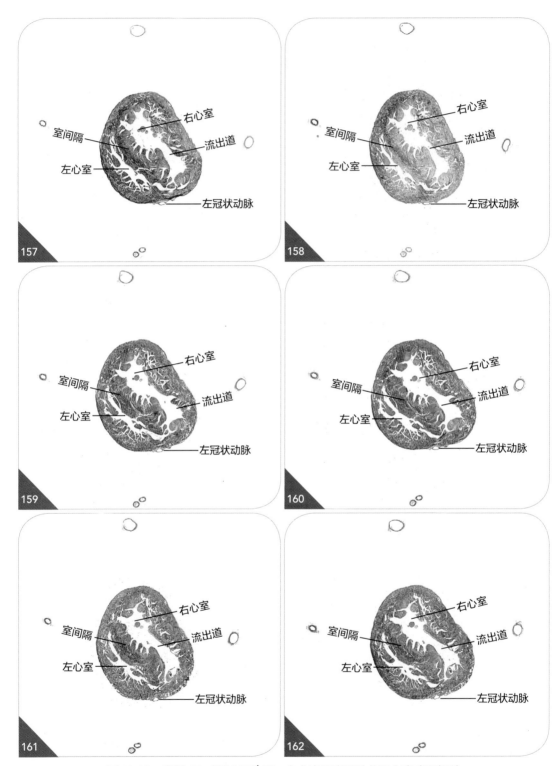

图 12-30　病例 45，妊娠 27^{+4} 周，右心室双出口胎儿双心室病理切片

双心室病理切片，显示左心室腔、室间隔、右心室腔、流出道及左冠状动脉。可见右心室肌小梁粗大、流出道内膜面光滑

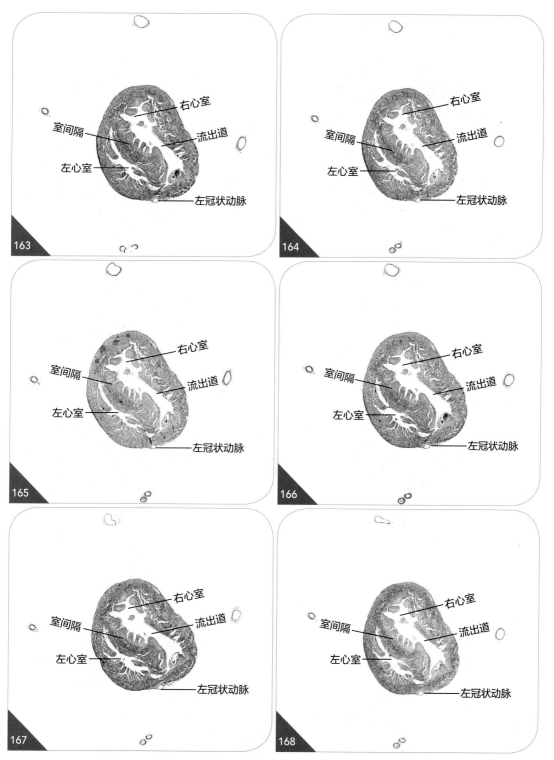

图 12-31　病例 45，妊娠 27⁺⁴ 周，右心室双出口胎儿双心室病理切片

双心室病理切片，显示左心室腔、室间隔、右心室腔、流出道及左冠状动脉。可见右心室肌小梁粗大、流出道内膜面光滑

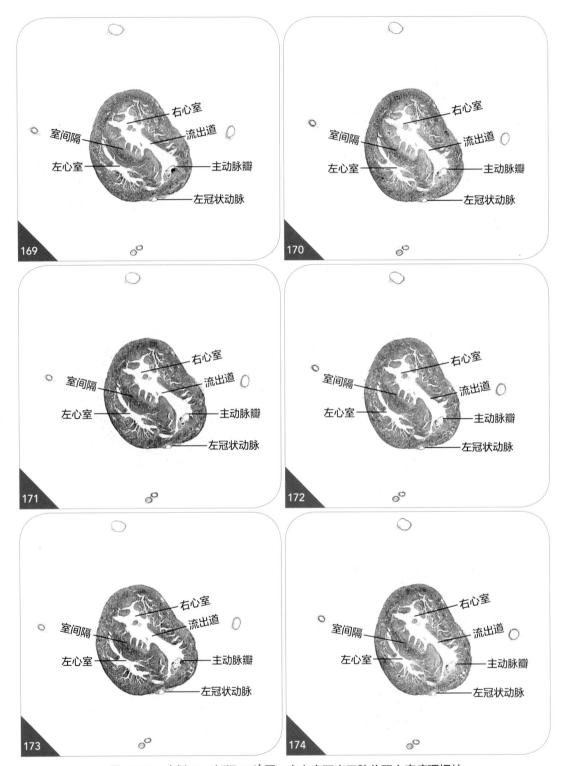

图 12-32　病例 45，妊娠 27⁺⁴ 周，右心室双出口胎儿双心室病理切片

双心室病理切片，显示左心室腔、室间隔、右心室腔、流出道、主动脉瓣及左冠状动脉。可见右心室肌小梁粗大、流出道内膜面光滑

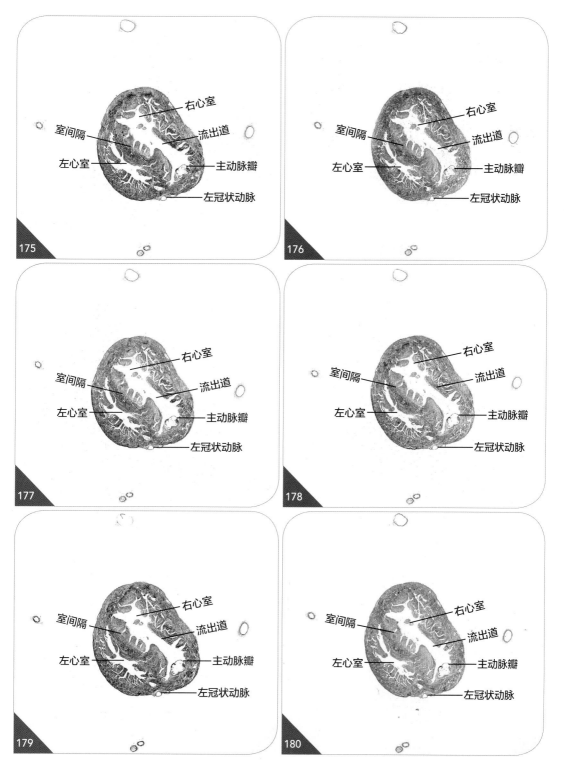

图 12-33　病例 45，妊娠 27^{+4} 周，右心室双出口胎儿双心室病理切片

双心室病理切片，显示左心室腔、室间隔、右心室腔、流出道、主动脉瓣及左冠状动脉。可见右心室肌小梁粗大、流出道内膜面光滑、主动脉瓣纤细

（3）双心室及大血管切面：双心室及大血管切面，共76层（图12-34～12-59，编号181～编号332）。显示室间隔缺损处及流出道内膜面光滑，主动脉、肺动脉干及左心耳先后出现。不同位置的血管壁厚度、细胞排列顺序紧密程度都有区别，主动脉瓣膜及血管走形清晰可辨。主动脉起源于右心室、主动脉粗大；肺动脉起始端闭锁，肺动脉主干明显发育不良。

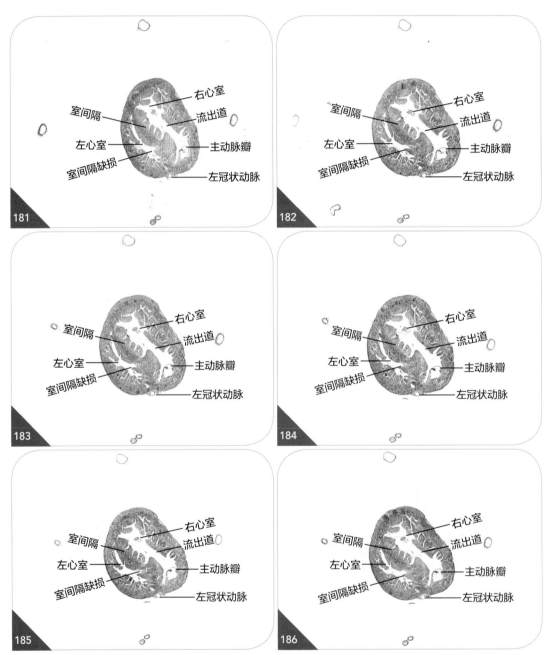

图12-34　病例45，妊娠27^{+4}周，右心室双出口胎儿双心室及大血管病理切片
显示左心室腔、室间隔、右心室腔、流出道、左冠状动脉、主动脉瓣。可见室间隔缺损、流出道内膜面光滑、主动脉瓣纤细

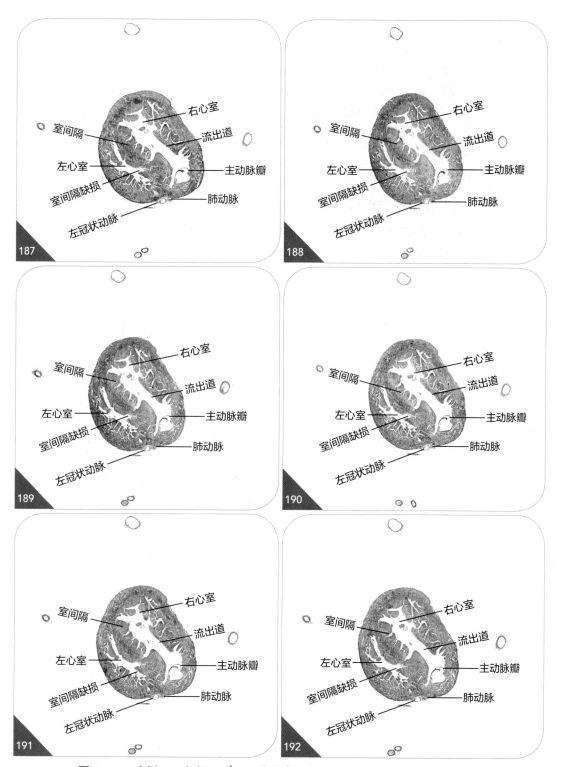

图 12-35 病例 45，妊娠 27⁺⁴ 周，右心室双出口胎儿双心室及大血管病理切片

显示左心室腔、室间隔、右心室腔、流出道、左冠状动脉、主动脉瓣。肺动脉起始部呈盲端；可见室间隔缺损、流出道内膜面光滑、主动脉瓣纤细

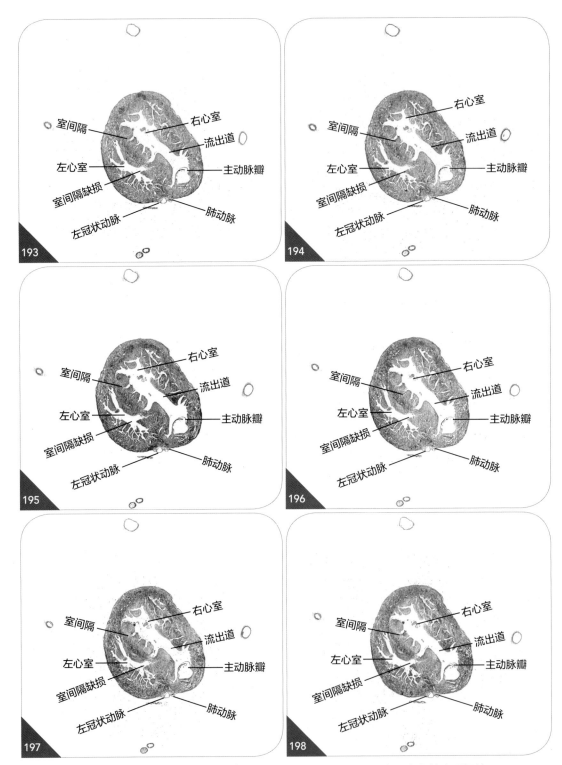

图 12-36　病例 45，妊娠 27⁺⁴ 周，右心室双出口胎儿双心室及大血管病理切片

显示左心室腔、室间隔、右心室腔、流出道、左冠状动脉、主动脉瓣。肺动脉起始部呈盲端；可见室间隔缺损、流出道内膜面光滑、主动脉瓣纤细

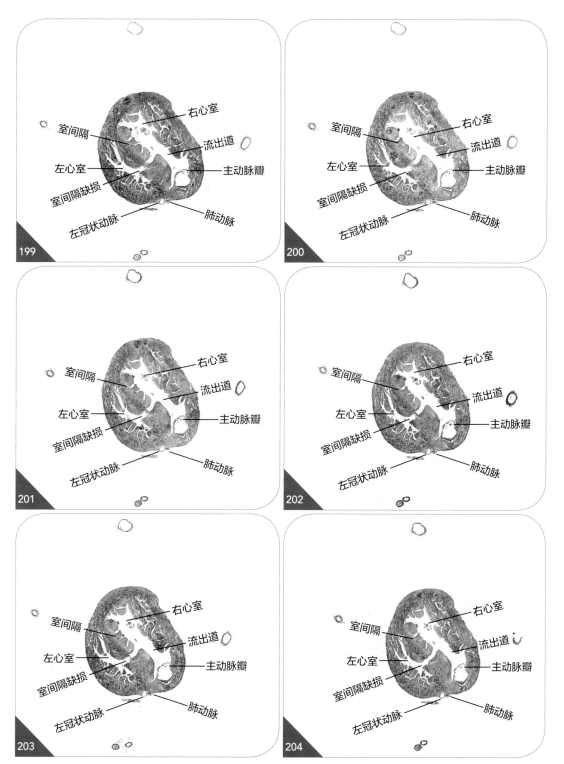

图 12-37 病例 45，妊娠 27^{+4} 周，右心室双出口胎儿双心室及大血管病理切片

显示左心室腔、室间隔、右心室腔、流出道、左冠状动脉、主动脉瓣；肺动脉起始部呈盲端；可见室间隔缺损、主动脉瓣纤细、流出道内膜光滑

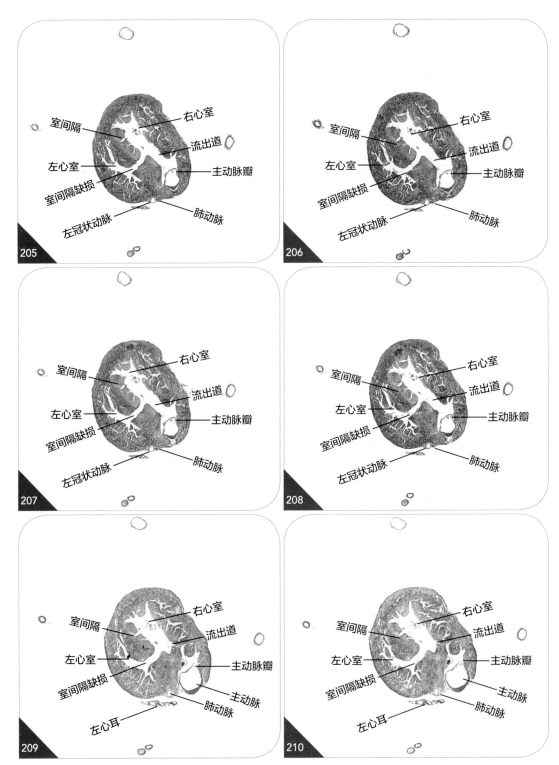

图 12-38　病例 45，妊娠 27^{+4} 周，右心室双出口胎儿双心室及大血管病理切片

显示左心室腔、室间隔、右心室腔、流出道、左冠状动脉前降支、主动脉瓣；肺动脉起始部呈盲端、肺动脉主干发育极差；可见室间隔缺损、主动脉瓣纤细；左心耳开始显示

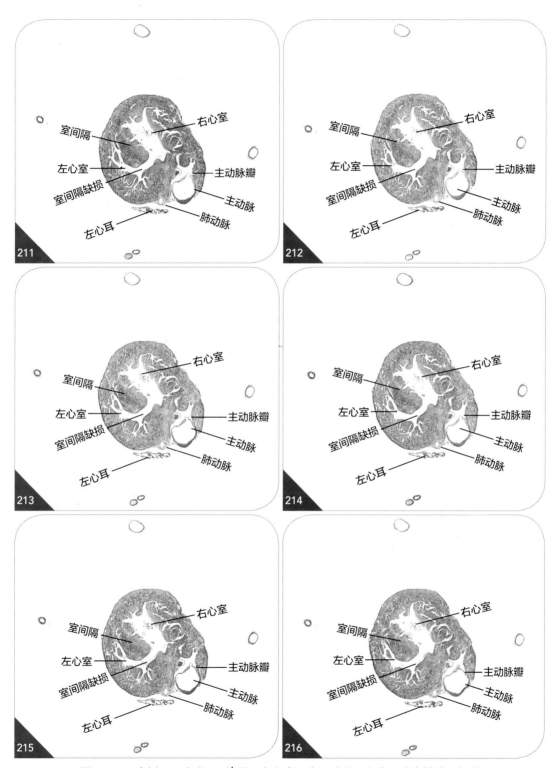

图 12-39 病例 45，妊娠 27⁺⁴ 周，右心室双出口胎儿双心室及大血管病理切片

双心室及大血管病理切片，显示左心室腔、室间隔、右心室腔、主动脉瓣；肺动脉主干发育极差；可见
室间隔缺损、主动脉瓣纤细；左心耳显示

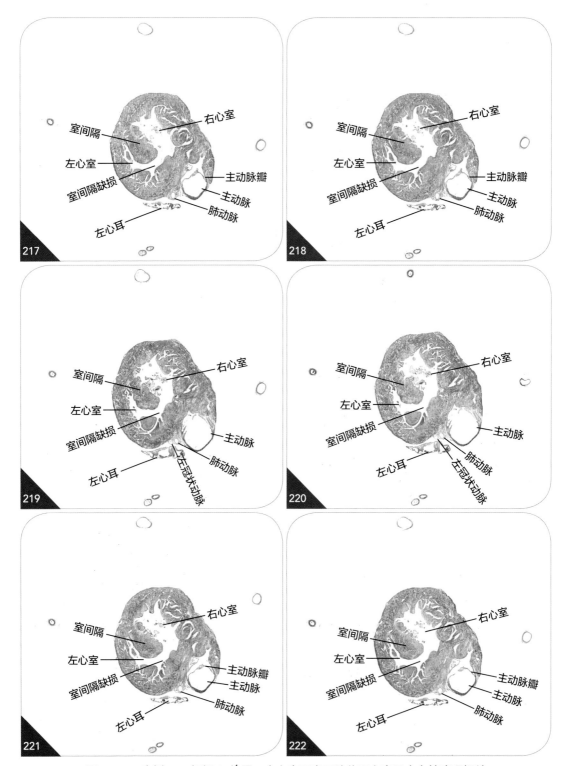

图 12-40　病例 45，妊娠 27^{+4} 周，右心室双出口胎儿双心室及大血管病理切片

双心室及大血管病理切片，显示左心室腔、室间隔、右心室腔、主动脉瓣；肺动脉主干发育极差；可见室间隔缺损、主动脉瓣纤细；左心耳显示

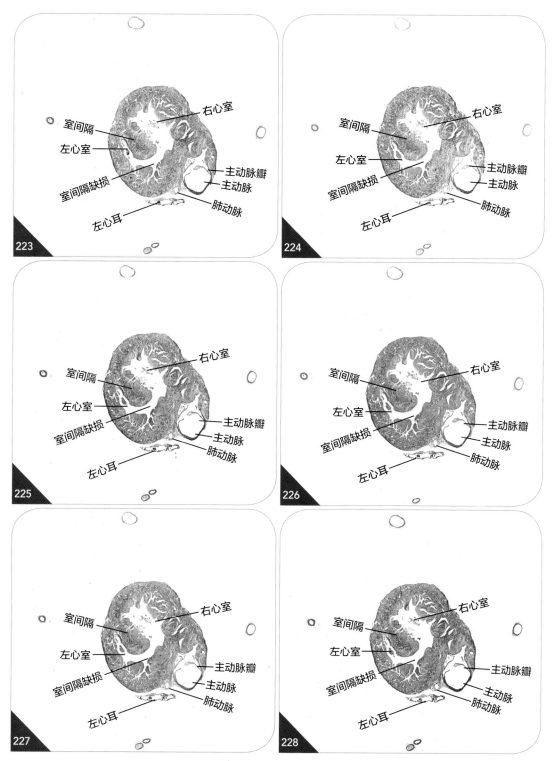

图 12-41　病例 45，妊娠 27^{+4} 周，右心室双出口胎儿双心室及大血管病理切片

双心室及大血管病理切片，显示左心室腔、室间隔、右心室腔、主动脉瓣；肺动脉主干发育极差；升主动脉粗大；可见室间隔缺损、主动脉瓣纤细；左心耳显示

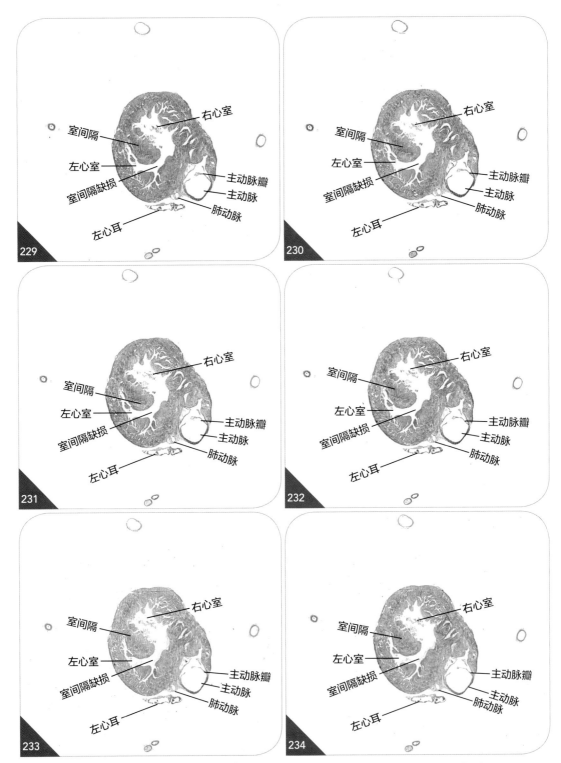

图 12-42　病例 45，妊娠 27^{+4} 周，右心室双出口胎儿双心室及大血管病理切片

双心室及大血管病理切片，显示左心室腔、室间隔、右心室腔、主动脉瓣；肺动脉主干发育极差、升主
动脉粗大；可见室间隔缺损、主动脉瓣纤细；左心耳显示

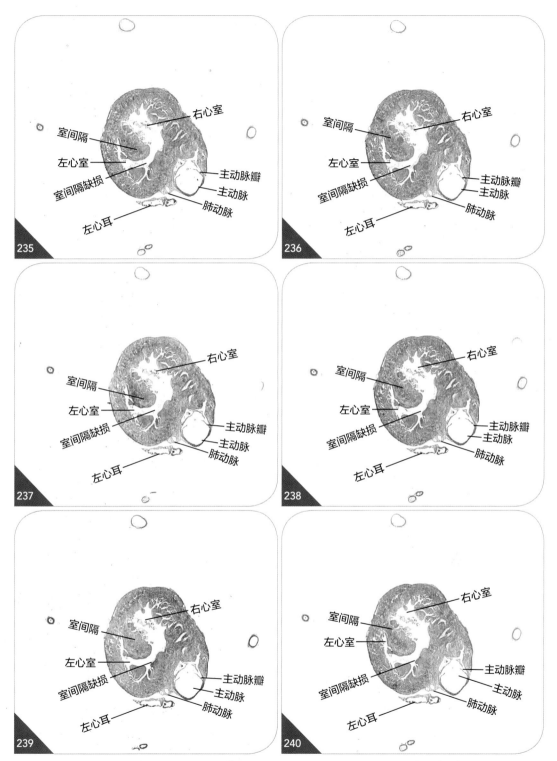

图 12-43 病例 45，妊娠 27^{+4} 周，右心室双出口胎儿双心室及大血管病理切片

双心室及大血管病理切片，显示左心室腔、室间隔、右心室腔、主动脉瓣；肺动脉主干发育极差、升主动脉粗大；可见室间隔缺损、主动脉瓣纤细；左心耳显示

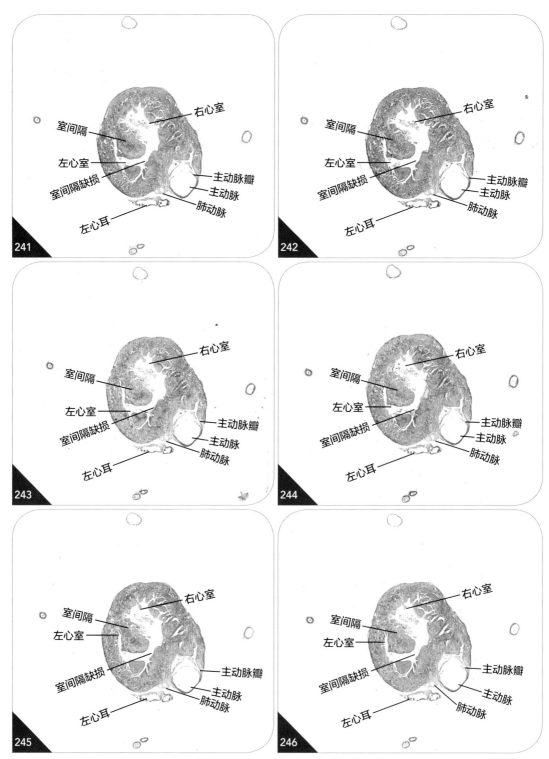

图 12-44　病例 45，妊娠 27^{+4} 周，右心室双出口胎儿双心室及大血管病理切片

双心室及大血管病理切片，显示左心室腔、室间隔、右心室腔、主动脉瓣；肺动脉主干发育极差、升主动脉粗大；可见室间隔缺损、主动脉瓣纤细；左心耳显示

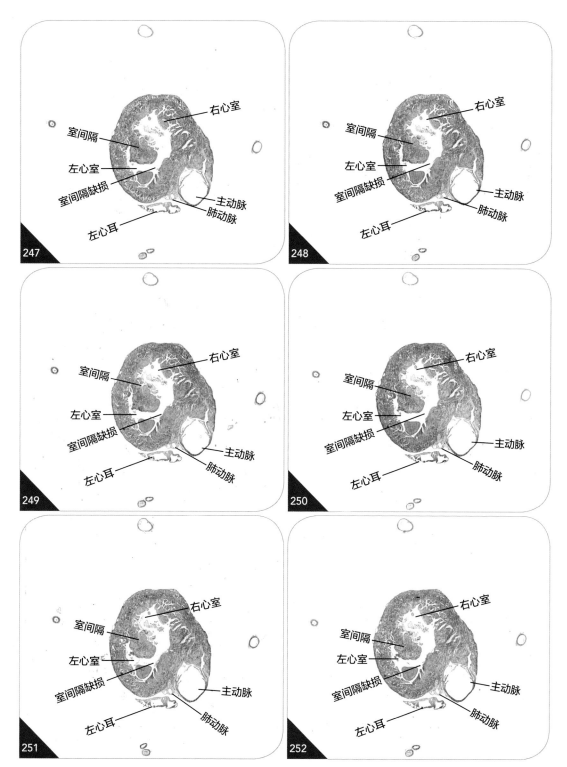

图 12-45　病例 45，妊娠 27^{+4} 周，右心室双出口胎儿双心室及大血管病理切片

双心室及大血管病理切片，显示左心室腔、室间隔、右心室腔、主动脉瓣；肺动脉主干发育极差、升主动脉粗大；可见室间隔缺损、主动脉瓣纤细；左心耳显示

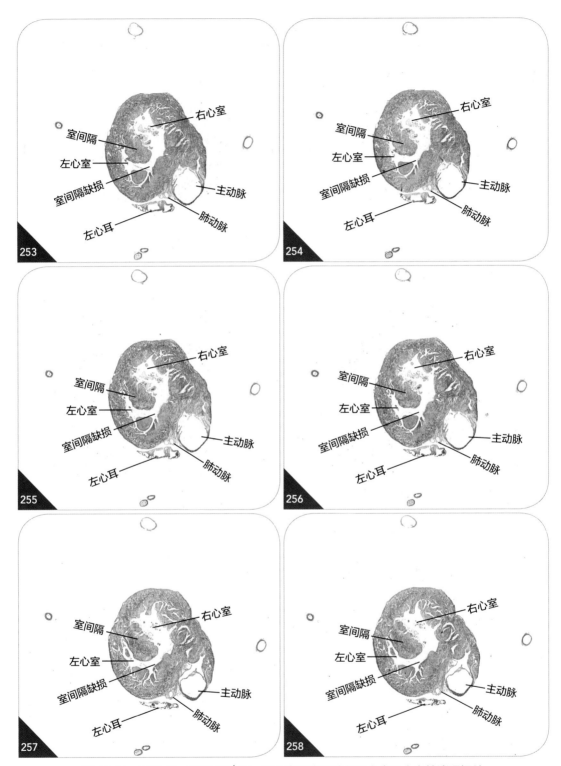

图 12-46　病例 45，妊娠 27⁺⁴ 周，右心室双出口胎儿双心室及大血管病理切片

双心室及大血管病理切片，显示左心室腔、室间隔、右心室腔、主动脉瓣；肺动脉主干发育极差、升主动脉粗大；可见室间隔缺损、主动脉瓣纤细；左心耳显示

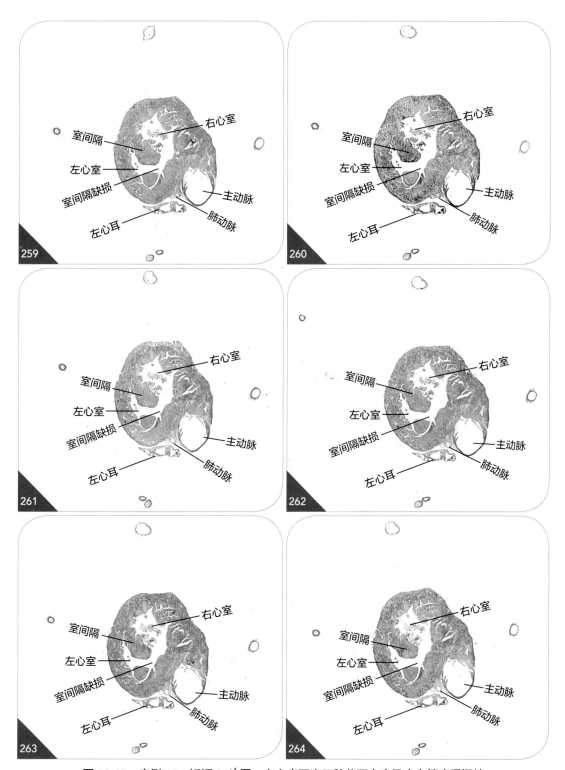

图 12-47　病例 45，妊娠 27^{+4} 周，右心室双出口胎儿双心室及大血管病理切片

双心室及大血管病理切片，显示左心室腔、室间隔、右心室腔；肺动脉主干发育极差、升主动脉粗大；可见室间隔缺损；左心耳显示

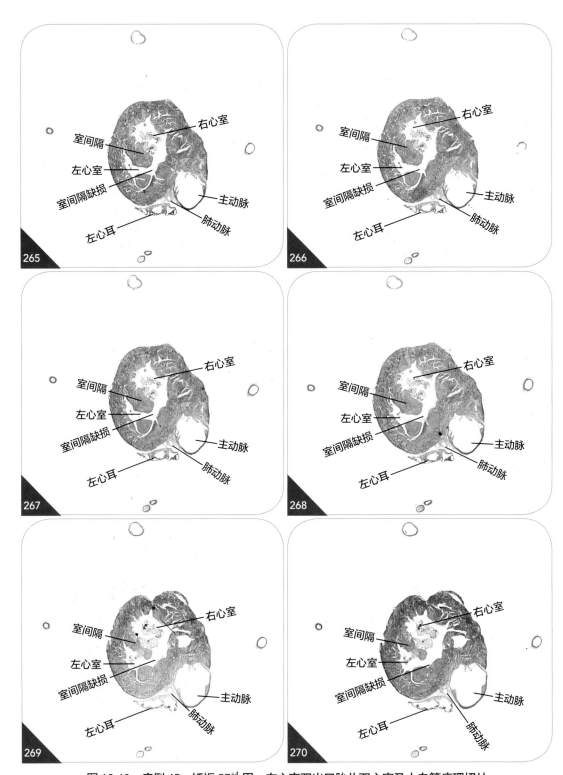

图 12-48　病例 45，妊娠 27⁺⁴ 周，右心室双出口胎儿双心室及大血管病理切片

双心室及大血管病理切片，显示左心室腔、室间隔、右心室腔；肺动脉主干发育极差、升主动脉粗大；
可见室间隔缺损；左心耳显示

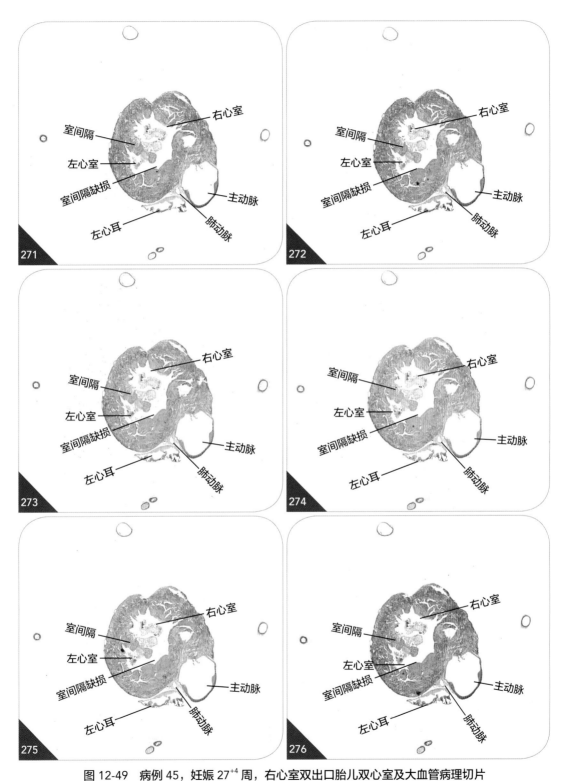

图 12-49　病例 45，妊娠 27^{+4} 周，右心室双出口胎儿双心室及大血管病理切片

双心室及大血管病理切片，显示左心室腔、室间隔、右心室腔；肺动脉主干发育极差、升主动脉粗大；可见室间隔缺损；左心耳显示

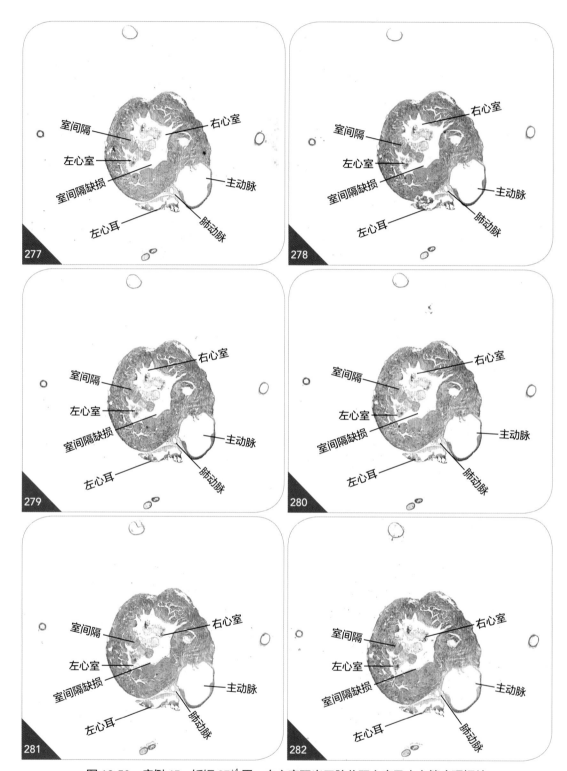

图 12-50　病例 45，妊娠 27^{+4} 周，右心室双出口胎儿双心室及大血管病理切片

双心室及大血管病理切片，显示左心室腔、室间隔、右心室腔；肺动脉主干发育极差、升主动脉粗大；可见室间隔缺损；左心耳显示

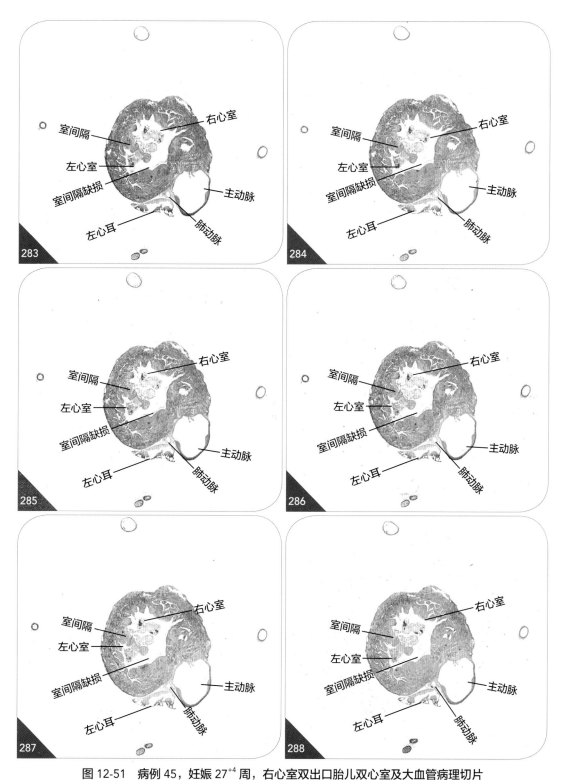

图 12-51 病例 45，妊娠 27^{+4} 周，右心室双出口胎儿双心室及大血管病理切片

双心室及大血管病理切片，显示左心室腔、室间隔、右心室腔；肺动脉主干发育极差、升主动脉粗大；可见室间隔缺损；左心耳显示

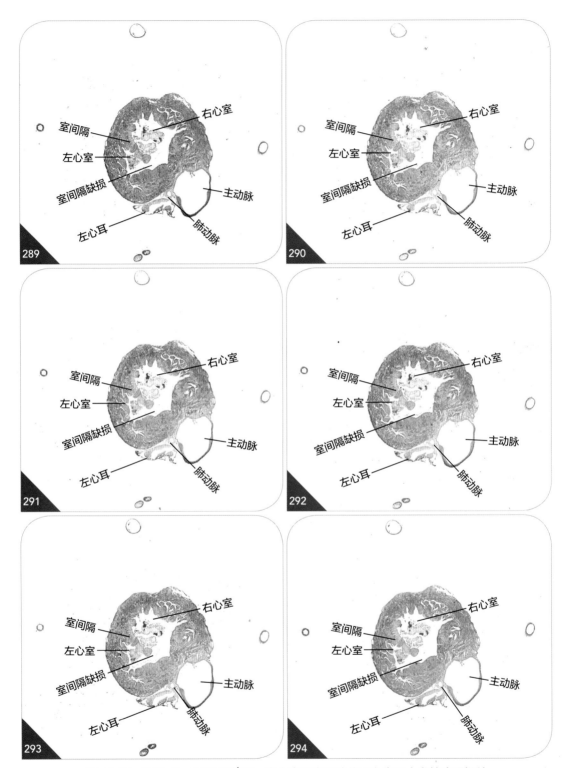

图 12-52　病例 45，妊娠 27^{+4} 周，右心室双出口胎儿双心室及大血管病理切片

双心室及大血管病理切片，显示左心室腔、室间隔、右心室腔；肺动脉主干发育极差、升主动脉粗大；可见室间隔缺损；左心耳显示

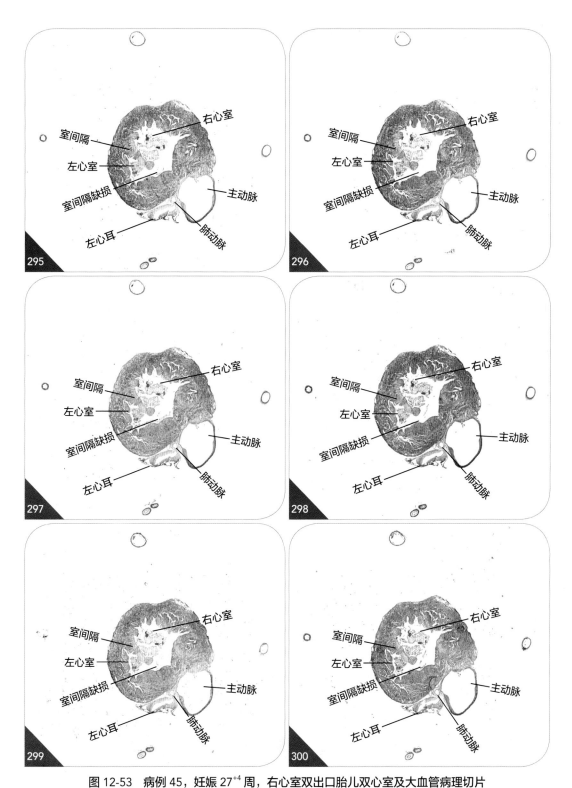

图 12-53　病例 45，妊娠 27^{+4} 周，右心室双出口胎儿双心室及大血管病理切片

双心室及大血管病理切片，显示左心室腔、室间隔、右心室腔；肺动脉主干发育极差、升主动脉粗大；可见室间隔缺损；左心耳显示

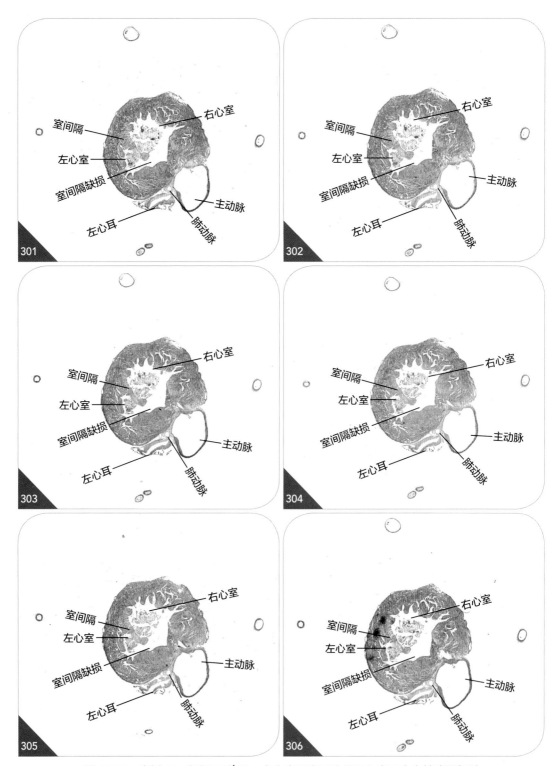

图 12-54　病例 45，妊娠 27^{+4} 周，右心室双出口胎儿双心室及大血管病理切片

双心室及大血管病理切片，显示左心室腔、室间隔、右心室腔；肺动脉主干发育极差、升主动脉粗大；可见室间隔缺损；左心耳显示

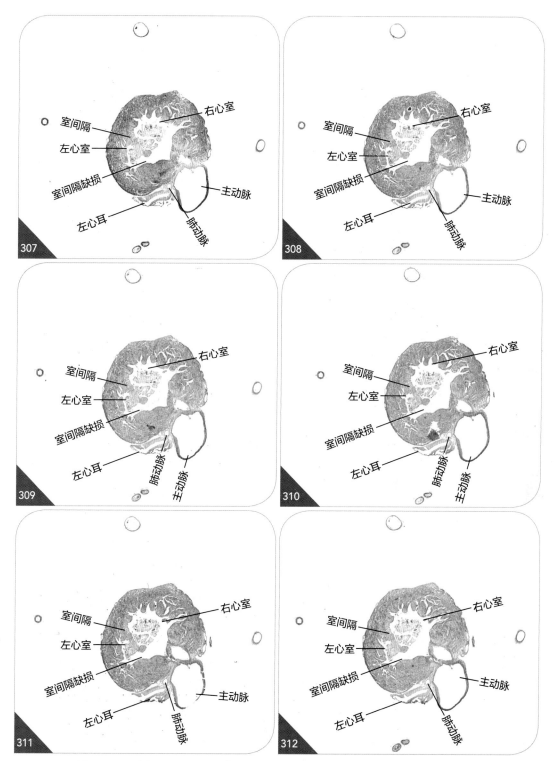

图 12-55　病例 45，妊娠 27^{+4} 周，右心室双出口胎儿双心室及大血管病理切片

双心室及大血管病理切片，显示左心室腔、室间隔、右心室腔；肺动脉主干发育极差、升主动脉粗大；

可见室间隔缺损；左心耳显示

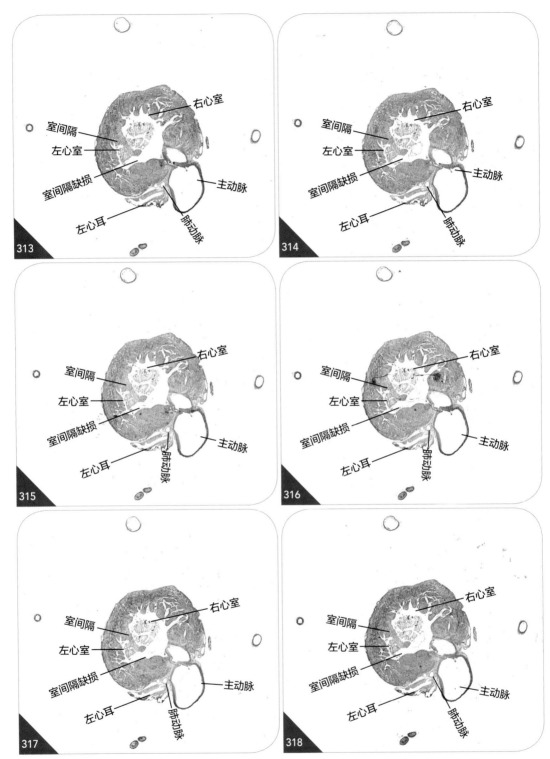

图 12-56　病例 45，妊娠 27⁺⁴ 周，右心室双出口胎儿双心室及大血管病理切片

双心室及大血管病理切片，显示左心室腔、室间隔、右心室腔；肺动脉主干发育极差、升主动脉粗大；可见室间隔缺损；左心耳显示

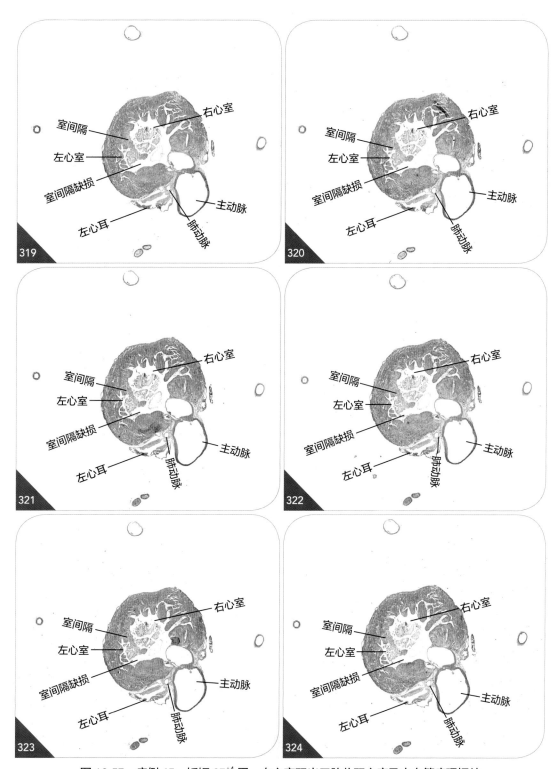

图 12-57 病例 45，妊娠 27⁺⁴ 周，右心室双出口胎儿双心室及大血管病理切片
双心室及大血管病理切片，显示左心室腔、室间隔、右心室腔；肺动脉主干发育极差、升主动脉粗大；
可见室间隔缺损；左心耳显示

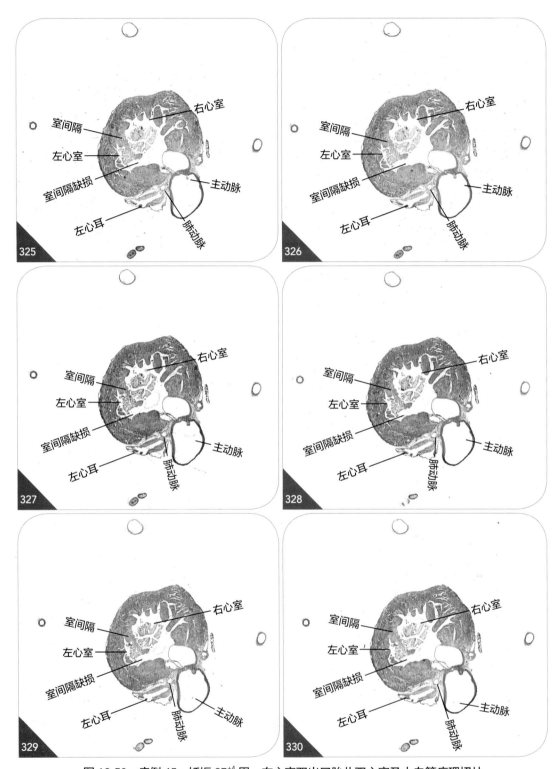

图 12-58　病例 45，妊娠 27^{+4} 周，右心室双出口胎儿双心室及大血管病理切片

双心室及大血管病理切片，显示左心室腔、室间隔、右心室腔；肺动脉主干发育极差、升主动脉粗大；可见室间隔缺损；左心耳显示

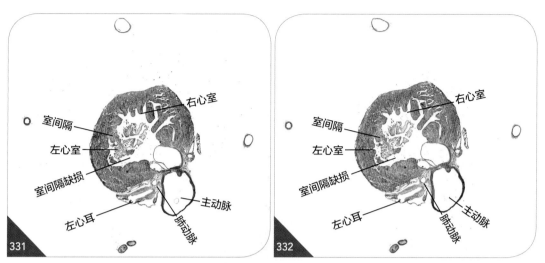

图 12-59　病例 45，妊娠 27^{+4} 周，右心室双出口胎儿双心室及大血管病理切片

双心室及大血管病理切片，显示左心室腔、室间隔、右心室腔；肺动脉主干发育极差、升主动脉粗大；可见室间隔缺损；左心耳显示

二、心脏复杂畸形胎儿数字化人体结构数据集采集（连续性冷冻切片）

病例 46，胎儿单心室，大动脉异位，升主动脉发育不良，主动脉横弓重度缩窄

（一）一般资料

孕 35^{+4} 周，经产前超声心动图诊断为胎儿单心室，大动脉异位，升主动脉发育不良，主动脉横弓重度缩窄。家属选择终止妊娠引产，并签署标本捐献同意书。本研究获得新桥医院伦理委员会论证授权。

（二）胎儿人体结构数据集采集（图 12-60）

1. 胎儿超声心动图影像数据采集　产前超声心动图诊断为单心室并主动脉弓重度缩窄，肺动脉及动脉导管增宽，属复杂性先天性心脏病。存储 Tif 格式超声图像 24 张，像素为 636×434×24b，文件大小为 808KB，Avi 格式动态超声图 11 段，总数据量为 826MB。

2. 胎儿 CT 及 MRI 扫描图像及胎儿心脏大血管 CT 重建数据　从头部向足部逐层扫描，MRI 扫描层厚 3.0mm。CT 扫描层厚 0.625mm，共扫描 513 张，第 16 张出现图像。心脏、大血管及其他脏器组织图像清晰可辨，并对重要结构进行测量并作有标注。心脏 CT 重建图像，图像清晰，血管关系位置明确。通过对 CT 造影图像及胎儿心脏 CT 重建图像多角度、多方位旋转观察，与胎儿超声心动图诊断一致。

3. 胎儿标本连续低温铣切薄层断面切片数据　经 64 排 CT 及 MRI 扫描后，以 5% 绿色明胶包埋，置入 −30℃冰库中冰冻 1 周，然后在 −25℃低温实验室中用 TK-6350 型数控铣床（铣切精度为 0.001mm）逐层铣切，连续横断面层厚 0.2mm，全身共计 1495 个解剖断面，逐层高清晰度数码相机摄影，得到胎儿人体结构数据集。数字化摄影分辨率为 10 989 056 pixels（4064×2704）像素，每个断面图像文件大小为 31.4MB，整个数据集数据量为 46.943GB。

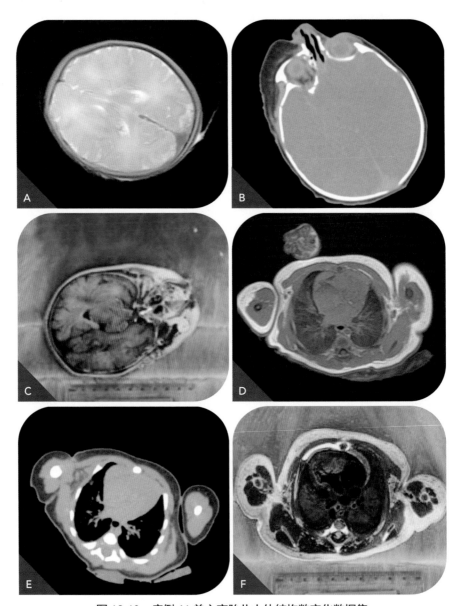

图 12-60　病例 46 单心室胎儿人体结构数字化数据集

A. 头部 MRI 扫描图像（层厚 3.0mm）；B. 头部 CT 扫描图像（层厚 0.625mm）；C. 头部解剖薄层断面图像（层厚 0.2mm）；D. 胸部 MRI 扫描图像（层厚 3.0mm）；E. 胸部 CT 扫描图像（层厚 0.625mm）；F. 胸部解剖薄层断面图像（层厚 0.2mm）

（三）心脏大血管图像分割与三维重建

依编号顺序选取胸部心脏大血管区域连续薄层断层图像，编号从第 0562 ～ 第 0781，共计 220 张，断层间距为 0.2mm。通过前后图像的联系和比邻关系，辨别每一张图像上出现的组织结构名称，统计出每个结构跨越图像的编号范围，对心脏及心底部大血管每一结构赋予不同的 RGB（red green blue，RGB）颜色及 RGB 颜色数值，进行图像分割（表 12-1），进行胎儿心脏数字化三维重建，拟合重建心脏各解剖结构的三维图像，并根据各解剖结构的复杂程度对模型进行相应简化和平滑。以导入方式将包含心脏大血管各解剖结构的数据文件导入前处理软件，来创建心脏整体、左心房、右心房、单心室、升主动脉及主动脉弓部分支、肺动脉及左右分支、降主动脉与动脉导管等结构的三位立体结构。在 SGI 图形工作站的 3D 空间中任意进行多角度旋转、平移、缩放、切割心脏三维模型，用屏幕采集软件获取感兴趣的图像，存储格式为 Jpg 格式。

重建的心脏及大血管模型可以以局部、小组或整体多角度清晰显示，与 CT 重建的心脏影像高度一致。本书因篇幅所限，间断性选取心脏大血管区域各结构薄层横断面、图像分割与后处理图片资料，间距 5mm×0.2mm（层厚 0.2mm，每间隔 5 层选 1 层），共计 22 层（图 12-61 ~ 12-127）。

表 12-1　病例 46 胎儿心脏各结构图像分割数据信息表

结构名称	填充颜色	R	G	B	图片始末张数
主动脉升部及弓部	红色	243	9	9	0593,0648
无名动脉	粉红	247	60	210	0562,0593
左颈总动脉	橘红色	245	98	9	0562,0593
左锁骨下动脉	紫色	184	68	244	0575,0651
降主动脉	暗红色	163	20	23	0660,0775
肺动脉及分支	蓝色	56	56	244	0627,0680
动脉导管	蓝色	56	56	244	0631,0661
上腔静脉	绿色	0	122	80	0591,0673
无名静脉(左支)	黄色	228	215	0	0562,0592
头臂静脉(右支)	浅绿色	125	186	37	0571,0592
下腔静脉	草绿色	35	173	61	0752,0755
左心房	粉红色	243	162	223	0629,0749
右心房	深紫色	109	12	165	0601,0764
单心室心内膜面	酒红色	117	7	28	0628,0757
心外膜面	天蓝色	34	188	255	0611,0781

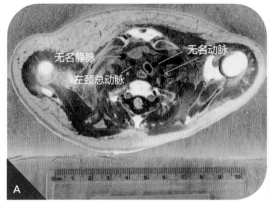
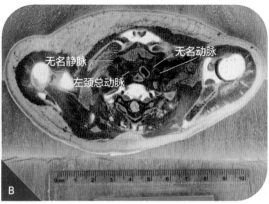

图 12-61　薄层切片横断面图

A. 第 1 层；B. 第 6 层

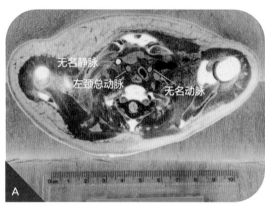
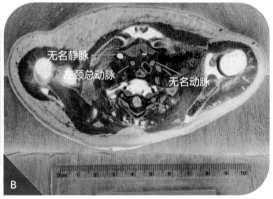

图 12-62　薄层切片大血管图像分割

A. 第 1 层；B. 第 6 层

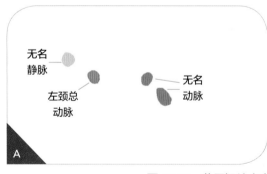
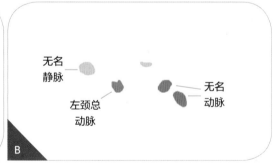

图 12-63　薄层切片大血管图像分割后 RGB 处理

A. 第 1 层；B. 第 6 层

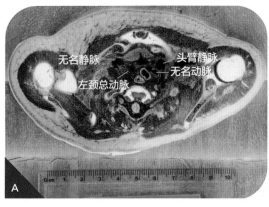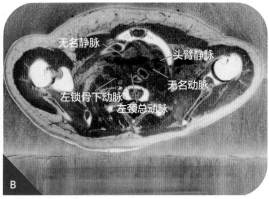

图 12-64　薄层切片横断面图

A. 第 11 层；B. 第 16 层

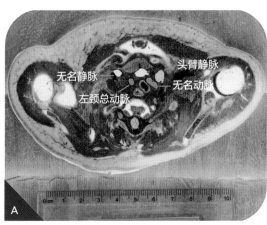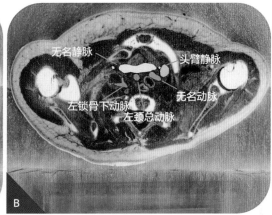

图 12-65　薄层切片大血管图像分割

A. 第 11 层；B. 第 16 层

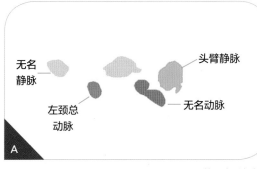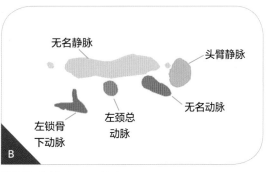

图 12-66　薄层切片大血管图像分割后 RGB 处理

A. 第 11 层；B. 第 16 层

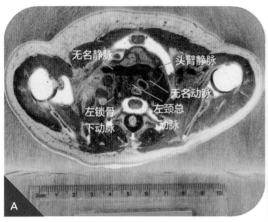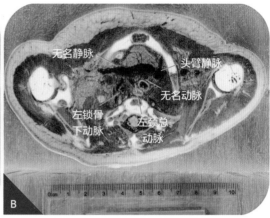

图 12-67　薄层切片横断面图

A. 第 21 层；B. 第 26 层

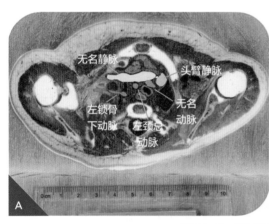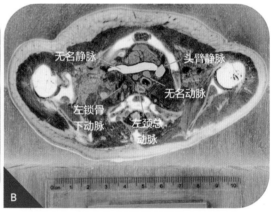

图 12-68　薄层切片大血管图像分割

A. 第 21 层；B. 第 26 层

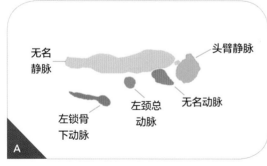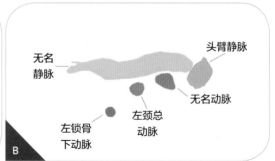

图 12-69　薄层切片大血管图像分割后 RGB 处理

A. 第 21 层；B. 第 26 层

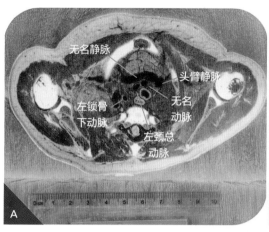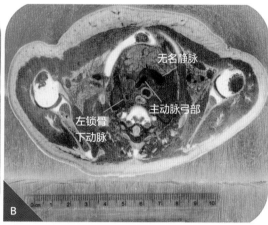

图 12-70　薄层切片横断面图

A. 第 31 层；B. 第 36 层

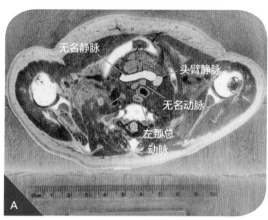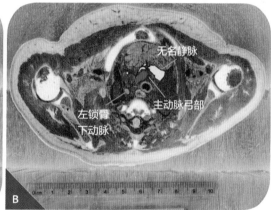

图 12-71　薄层切片大血管图像分割

A. 第 31 层；B. 第 36 层

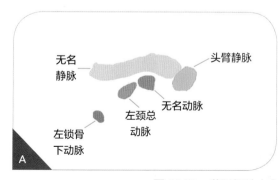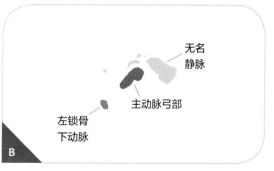

图 12-72　薄层切片大血管图像分割后 RGB 处理

A. 第 31 层；B. 第 36 层

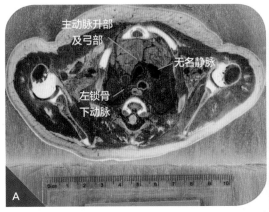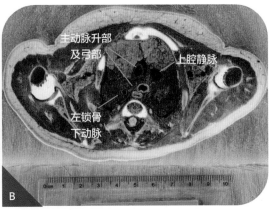

图 12-73　薄层切片横断面图

A. 第 41 层；B. 第 46 层

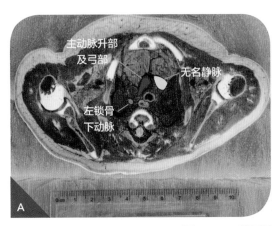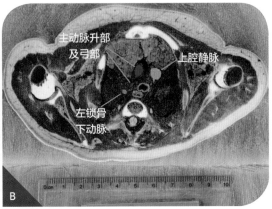

图 12-74　薄层切片大血管图像分割

A. 第 41 层；B. 第 46 层

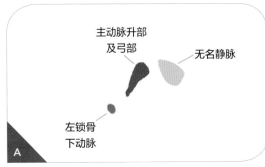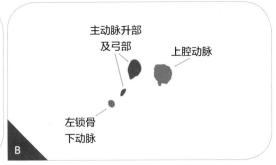

图 12-75　薄层切片大血管图像分割后 RGB 处理

A. 第 41 层；B. 第 46 层

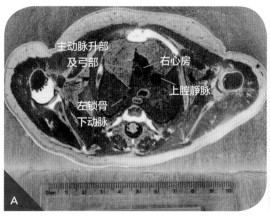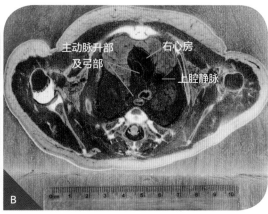

图 12-76　薄层切片横断面图

A. 第 51 层；B. 第 56 层

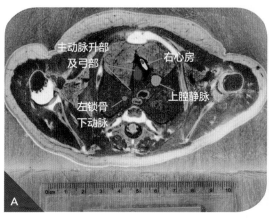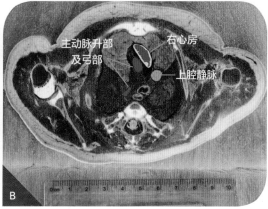

图 12-77　薄层切片大血管图像分割

A. 第 51 层；B. 第 56 层

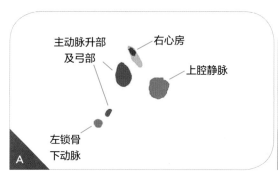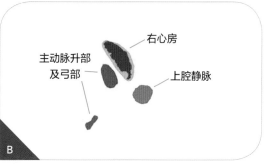

图 12-78　薄层切片大血管图像分割后 RGB 处理

A. 第 51 层；B. 第 56 层

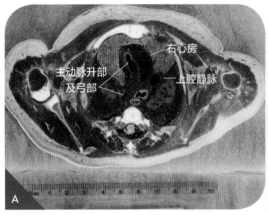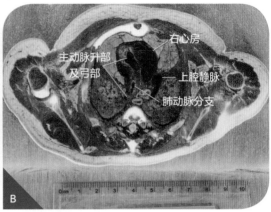

图 12-79　薄层切片横断面图

A. 第 61 层；B. 第 66 层

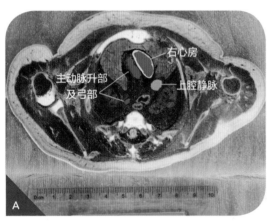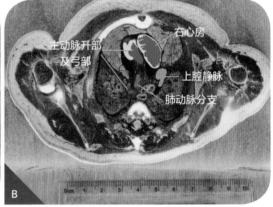

图 12-80　薄层切片大血管图像分割

A. 第 61 层；B. 第 66 层

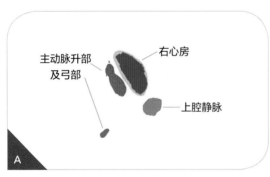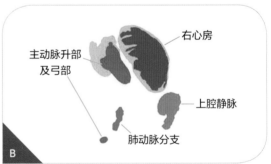

图 12-81　薄层切片大血管图像分割后 RGB 处理

A. 第 61 层；B. 第 66 层

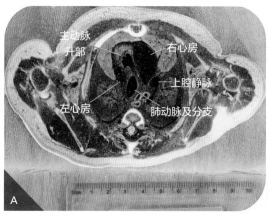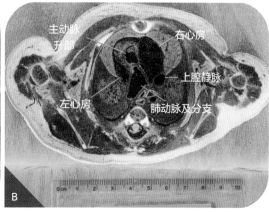

图 12-82　薄层切片横断面图

A. 第 71 层；B. 第 76 层

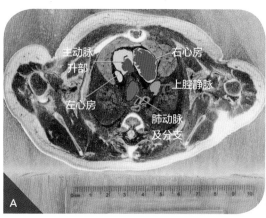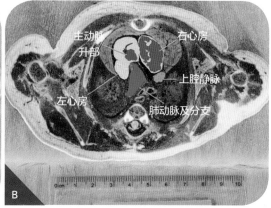

图 12-83　薄层切片大血管图像分割

A. 第 71 层；B. 第 76 层

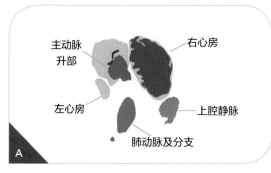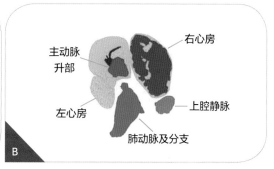

图 12-84　薄层切片大血管图像分割后 RGB 处理

A. 第 71 层；B. 第 76 层

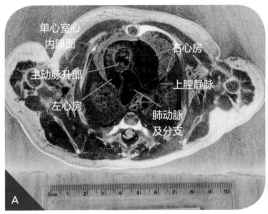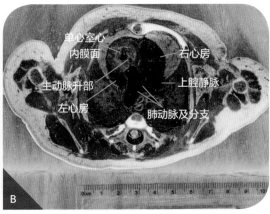

图 12-85　薄层切片横断面图

A. 第 81 层；B. 第 86 层

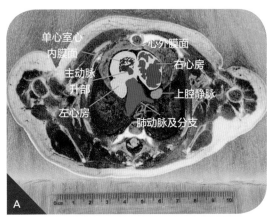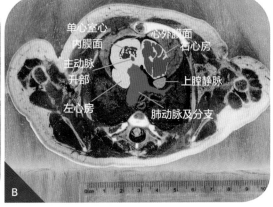

图 12-86　薄层切片大血管图像分割

A. 第 81 层；B. 第 86 层

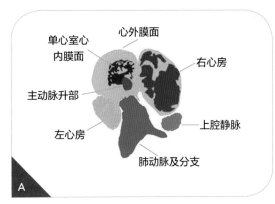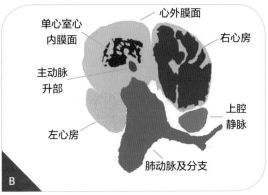

图 12-87　薄层切片大血管图像分割后 RGB 处理

A. 第 81 层；B. 第 86 层

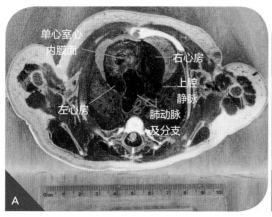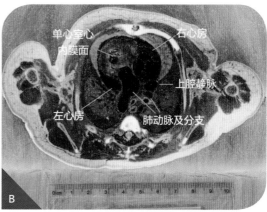

图 12-88　薄层切片横断面图

A. 第 91 层；B. 第 96 层

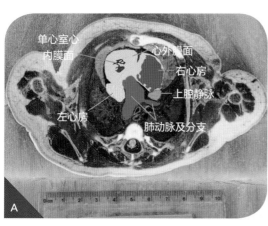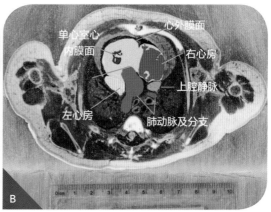

图 12-89　薄层切片大血管图像分割

A. 第 91 层；B. 第 96 层

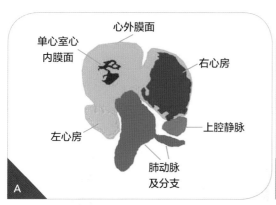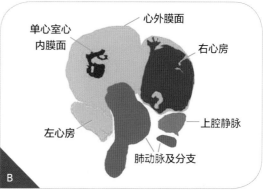

图 12-90　薄层切片大血管图像分割后 RGB 处理

A. 第 91 层；B. 第 96 层

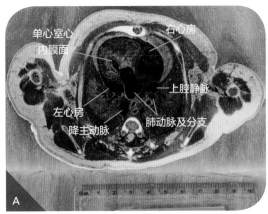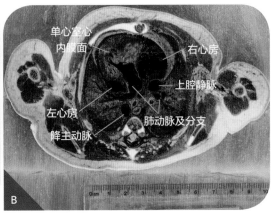

图 12-91　薄层切片横断面图

A. 第 101 层；B. 第 106 层

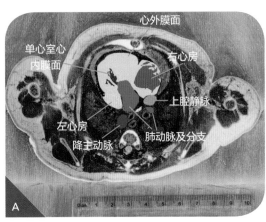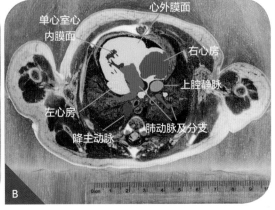

图 12-92　薄层切片大血管图像分割

A. 第 101 层；B. 第 106 层

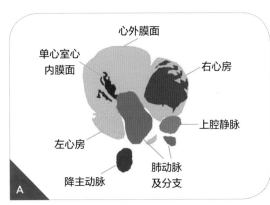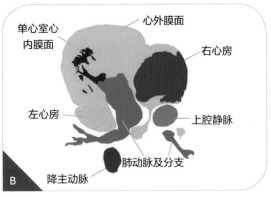

图 12-93　薄层切片大血管图像分割后 RGB 处理

A. 第 101 层；B. 第 106 层

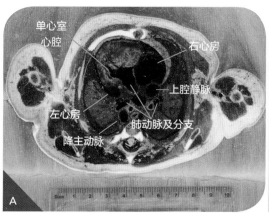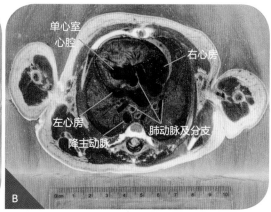

图 12-94 薄层切片横断面图

A. 第 111 层；B. 第 116 层

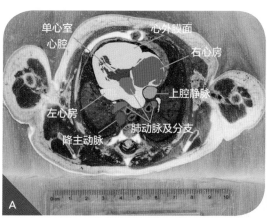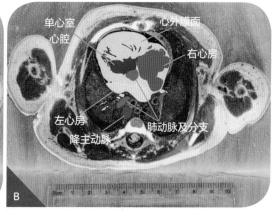

图 12-95 薄层切片大血管图像分割

A. 第 111 层；B. 第 116 层

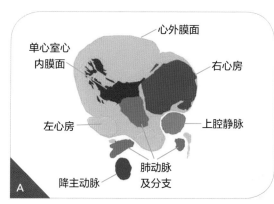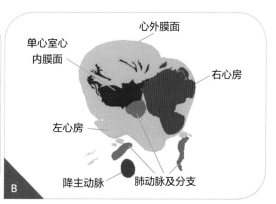

图 12-96 薄层切片大血管图像分割后 RGB 处理

A. 第 111 层；B. 第 116 层

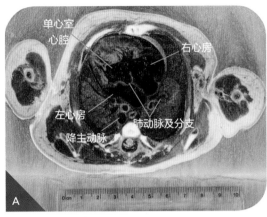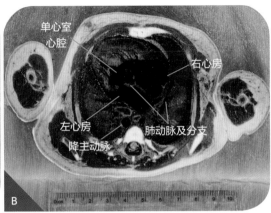

图 12-97　薄层切片横断面图

A. 第 121 层；B. 第 126 层

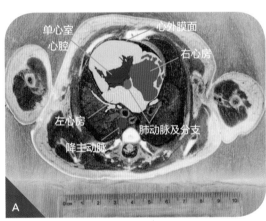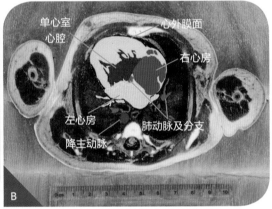

图 12-98　薄层切片大血管图像分割

A. 第 121 层；B. 第 126 层

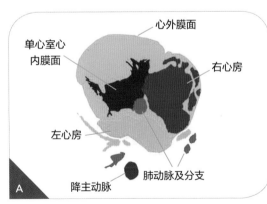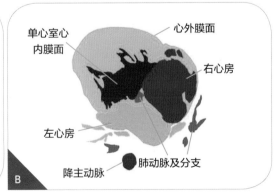

图 12-99　薄层切片大血管图像分割后 RGB 处理

A. 第 121 层；B. 第 126 层

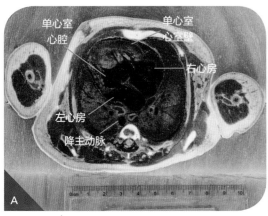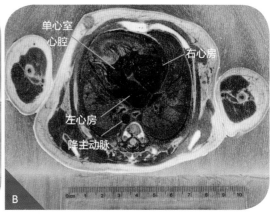

图 12-100 薄层切片横断面图

A. 第 131 层；B. 第 136 层

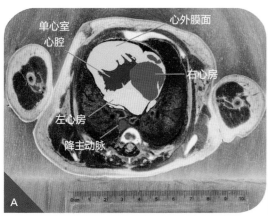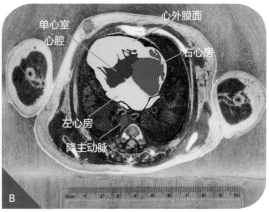

图 12-101 薄层切片大血管图像分割

A. 第 131 层；B. 第 136 层

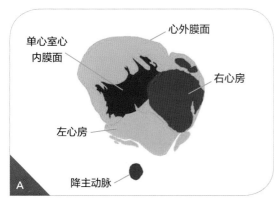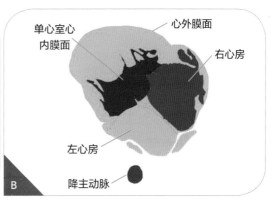

图 12-102 薄层切片大血管图像分割后 RGB 处理

A. 第 131 层；B. 第 136 层

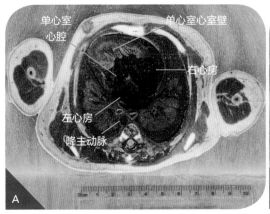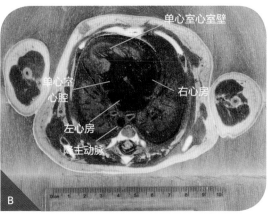

图 12-103　薄层切片横断面图

A. 第 141 层；B. 第 146 层

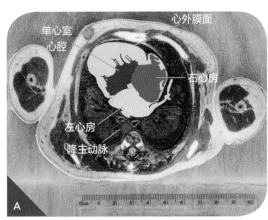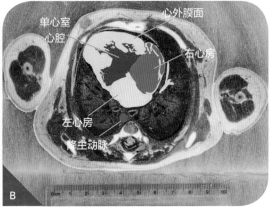

图 12-104　薄层切片大血管图像分割

A. 第 141 层；B. 第 146 层

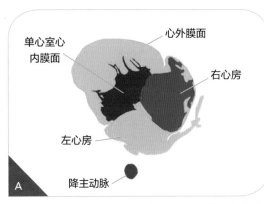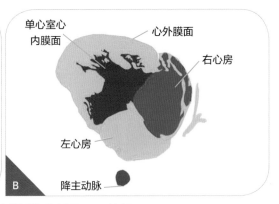

图 12-105　薄层切片大血管图像分割后 RGB 处理

A. 第 141 层；B. 第 146 层

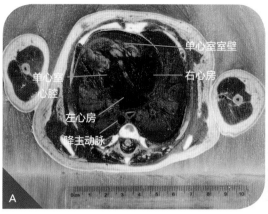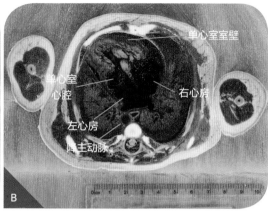

图 12-106 薄层切片横断面图

A. 第 151 层；B. 第 156 层

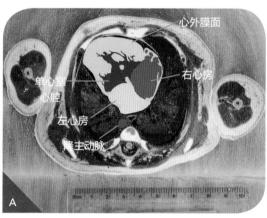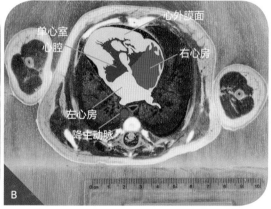

图 12-107 薄层切片大血管图像分割

A. 第 151 层；B. 第 156 层

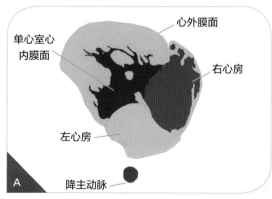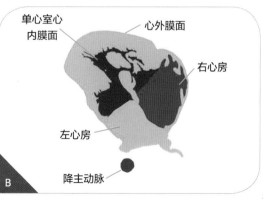

图 12-108 薄层切片大血管图像分割后 RGB 处理

A. 第 151 层；B. 第 156 层

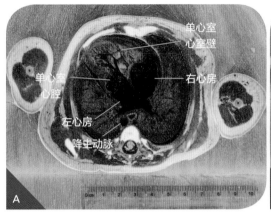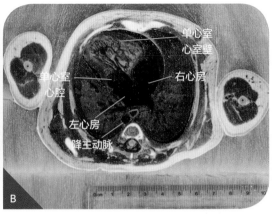

图 12-109　薄层切片横断面图

A. 第 161 层；B. 第 166 层

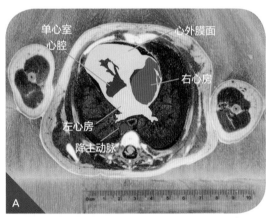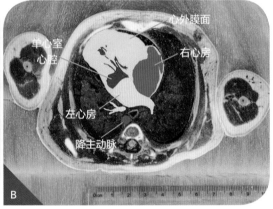

图 12-110　薄层切片大血管图像分割

A. 第 161 层；B. 第 166 层

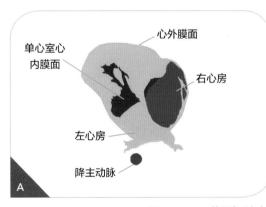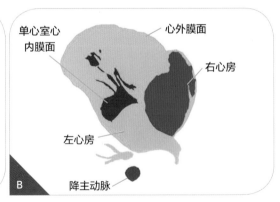

图 12-111　薄层切片大血管图像分割后 RGB 处理

A. 第 161 层；B. 第 166 层

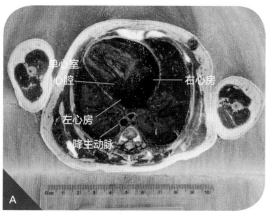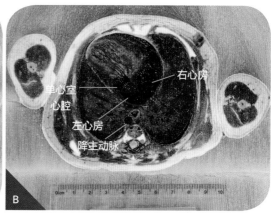

图 12-112　薄层切片横断面图

A. 第 171 层；B. 第 176 层

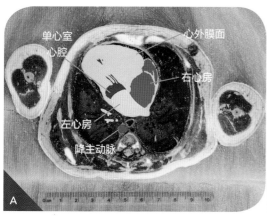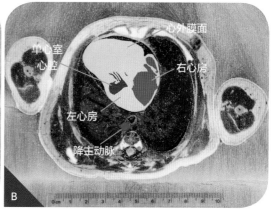

图 12-113　薄层切片大血管图像分割

A. 第 171 层；B. 第 176 层

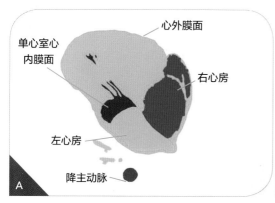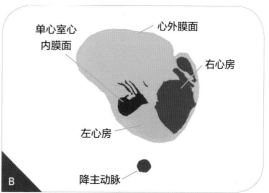

图 12-114　薄层切片大血管图像分割后 RGB 处理

A. 第 171 层；B. 第 176 层

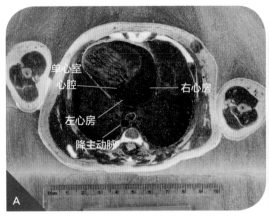
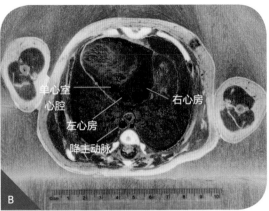

图 12-115 薄层切片横断面图

A. 第 181 层；B. 第 186 层

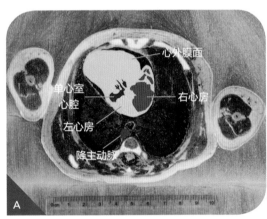
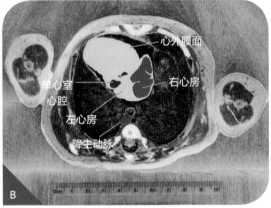

图 12-116 薄层切片大血管图像分割

A. 第 181 层；B. 第 186 层

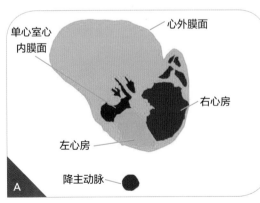
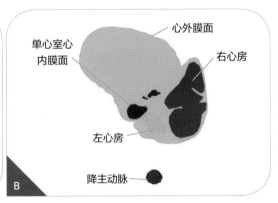

图 12-117 薄层切片大血管图像分割后 RGB 处理

A. 第 181 层；B. 第 186 层

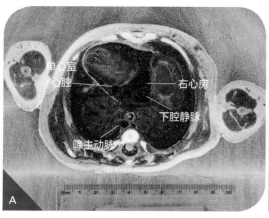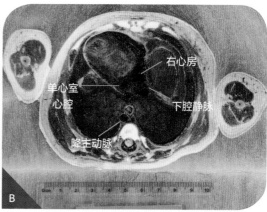

图 12-118 薄层切片横断面图

A. 第 191 层；B. 第 196 层

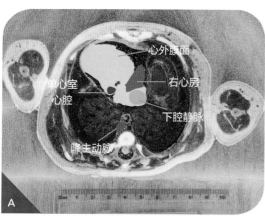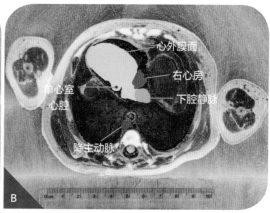

图 12-119 薄层切片大血管图像分割

A. 第 191 层；B. 第 196 层

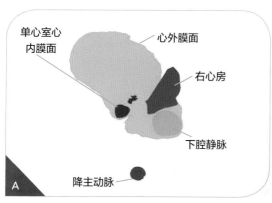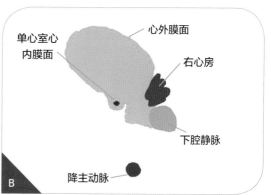

图 12-120 薄层切片大血管图像分割后 RGB 处理

A. 第 191 层；B. 第 196 层

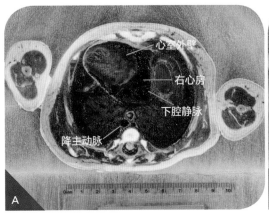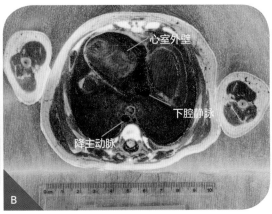

图 12-121　薄层切片横断面图

A. 第 201 层；B. 第 206 层

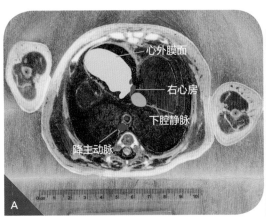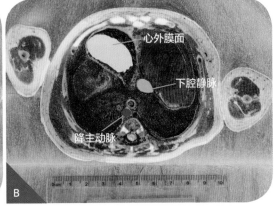

图 12-122　薄层切片大血管图像分割

A. 第 201 层；B. 第 206 层

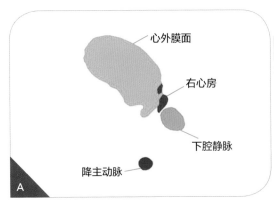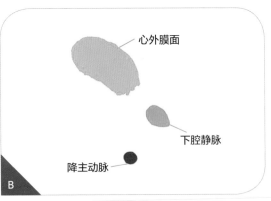

图 12-123　薄层切片大血管图像分割后 RGB 处理

A. 第 201 层；B. 第 206 层

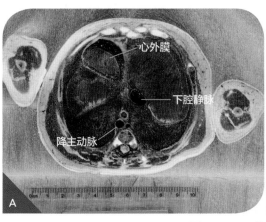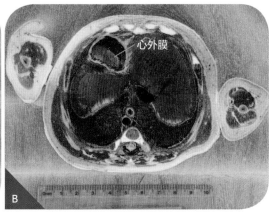

图 12-124　薄层切片横断面图

A. 第 211 层；B. 第 216 层

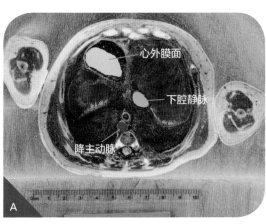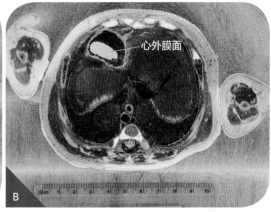

图 12-125　薄层切片大血管图像分割

A. 第 211 层；B. 第 216 层

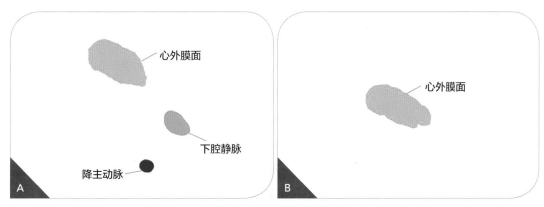

图 12-126　薄层切片大血管图像分割后 RGB 处理

A. 第 211 层；B. 第 216 层

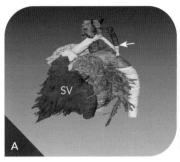 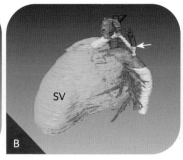 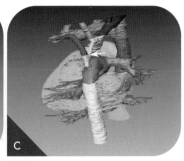

图 12-127 病例 46 单心室胎儿心脏及大血管数字化三维重建模型

（CT 三维重建图与产前超声心动图作为对照）

A.从心内膜面显示单心室（红色区域，附视频），主动脉横弓显示明显缩窄（白色箭头）；B.心脏正面观，从心外膜面显示心室外观异常及主动脉弓重度缩窄（白色箭头，附视频）；C.背面观显示主动脉弓缩窄（白色箭头）、肺动脉及上腔静脉的走行；

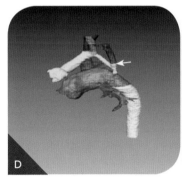 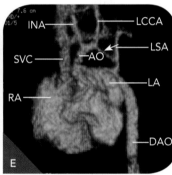 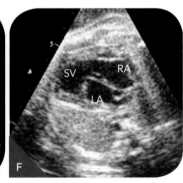

图 12-127（续）

D.从局部来显示主动脉弓自左颈总动脉以远明显缩窄（白色箭头）；E. CT 重建的心脏影像，白色箭头处显示主动脉弓重度缩窄；F.胎儿超声心动图四腔心切面显示单心室与双心房

三、小结

　　数字化人体研究是现代医学和数字化高新技术及生命科学和信息科学相结合的一个崭新的研究领域。其发展历程分为 4 个阶段，分别是"数字化可视人体""数字化物理人体""数字化生理人体"和"数字化智能人体"。目前，数字化人体的研究还处于"数字化可视人体"和"数字化物理人体"的阶段。数字化可视人体模型在医学领域具有广泛的研究价值和应用价值，但数字化可视人体模型的重建系统属于前期条件要求高、综合性强的高新信息技术，应用在医学教学领域中还十分有限。胎儿产前超声筛查要求检查者熟练掌握胎儿各组织脏器的解剖结构。但是，由于临床教学标本来源匮乏，导致初学者缺乏参与胎儿尸体解剖学习的机会。为解决教学中遇到的这些矛盾，拓展超声医师在胎儿解剖结构方面的基础知识，本研究采集了患有单心室等复杂性先天性心脏病胎儿人体结构数据集，并利用现代信息技术重建了胎儿数字化心脏三维立体模型，以期拓展新的临床与影像教学模式的应用研究。

　　组织器官的分割与提取是图像三维重建及可视化技术能准确表达相应组织器官的前

提，图像分割是实现组织器官图像三维重建的基础，图像分割的准确程度直接影响到后续三维重建模型的精度。本研究目的是在完成胎儿人体数据集的基础上重建其畸形的心脏三维模型，研究小组首先充分熟悉了该病例的产前超声影像、铣切前的 CT 与 MRI 扫描图像及 CT 重建图像，然后对胸部区域的切片图像数据进行相关结构的组织分割，得到相应的组织器官轮廓。

另外，大量数据的处理，是伴随数字人体研究不断提高精确度时要解决的另一个关键技术。在数字化人体的研究中数据量之大，层次关系之多，数据实体之复杂，是前所未有的。如何进行无损或微损的数据压缩处理，这也是发展数字化可视人体所要解决的重要问题之一。本课题组所建立的数字化三维立体胎儿心脏模型是以不同结构不同颜色的多彩三维立体模型方式显示，其中任何结构都可从数字化三维立体胎儿心脏模型中独立出来，再对其进行任意角度旋转，精细地观察，留取感兴趣图像资料。我们所采集的心脏复杂畸形胎儿数字化人体结构数据集无节段性数据缺损，所有图像清晰，色彩鲜明，层次感强，组织结构及毗邻关系显示清晰明确，可在感兴趣区自行放大或缩小来观察组织结构，可连续跟踪观察脏器结构，同时结合数字化三维立体胎儿心脏模型，使学习者对组织脏器具有立体全面的认识，增强教学的灵活性与积极性。

参 考 文 献

1. 张绍祥,刘正津,谭立文,等.首例中国数字化可视人体完成.第三军医大学学报, 2002,24(10):1231-1232.

2. 钟世镇,张绍祥,欧阳钧.数字解剖学有待开拓完善的新兴分支学科.解剖学杂志,2007,30(6):669-672.

3. 钟世镇,李华,林宗楷,等.数字化虚拟人背景和意义.中国基础科学,2002,(6):12-16.

4. Li X, Shi J, Cao Y, et al. VR Kidney for Serially Sectioned Image Processing and 3D Reconstruction by Using Visible Korean Human Data Set. Procedia Environmental Sciences, 2011, 8:240-247.

5. Shin DS, Chung MS, Lee JW, et al. Advanced Surface Reconstruction Technique to Build Detailed Surface Models of the Liver and Neighboring Structures from the Visible Korean Human. J Korean Med Sci, 2009, 24(3):375-383.

6. Ren B, Jiang Y, Xia HM, et al. Three-dimensional digital visible heart model and myocardial pathological characteristics of fetal single ventricle connected with aortic coarctation. Genet Mol Res, 2013, 12 (4):5247-5256.

7. R.J. Robinson, J. Russo, R. L. Doolittle. 3D airway reconstruction using visible human data set and human casts with comparison to morphometric data. Anat Rec (Hoboken),2009,292:44-1028.

8. S. Kapakin, D. Demiryurek. The reproduction accuracy for stereolithographic model of the thyroid gland derived from the visible human dataset. Saudi Med J,2009,30:92-887.

9. Michael DQ, Meryl SC, Troy ED, et al.Left ventricle to right ventricle size discrepancy in the fetus: the presence of critical congenital heart disease can be reliably predicted.Journal of the American Society of Echocardiography,2009, 22: 1296-1301.

附录

附录 1

19 例复杂性 CHD 胎儿心脏大血管病理学诊断及遗传学检测结果

病例编号	孕妇年龄（岁）	孕周	心脏大血管畸形病理学诊断	心外畸形	遗传学检测
1 (No.1)	30	24	左房异构综合征 完全性房室间隔缺损（非均衡性），右位主动脉弓，血管环	-	-
2 (No.2)	28	26	右房异构综合征 共同心房，完全性肺静脉异位引流（心下型），单心室（单入口，双出口），大动脉异位，肺动脉瓣及瓣下狭窄，动脉导管缺如	-	-
3 (No.3)	26	24^{+3}	右房异构综合征 右位心，完全性肺静脉异位引流（心下型），单心室（单入口，双出口），大动脉异位，肺动脉瓣闭锁（I型），右位主动脉弓，巨大房间隔缺损，双上腔静脉	胃发育不良	-
4 (No.4)	25	25^{+2}	右房异构综合征 中位心，共同心房，单心室（单入口，单出口），肺动脉瓣闭锁（II型）	单纯性腭裂	胎儿疾病相关基因突变：KMT2D 第 31 外显子发生 c.6595delT:p.Y2199fs*64 杂合缺失移码改变，导致 Exon 31 第 2199 位之后氨基酸序列改变，为有害突变。父母不携带该变异，提示该变异为新发变异
5 (No.5)	24	17^{+5}	左心发育不良综合征	-	胎儿疾病相关基因（NOTCH1）突变；胎儿母亲携带相同变异，但无临床表型，提示其可能为不完全外显可能

续表

病例编号	孕周	孕妇年龄（岁）	心脏大血管畸形病理学诊断	心外畸形	遗传学检测
6 (No.6)	26^{+4}	30	**左心发育不良综合征**	-	-
7 (No.8)	26^{+5}	38	**左心发育不良综合征**、主动脉弓闭锁（A型）	-	-
8 (No.9)	24	35	二尖瓣闭锁、左心房及左心室发育不良、升主动脉发育不良、主动脉弓缩窄；右心室双出口、Gerbode Defect（瓣上型）	小脑发育不良	胎儿疾病相关的致病性拷贝数变异:X染色体(chrX:1-2700000)(Xp22.33)短臂末端 2.7Mb 拷贝数缺失、缺失区间包含基因 SHOX
9 (No.14)	23	26	三尖瓣闭锁、右心室发育不良、肺动脉闭锁（Ⅰ型）、膜部室间隔缺损、动脉导管发育不良	-	-
10 (No.17)	25^{+6}	29	右心室双出口（Taussig-Bing型）、主动脉弓闭锁（A型）	-	-
11 (No.19)	23^{+2}	28	法洛四联症、动脉导管缺如	-	胎儿 KMT2A 基因上的杂合无义变异，父母不携带该变异，为新发变异
12 (No.20)	25^{+5}	24	法洛四联症、右位主动脉弓合并左锁骨下动脉迷走、动脉导管缺如	-	胎儿致病性拷贝数变异:22q11.21 (chr22:18670567-20693223)×1 其母亲为法洛四联症患者,携带相同的拷贝数变异。第一胎确诊为法洛四联症
13 (No.22)	23	29	室间隔缺损型肺动脉闭锁（Ⅳ型）、主动脉-肺动脉侧支血管形成、动脉导管缺如	-	-
14 (No.25)	25^{+4}	32	主动脉-肺动脉间隔缺损（Ⅱ型）、主动脉弓闭锁（A型）	-	-
15 (No.27)	24	29	单心室（单入口、单出口）、主动脉闭锁	-	-

续表

病例编号	孕妇年龄(岁)	孕周	心脏大血管畸形病理学诊断	心外畸形	遗传学检测
16 (No.28)	22	25	单心室(单入口,双出口),大动脉异位	-	胎儿致病性拷贝数变异:(chr5:151620000-175749000)×1,该样品在5号染色体长臂(5q34-q35.1)约24.1Mb拷贝数杂合缺失,胎儿父母不携带该染色体异常
17 (No.29)	31	23⁺³	单心室(单入口,单出口),肺动脉闭锁(Ⅱ型)	胃泡反位	-
18 (No.31)	25	23⁺⁴	单心室(单入口,单出口),大动脉异位,主动脉闭锁,主动脉瓣缺如,升主动脉重度发育不良,主动脉弓缩窄	侧脑室增宽	胎儿致病性拷贝数变异:15q26.3(chr15:99800000-102531392)×1,3q26.1q29(chr3:162700000-198022430)×1。
19 (No.35)	28	28⁺⁵	完全型AVSD;卵圆孔闭锁,右心室双出口,肺动脉瓣二叶瓣畸形,肺动脉瓣下及瓣口狭窄,动脉导管缺如	-	先证者胎儿样品在15号染色体长臂检测到2.73Mb缺失区域,包含了LINS1基因100.00%的CDS区域。LINS1基因的突变与MRT27相关。MRT27为常染色体隐性遗传

附录2
中英文及缩略语对照

英文缩写	英文全称	中文全称
2D	two-dimensional	二维的
2DE	two-dimensional echocardiography	二维超声心动图
3VT-view	three vessels and trachea view	三血管气管切面
A	anterior	前侧
AAO	ascending aorta	升主动脉
AI	aortic isthmus	主动脉峡部
AL	anterior leaflet	前瓣叶
ALSA	aberrant left subclavicular artery	迷走左锁骨下动脉
AML	anterior mitral leaflet	二尖瓣前叶
AO	aortic	主动脉
AOA	aortic arch	主动脉弓
APSD	aorto-pulmonary septal defect	主动脉 - 肺动脉间隔缺损
APVC	anomalous pulmonary venous connection	肺静脉异位引流
APW	aorto-pulmonary window	主动脉 - 肺动脉窗
AR	aortic regurgitation	主动脉瓣反流
ARA	atrialized right ventricle	房化右室
ARCH	aortic arch	主动脉弓
ARSA	aberrant right subclavicular artery	迷走右锁骨下动脉
AS	aortic stenosis	主动脉瓣狭窄
ASA	atrial septal aneurysm	房间隔膨胀瘤
ASD	atrial septal defect	房间隔缺损
ATL	anterior tricuspid leaflet	三尖瓣前叶
AV	aortic valve	主动脉瓣
AVA	aortic valve annulus	主动脉瓣环
AVSD	atrioventricular septal defect	房室隔缺损
AzV	azygos vein	奇静脉
BAV	bicuspid aortic valve	二瓣叶式主动脉瓣
BCA	brachiocephalic artery	头臂动脉
C	conus	圆锥
CA	common atrium	共同心房
CAT	common arterial trunk	大动脉共干
CAV	common atrioventricular valve	共同房室瓣

英文缩写	英文全称	中文全称
CAVR	common atrioventricular annulus	共同房室瓣环
CDFI	color doppler flow imaging	彩色多普勒血流成像
CECD	complete endocardial cushion defect	完全型心内膜垫缺损
CH	claw hand	爪形手
CHD	congenital heart defect	先天性心脏畸形
CMV	cleft of mitral valve	二尖瓣瓣叶裂
CoA	coarctation of aorta	主动脉弓缩窄
CPV	common pulmonary vein	共同肺静脉干
CS	coronary sinus	冠状静脉窦
CSO	coronary sinus ostium	冠状静脉窦口
CT	chordae tendineae	腱索
CT	computed tomography	断层扫描图像
CTA	computed tomography angiography	CT 血管造影
CTD	conotruncal defect	圆锥动脉干畸形
D	dextral-loop	心室右袢
DA	ductus arteriosus	动脉导管
DAO	descending aorta	降主动脉
DORV	double outlet of right ventricular	右室双出口
DV	ductus venosus	静脉导管
E	esophagus	食管
ECD	endocardial cushion defect	心内膜垫缺损
EN	endocardium	心内膜
EP	epicardium	心外膜
FO	foramen ovale	卵圆孔
FRV	functional right ventricle	功能右室
HLHS	hypoplastic left heart syndrome	左心发育不良综合征
HV	hepatic vein	肝静脉
I	inversus	心房反位
IAA	interrupted aortic arch	主动脉弓离断
IAS	interatrial septum	房间隔
IBL	inferior bridging leaflet	后桥瓣
IFCIR	international fetal cardiac intervention registry	国际胎儿心脏介入注册机构
InA	innominate artery	无名动脉
INF	infundibulum	漏斗部
IPCCC	international pediatric and congenital cardiac code	国际儿科和先天性心脏病法典
IVC	inferior vena cava	下腔静脉

英文缩写	英文全称	中文全称
IVS	interventricular septum	室间隔
L	left	左侧
L	left-loop	心室左襻
LA	left atrium	左心房
LAA	left atrial appendage	左心耳
LAOA	left aortic arch	左位主动脉弓
L-ARCH	left aortic arch	左位主动脉弓
LAVV	left atrioventricular valve	左侧房室瓣
LB	left bronchia	左支气管
LCA	left coronary artery	左冠状动脉
LCCA	left common carotid artery	左颈总动脉
LCCV	left common cardinal vein	左主静脉
LCS	lesser curvature of stomach	胃小弯
LHV	left hepatic vein	左肝静脉
LIA	left innominate artery	左无名动脉
LIPV	left inferior pulmonary vein	左下肺静脉
LIV	left innominate vein	左无名静脉
LL	left lung	左肺
LLL	left lateral leaflet	左侧瓣
LPA	left pulmonary artery	左肺动脉
LPV	left pulmonary vein	左肺静脉
LPV	left portal vein	门静脉左支
LSA	left subclavian artery	左锁骨下动脉
LSPV	left superior pulmonary vein	左上肺静脉
LSVC	left superior vena cava	左上腔静脉
LV	left ventricle	左心室
LVIT	left ventricular inflow tract	左室流入道
LVOT	left ventricular outflow tract	左室流出道
LVRAC	left ventricular-right atrium communication	左室右房通道
MAPCAs	major aortopulmonary collateral arteries	主-肺动脉侧支血管
MGA	malposition of the great arteries	大动脉异位
MI	mitral insufficiency	二尖瓣关闭不全
MIVS	membranous interventricular septum	膜部室间隔
mLA	morphological left atrium	形态学左心房
mLV	morphological left ventricle	形态学左心室
MR	mitral regurgitation	二尖瓣反流

英文缩写	英文全称	中文全称
mRA	morphological right atrium	形态学右心房
mRV	morphological right ventricle	形态学右心室
MS	mitral stenosis	二尖瓣狭窄
MV	mitral valve	二尖瓣
MVA	mitral valve annulus	二尖瓣环
MVP	mitral valve prolapse	二尖瓣脱垂
NLVM	noncompaction of the left ventricular myocardium	左室心肌致密化不全
OC	outlet cavity	流出腔
OS	ostium secundum	继发孔
P	posterior	后侧
PA	pulmonary atresia	肺动脉闭锁
PA	pulmonary artery	肺动脉
PAB	pulmonary artery branch	肺动脉分叉
PA-IVS	pulmonary atresia with intact ventricular septum	室间隔完整型肺动脉闭锁
PAPVC	partial anomalous pulmonary venous connection	部分型肺静脉畸形引流
PA-VSD	pulmonary atresia with ventricular septal defect	室间隔缺损型肺动脉闭锁
PC	personal computer	个人计算机
PE	pericardial effusion	心包积液
PECD	partial endocardial cushion defect	部分型心内膜垫缺损
PFO	patent foramen ovale	卵圆孔未闭
PI	pulmonary insufficiency	肺动脉瓣关闭不全
PL	posterior leaflet	后瓣叶
PM	papillary muscle	乳头肌
PML	posterior mitral leaflet	二尖瓣叶
PR	pulmonary regurgitation	肺动脉瓣反流
PS	portal sinus	门静脉窦
PS	pulmonary stenosis	肺动脉狭窄
PS	primum secundum	原发隔
PTA	persistent truncus arteriosus	永存动脉干
PTL	posterior tricuspid leaflet	三尖瓣后叶
PV	portal vein	肺静脉
PV	pulmonary vein	门静脉
PV	pulmonary valve	肺动脉瓣
R	right	右侧
RA	right atrium	右心房
RAA	right atrial appendage	右心耳

英文缩写	英文全称	中文全称
RAL	right anterior leaflet	右前瓣
RAOA	right aortic arch	右位主动脉弓
RAVV	right atrioventricular valve	右侧房室瓣
RCA	right coronary artery	右冠状动脉
RCCA	right common carotid artery	右颈总动脉
RCCV	right common cardinal vein	右主静脉
RFO	restrictive foramen ovale	卵圆孔受限
RGB	red green blue	红绿蓝色彩模式
RHV	right hepatic vein	右肝静脉
RIL	right inferior leaflet	右下瓣
RIPV	right inferior pulmonary vein	右下肺静脉
RIV	right innominate vein	右无名静脉
RL	right lung	右肺
RPA	right pulmonary artery	右肺动脉
RPV	right pulmonary vein	右肺静脉
RPV	right portal vein	门静脉右支
RSA	right subclavian artery	右锁骨下动脉
RSPV	right superior pulmonary vein	右上肺静脉
RSVC	right superior vena cava	右上腔静脉
RV	right ventricle	右心室
RVC	residual ventricle cavity	残余心室腔
RVIT	right ventricular inflow tract	右室流入道
RVOT	right ventricular outflow tract	右室流出道
RVRC	right ventricle residual cavity	右室残腔
S	solitus	心房正位
SA	single atrium	单心房
SBL	superior bridging leaflet	前桥瓣
SC	supraventricular crest	室上嵴
SI	subarterial infundibulum	漏斗部
SL	septal leaflet	隔瓣叶
SP	spine	脊柱
SS	septum secundum	继发隔
STL	septal tricuspid leaflet	三尖瓣隔叶
SV	single ventricle	单心室
SVC	superior vena cava	上腔静脉
T	trachea	气管

英文缩写	英文全称	中文全称
TA	tricuspid atresia	三尖瓣闭锁
TAPVC	total anomalous pulmonary venous connection	完全型肺静脉异位引流
TGA	transposition of the great arteries	大动脉转位
ThAO	thoracic aorta	胸主动脉
TI	tricuspid insufficiency	三尖瓣关闭不全
TOF	tetralogy of fallot	法洛四联症
TR	tricuspid regurgitation	三尖瓣反流
TS	tricuspid stenosis	三尖瓣狭窄
TV	tricuspid valve	三尖瓣
TVA	tricuspid valve annulus	三尖瓣环
V	ventricle	主心室
VSD	ventricular septal defect	室间隔缺损
VV	vertical vein	垂直静脉
	aortic atresia	主动脉闭锁
	atrioventricular canal defect	房室通道缺损
	chordae	腱索
	crux	心脏十字交叉
	hematoxylin-eosin staining	HE 染色
	heterotaxy syndrome	内脏异位综合征
	inlet	流入道
	left atrial isomerism	左心房异构
	outlet	流出道
	portal vein	门静脉
	right atrial isomerism	右心房异构
	right ventricular hypoplasia	右心室发育不良